中医名家名师讲稿丛书
第三辑

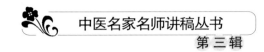

王永炎中医心脑病证讲稿

郭蓉娟　张允岭　整理

靳　琦	李　岩	刘金民	陈志刚
高　颖	邹忆怀	谢颖祯	王嘉麟
于　淼	王椿野	熊　航	邢　佳
朱晓晨	史华伟	赵宜军	

协助整理

人民卫生出版社

图书在版编目（CIP）数据

王永炎中医心脑病证讲稿/郭蓉娟等整理．—北京：
人民卫生出版社，2012.11

（中医名家名师讲稿丛书．第 3 辑）

ISBN 978-7-117-16542-6

Ⅰ．①王…　Ⅱ．①郭…　Ⅲ．①心病（中医）—研究
②脑病—中医学—研究　Ⅳ．①R256.2②R277.72

中国版本图书馆 CIP 数据核字（2012）第 247580 号

人卫社官网	www.pmph.com	出版物查询，在线购书
人卫医学网	www.ipmph.com	医学考试辅导，医学数据库服务，医学教育资源，大众健康资讯

王永炎中医心脑病证讲稿

（第三辑）

整　　理：郭蓉娟　张允岭

出版发行：人民卫生出版社（中继线 010-59780011）

地　　址：北京市朝阳区潘家园南里 19 号

邮　　编：100021

E - mail：pmph @ pmph. com

购书热线：010-67605754　010-65264830

　　　　　010-59787586　010-59787592

印　　刷：北京铭成印刷有限公司

经　　销：新华书店

开　　本：710×1000　1/16　印张：17　插页：4

字　　数：305 千字

版　　次：2012 年 11 月第 1 版　2022 年 10 月第 1 版第 8 次印刷

标准书号：ISBN 978-7-117-16542-6/R · 16543

定　　价：36.00 元

打击盗版举报电话：010-59787491　E-mail：WQ @ pmph. com

（凡属印装质量问题请与本社销售中心联系退换）

出版者的话

自20世纪50年代始,我国高等中医药院校相继成立,与之相适应的高等中医教育事业蓬勃发展,中医发展史也掀开了崭新的一页,一批造诣精湛、颇孚众望的中医药学专家满怀振兴中医事业的豪情登上讲坛,承担起传道、授业、解惑的历史重任。他们钻研学术,治学严谨;提携后学,不遗余力,围绕中医药各学科的建设和发展,充分展示自己的专业所长,又能结合学生的认识水平和理解能力,深入研究中医教学规律和教学手段,在数十年的教学生涯中,逐渐形成了自己独特的风格,同时,在不断的教学相长的过程中,他们学养日深,影响日广,声誉日隆,成为中医各学科的学术带头人,中医教育能有今日之盛,他们居功甚伟,而能够得到各位著名专家的教诲,也成为莘莘学子的渴望,他们当年讲课的课堂笔记,也被后学者视为圭臬,受用无穷。

随着中医事业日新月异地发展,中医教育上升到新台阶。当今的中医院校中,又涌现出一大批优秀教师。他们继承了老一辈中医学家的丰富经验,又具有现代的中医知识,成为当今中医教学的领军人物。他们的讲稿有着时代的气息和鲜明的特点,沉淀了他们多年的学术思想和研究成果。

由于地域等原因的限制,能够亲耳聆听名家、名师授课的学生毕竟是少数。为了惠及更多的中医人,我们策划了"中医名家名师讲稿丛书",分辑陆续出版,旨在使后人学有所宗。

第一辑(共 13 种):

《任应秋中医各家学说讲稿》   《任应秋内经研习拓导讲稿》

《刘渡舟伤寒论讲稿》   《李今庸金匮要略讲稿》

《凌耀星内经讲稿》   《印会河中医学基础讲稿》

《程士德中医学基础讲稿》   《王绵之方剂学讲稿》

《王洪图内经讲稿》   《李德新中医基础理论讲稿》

《刘景源温病学讲稿》   《郝万山伤寒论讲稿》

《连建伟金匮要略方论讲稿》

第二辑(共 8 种):

《孟澍江温病学讲稿》   《颜正华中药学讲稿》

《周仲瑛内科学讲稿》   《李鼎针灸文献讲稿》

3

《张家礼金匮要略讲稿》　　　　《费兆馥中医诊断学讲稿》
《邓中甲方剂学讲稿》　　　　　《张之文温病学讲稿》

第三辑(共 13 种)：

《张伯讷中医学基础讲稿》　　　《李培生伤寒论讲稿》
《陈亦人伤寒论讲稿》　　　　　《罗元恺妇科学讲稿》
《李飞方剂学讲稿》　　　　　　《孟景春内经讲稿》
《王灿晖温病学讲稿》　　　　　《杨长森针灸学讲稿》
《刘燕池中医基础理论讲稿》　　《张廷模临床中药学讲稿》
《王庆其内经讲稿》　　　　　　《王永炎中医心脑病证讲稿》
《金寿山温病学讲稿》

　　丛书突出以下特点：一是权威性。入选名家均是中医各学科的创始人或重要的奠基者，在中医界享有盛誉；同时又具有多年丰富的教学经验，讲稿也是其数十载教学生涯的积淀。入选名师均是全国中医药院校知名的优秀教师，具有丰富的教学经验，是本学科的学术带头人，有较高知名度。二是完整性。课程自始至终，均由专家们一人讲授。三是思想性。讲稿围绕教材又高于教材，专家的学术理论一以贯之，在一定程度上可视为充分反映其独特思想的专著。四是实践性。各位专家都有丰富的临床经验，理论与实践的完美结合能给读者以学以致用的动力。五是可读性。讲稿是讲课实录的再提高，最大限度地体现了专家们的授课思路和语言风格，使读者有一种亲切感。同时对于课程的重点和难点阐述深透，对读者加深理解颇有裨益。

　　在组稿过程中，我们得到了来自各方面的大力支持，许多专家虽年事已高，但均能躬身参与，稿凡数易；相关高校领导也极为重视，提供了必要的条件。在此，对老专家们的亲临指导、对整理者所付出的艰辛努力以及各校领导的大力支持，深表钦佩，并致以诚挚的谢意。

人民卫生出版社
2010 年 12 月

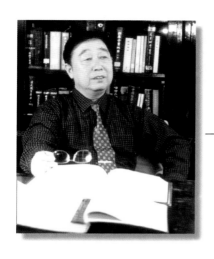

王永炎简介

　　王永炎，男，汉族，出生于1938年9月，中医内科学、神经内科学著名专家，教授，主任医师，中国工程院院士，中国中医科学院名誉院长，曾荣获全国"五一"劳动奖章和全国先进工作者荣誉称号。曾任北京中医药大学校长、中国中医科学院院长、国家自然基金委重大研究计划专家指导组组长、第十届全国人大常委。现任中国中医科学院名誉院长，中国中医科学院临床医学基础研究所所长，北京师范大学资源学院资源药物与中药资源研究所所长，国务院学位委员会中医学、中药学学科评议组召集人，卫生部学位委员会委员，中国药典委员会委员。1962年毕业于北京中医学院，师从于董建华教授，从事中医内科学研究、教学、医疗工作50余年，主要研究方向是中医药防治中风病、痴呆与脑病的临床与基础研究，先后主持了包括世界卫生组织（WHO）国际合作项目，国家"863"、"973"和国家"七五"至"十五"攻关课题20余项；提出了痰热腑实、毒损脑络、证候要素、中药组分配伍、病络等创新理论。目前主持着国家中医药行业科研专项"中医药防治甲型H1N1流感、手足口病与流行性乙型脑炎的临床方案与诊疗规律研究"的研究工作，为我国中医药防治传染病工作做着积极的贡献。曾获国家级科技进步二等奖等20余项奖励，主编《临床中医内科学》、《今日中医临床丛书》等12部学术专著，发表学术论文700余篇；已培养医学博士75名，出站博士后30名，其中2名博士荣获全国百篇优秀论文奖励。

中风

第 1 页共 页

〔定义〕 中风又名"卒中"，是以卒然昏仆、不省人事，喎斜蹇涩、志语蹇涩，口眼歪斜、半身不遂，或仅见口喎而只以半身不遂为主要临床表现的一种疾病。因其具有起病急、变化多、发展快以致如风之疾速，矢石之中的，且符合风为阳邪，善行数变的特征……

中风是一种常见病……

痴呆

第 1 页共 页

痴呆又称呆病，是以智能减退为主要临床表现的一种神志疾病。其轻症可见精神淡漠、寡言少语，善忘、迟钝等症……

癫痫

第 1 页共 页

〔定义〕 癫痫是以突然仆倒，皆不知人、口吐涎沫，两目上视，肢体抽搐，成口中如作猪羊叫为主要临床表现的一种发作性的疾病……

〔历史沿革〕 古代癫、痫二字通用。

颤振

第 1 页共 页

颤振是指头部和肢体摇动、颤动、抖动为主要临床表现的一种证候。轻者仅有头摇或手抖动，尚能坚持工作和自理生活；重者头摇肢动且颤动不止……

回顾 20 世纪 80 年代初，我在北京中医学院东直门医院内科工作，与田德禄、王淑兰先生共同承担恢复高考之后的医七七年级、医七八年级及分院七八年级中医内科学的主讲任务。鉴于当时教研室已多年未给大学本科生上课，董建华教授要求我们要全力投入到备课、讲课、带教实习的教学工作中去，与此同时重修旧时的教学规程，授课的讲稿是通过教研室审核通过后再吸取老先生的意见与建议修订完成的。晚近北京市中医药管理局启动了"名老中医药专家学术思想抢救挖掘与优秀人才培养联动工程"，经批准在北京中医药大学东方医院成立了名医传承工作站，由郭蓉娟博士领衔的工作站在整理文献资料过程中发现了旧时的授课讲稿，提出了将之整理付梓的建议，以作中医学人医疗、教学的参考。我对出版旧稿颇感犹豫，觉得难为今用，深恐贻笑后学。年内郭博士等已就该稿与人民卫生出版社领导会商立项事宜，获准立项后，我仍惴惴不安，询问了现时内科授课教师的意见，复称旧稿对教师备课具有一定的实用价值，对心脑病证理法方药的诠释可供临床医师参考。事已至此，我只能尊重名医传承工作站和出版社的意见，勉强同意了。

我于 1962 年 10 月毕业于北京中医学院医疗系，先后在温病与内科教研室任教，及至 20 世纪 80 年代初跟随董建华教授已有 20 年光景。董先生重视养成教育、辅导读书治学、传授诊疗经验与授课教学要领、强化塑造明医等等，让我在做人做事方面受用一生，恩师入世助仁为乐、出世淡定修身时刻影响着我，铭记在心。董先生叮嘱我要读好临床案头书，要将他送我的清代程曦、江诚、雷大震同纂的《医家四要》熟读牢记，这对奠定我的临床基本功至为重要。1964 年春至 1965 年秋先后赴安徽枞阳与寿县，参加社会主义教育运动，实则是学农务农为农民服务的好机会，做医生从医院移向院前的乡镇农村，亲历农村卫生保健防病治病第一线的工作，可以说在农村全科医生式的冶炼使我终生受益，也验证了融入大自然与造就明医是密不可分的。1973 年董先生从"牛棚"刚刚出来复职，于当年 WHO 大会返京后，决意送我去北京协和医院进修神经内科，并开展中西医合作研究，企望我能够以国学为体、西学为用，感悟东学、西学之长短优劣，融通中医与西医，学习与强化急救医学技术。所有这些阅历，潜移默化地影响了我的成长轨迹，有些反映于旧时授课的讲稿中。但是，辗转过了30年，今昔已是两重天，旧稿新用，肯定缺陷不少，若能在时下对读者有些许借鉴之用，或对反映30年前授课的思路与内容有资料价值，我心稍或安慰。

本书分为绪论篇与各论篇。回想普通中医高校中医内科统编第2版教材即有总论部分，然而内容多与中医基础课程重复，其中辨证部分是复习中医诊断学所讲的内容，而治疗学概论又多与方剂学相关。有鉴于此，教师备课与讲授总论时多感困惑，教学效果很差。及至20世纪90年代我应"普通高等教育中医药类规划教材"编审委员会的邀聘承担了中医内科学主编工作，当时有田金洲博士协编，将总论内容作了较大的改动，补入了中医内科学定义、性质及范围，中医内科发展简史，内科疾病分类及其依据，发病学要点，症状学要点，治疗学要点，中医内科学的研究现状与发展趋势等内容，约4万字，提供大学本科学习与奠定中医临床基本功的引导，作为中医临床主干学科的参考。本世纪初叶承蒙上海科学技术出版社邀请我与严世芸学长主编修订了《实用中医内科学》的第2版，其总论即为"中医内科学原理概述"，设了导言、病因病机、辨证、治疗四章，试图以理念引导各论病证辨治的学习，探索科学原理对诊疗实践的指导作用。

时光荏苒，我与鲁兆麟先生主编的中医药学高级丛书《中医内科学》，曾十数次印刷，作为"十一五"国家重点图书，获得过全国中医药优秀学术著作一等奖。该书修订版时，张允岭教授是执行主编，就总论部分的撰述进一步凸显内科学原理对诊疗实践的现实指导意义，受到了相关读者的欢迎。我的这本中医心脑病证讲稿获准在出版社立项后，我诚邀张允岭教授将我晚近对中医内科学科学原理的思考内容总结梳理，作为讲稿的绪论篇，内容包括中医学原理的意象思维与辨证的相关性，证候概念、要素及病证结合、方证相应的研究，关于病证诊断标准化研究，络脉、络病与病络病机学说，痰热腑实致中风和通腑化痰的研究，以充实内科学原理，体现重视传承和在传承基础上创新。

本书各论篇共计15个心脑病证。郭蓉娟教授在整理旧稿过程中，尽量保持了原貌。然而旧稿新用，当时的各病现代研究内容终究于今不宜，故经与出版社商议仅在各病现代研究项中，删去陈旧内容，补入晚近研究的新见解新成果、治则治法与组方遣药的鲜活临床经验等。该部分内容由北京中医药大学附属东直门医院与东方医院我们脑病团队的各位教授分别整理,谨致衷心感谢。

进入 21 世纪,健康医学、转化医学与个体化医学的提出,已是医学科学进步的重要标志。它为中医药学的传承创新带来了良好的发展机遇期。中医药学学科建设要坚持我主人随,弘扬原创思维与原创优势,要将学科置于大科学背景下,适应大环境的变迁,服务大卫生的需求,科学人文融合互动,东学西学兼收并蓄,构建统一的医药学,要重视传承,在传承基础上创新。谨此数语冀望中医学术的繁荣,聊以为序。

王永炎

2012 年 8 月

11

前　言

　　北京市中医药管理局为大力实施"名医、名科、名院"发展战略,于 2007 年启动了"名老中医药专家学术思想抢救挖掘与优秀传承人才培养联动工程"(简称"薪火传承 3＋3 工程")。拟通过挖掘整理首都名老中医相关文字、医案、实物、影像等资料,完成对中医名家的成长之路、学术渊源、学术特色等的系统研究工作,使之成为在建的北京中医药数字博物馆的重要组成部分(宣传陈列室),成为开展学术传承活动的平台和培养新一代名中医的孵化器(名医工作室),成为优秀传承人才流动培养基地(学术继承工作站),以展示中医药传统文化,创新中医药学术传承模式,共同促进中医药学术经验的共享和传承。王永炎名医传承工作站成为首批室站建设项目之一。该工作站以北京市"薪火传承 3＋3 工程"为契机,得到王永炎教授的重视与支持,已初步完成了档案资料的搜集,组建了中医临床医学为主体的多学科的老中青结合的传承与创新的人才梯队,开展了一系列卓有成效的工作,获得了北京市中医药管理局授予的"北京中医药薪火传承优秀奖"。

　　在整理王永炎教授档案时我发现了一个保存完好的文件袋,小心翻阅里面厚厚一叠泛黄的稿纸后,发现竟是王永炎教授主讲《中医内科学》心脑病证的讲稿。阅读着那一丝不苟的教案,凝望着那工整隽秀的笔迹,领悟着那清晰的脉络渊源,感受着那丰富的临床经验……我由然起敬,这恐怕也是王永炎教授今日成长为一代中医名家的奥秘之一吧,于是下决心,一定要将它整理出版,以飨读者。

　　王永炎教授于 1962 年 10 月毕业于北京中医学院医疗系,留校在温病教研室做助理教师。跟随董建华、戈敬恒、孔光一先生,带教 60 级温病实习,每周下午到北京地坛传染病医院选择实习病例做相关教学预案。翌年春季奉调京西城子矿诊所,协助刘渡舟教授带教 60 年级期中实习 3 个月,在刘老师指导下结合临床,每周开讲验案分析与伤寒、温病经典医籍复习课程。于教学过程中亲授老师真传,与同学研习教学相长,为其今后的教学历程奠定了理论与实践结合的基础。1964 年随董建华教授调任附属东直门医院内科,曾任科秘书,期间承担 62 年级小班讲课与带教课间实习,并通过培养性教学,与田德禄老师共同组编教学辅导小报,受到学生们的好评。1980 年到 1982 年与田德禄、王淑兰老师一起承担了医七七年级、医七八年级与分院七八年级中医内科学主讲任务,此份讲稿即为当年教学所用。

在整理讲稿时，尽量保留了原貌，重在反映王永炎教授当年授课的思路和内容；鉴于出版后能为今日读者提供参考，提高实用性的考虑，经王永炎教授口授又作了部分增减，删去各病【现代研究】中内容明显陈旧的部分，补入绪论篇和各病现代研究方面晚近的新见解新成果、治则治法与组方遣药的临床经验等，进而统一体例。

全书分绪论篇和各论篇。绪论篇为内科学原理，阐述了王永炎教授晚近对中医内科学科学原理方面长期思考的心得与认识，对心脑病证在内的中医内科学临床实践都有重要的指导意义。各论篇为心脑病证，设有中风、胸痹心痛、心悸、头痛、眩晕、不寐、昏迷、癫痫、痿证、痉证、癫狂、郁证、颤振、厥证、痴呆15个病证，每一病证按【概述】、【病因病机】、【临床表现】、【鉴别诊断】、【辨证论治】、【转归预后】、【预防护理】、【小结】、【现代研究】梳理编写。

缘于本书整理的是先生的旧作，而今已过30载，先生对病证诊治多有新认识新见解，可参考其主编的《中医脑病学》与《今日中医内科》上册第2版。

郭蓉娟

2012年8月

14

目　录

绪论篇　内科学原理

第一章　意象思维与中医辨证的相关性 ···················· 3
　　第一节　象的概念 ·· 3
　　第二节　意的概念 ·· 12

第二章　证候规范化研究 ··· 23

第三章　病证诊断标准的规范化研究 ····················· 37
　　第一节　辨证论治诊疗技术标准化的研究现状 ······· 37
　　第二节　实现辨证论治诊疗技术标准化的设想 ······· 39
　　第三节　中医诊疗标准制定的共性技术问题 ··········· 41

第四章　毒损络脉的理论诠释及临床意义 ·············· 45
　　第一节　络脉、病络与络病 ··································· 45
　　第二节　中风病毒邪论 ··· 53
　　第三节　毒损络脉科学假说诠释及临床应用 ··········· 58

第五章　中风病痰热腑实证与化痰通腑治法的临床应用 ······ 61
　　第一节　中风病急性期痰热腑实证形成 ··············· 61
　　第二节　化痰通腑治疗后不同证候演变与疾病转归及
　　　　　　相应治疗措施 ··· 62
　　第三节　化痰通腑法治疗中风病意识障碍的理论依据 ······ 66
　　第四节　通腑法在中风病防治中的应用 ··············· 67

各论篇　心　脑　病　证

　　第一节　中风 ··· 73
　　　　附：口僻 ··· 101

第二节　胸痹心痛……………………………………………… 103

第三节　心悸…………………………………………………… 115

第四节　头痛…………………………………………………… 127

第五节　眩晕…………………………………………………… 137

第六节　不寐…………………………………………………… 149

第七节　昏迷…………………………………………………… 158

第八节　癫痫…………………………………………………… 174

第九节　痿证…………………………………………………… 189

第十节　痉证…………………………………………………… 200

第十一节　颤振………………………………………………… 210

第十二节　厥证………………………………………………… 215

第十三节　癫狂………………………………………………… 228

第十四节　郁证………………………………………………… 244

第十五节　痴呆………………………………………………… 257

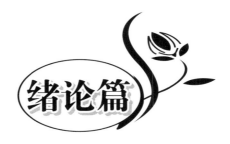

绪论篇

内科学原理

第一章
意象思维与中医辨证的相关性

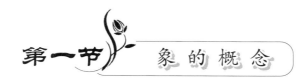

第一节 象 的 概 念

"象"是人体感官所发现的客观世界的个体反映,是客体。广义的"象"包含宇宙中所有的有形之象;而狭义的"象"是指具体的形象,是大脑能够感知的存在于物质世界的个体。"象"既然是表现于外的征象,也就是物质的。辩证法认为物质是运动的、变化的,因此"象"也是运动的、变化的。象,《周易·系辞上》界定为"见乃谓之象",即视觉所获得的关于事物的形状、样式、姿态、面貌等皆属于象。"象"的外延还不止于此,凡是由感觉器官可感知的一切性状皆属于"象"的范畴,如听觉、嗅觉、温觉(冷热)、触觉、味觉等特征,统称为物象。由于意难以言说而象可以被描述,因此,《周易》将察象作为识意的途径,"象"也因为其表达意的功能而与"意"相连。

一、象的特点

1."象"是物我合一的结果 "象"的获取不仅取决于观察对象本身,还与观察者的学识、经验、所处的环境等密切相关。当观察者从不同的角度或层面观察时会获得不同的认知结果。

2."象"是观察对象在各种外来因素影响下的自然呈现 认识"象"时,不要对观察对象所处的外界环境施加任何限制,以免破坏其自然状态。

3."象"是观察对象在各种外来影响与自身调节共同作用下的整体呈现 观察对象无时无刻不在受着各种外来因素的影响,研究"象"时不是通过建立标准操作规程(SOP)将这些外来因素消除,而是将其视为展示观察对象自身调节能力的试金石。

4."象"是关于观察对象的实体、属性和关系的综合反映,是观察对象的现象与本质的统一 如"五行"既是实体概念,代表木、火、土、金、水 5 种实物;又是属性概念,"木曰曲直、火曰炎上、土爱稼穑、金曰从革、水曰润下";还是关系概念,表达具有五行属性的五类观察对象间的生克制化关系。

5."象"是时序概念 自然万物的演变过程是春生、夏长、秋收、冬藏的时序过程,故关于自然万物的认知结果——"象"也打着时序的烙印。即使是筋、脉、肉、皮、骨这些本属于形态学的概念,《素问·痿论》在论述它们产生痿证的治疗时,都称"筋脉骨肉,各以其时受月,则病已矣"。由于时间的不可逆转性(自然条件不断变化,永不重复),"象"不可能严格复现。

二、象的获取

西方文化的创始人大多是自然科学家。如米利都(Miletus)学派的创始人泰勒斯(Thales)是古希腊第一位天文学家、几何学家和物理学家。德漠克利特(Democritus)是"经验的自然科学家和希腊人中第一个百科全书式的学者"。这一特质使他们在探索世界的过程中更加注重定量实验与实证分析,把所研究的对象从复杂的环境中取出,置于有条件的典型的环境之中,观察其某个侧面或某个层面的现象,并借用逻辑推理透过这些现象认识其本质。被称为西方传统逻辑学的奠基人亚里士多德(Aristotle)提出的逻辑思维三大基本定律(同一律、矛盾律和排中律),确定的判断、定义及分类,三段论推理的主要形式与规律,以及阐释演绎法与归纳法的关系等,直到今天仍是欧洲人值得骄傲的成就。所谓逻辑推理,就是指遵循严密的逻辑规则,通过逐步推理获得符合逻辑的正确答案或结论的思维方式。它进行的模式是阶梯式的,一次只前进一步,步骤明确,包含有一系列严密、连续的归纳或演绎过程。在其行进过程中,研究者能充分地意识到过程所包含的知识与运算,并能用语言将该过程和得出结论的原因清楚地表达出来。

在中国,古代圣贤强烈的从政意识和人世意向,以及"究天人之际、穷古今之变"的哲学目的,常使其注重自身经验、突出思维主体,凭借直觉体悟,仰观俯察,远取近取,统摄天下万物于思维之中。所谓直觉体悟,就是人脑基于有限的资料和事实,调动一切已有的知识经验,对观察对象的本质属性及其规律性联系作出迅速的识别、敏锐的洞察、直接的理解和整体的判断的思维过程。它不经过明显的中间推理就直接得出结论,故研究者不能明确地意识到它的行程,也因此不能用语言将该过程和得出结论的原因清楚地表述出来,大有"知其然,不知其所以然"之感。

三、象的表达

著名数学家欧几里德(Euclid)在《几何原本》中创立的数学史上第一个公理化系统,包括大量定义、公理、公式、命题、面积变换,以及对圆、多边形、相似形等的讨论,比例论、数论、简单立体几何、求面积和体积等是现代自然科学倍加推崇的现象与本质的表达方式。英国思想家、新时代实验科学的创始人罗吉尔·培根(Roger Bacon)认为"离开数学,自然就不可能被人认识","除非有实验方法的印证,单凭推理得到的结论未必可靠"。在这里,事物原本具有的实体、属性和关系三种不可分割的内涵被过滤成仅有单一意蕴的概念。

在中国文化中,为了表达具有多重内涵的事物的"象",古人常常用另一种与之跨度很大的事物的"象"作比喻,后一种"象"常常是人们比较了解的,而要说明的"象"与比喻的"象"的共性,正是人们对要说明的"象"想表述的内容,此即所谓"比类取象"。"比类取象"可使人们通过体会两种事物"象"的共性,使对比喻的"象"的理解巧妙地转移到要说明的"象"上来。这种方式的好处在于,可以在不说出被说明的"象"是什么的情况下,也能理解和把握其内涵。如"神之于质,犹利之于刃;形之于用,犹刃之于利。利之名非刃也,刃之名非利也。然而舍利无刃,舍刃无利,未闻刃没而利存,岂容形亡而神在"?《神灭论》以刃、利喻形、神,即使不说出后者是什么关系,也不影响人们对它的理解与把握。《易经》《老子》《黄帝内经》等名著在中国历史上之所以长期成为经典,原因之一就在于它们取风雨雷电、日月星辰、花木鸟兽、山川湖泊、社会人伦等自然或社会之"象",形象地表达了作者深邃的思想内涵。

四、象思维的定义

象思维就是以事物的各种外在表现为依据,充分借用观察者已有的知识经验,通过广泛联系,旁征博引,体悟事物的内在本质或变化规律的思维方法。

五、象思维的特点

1. **重视主体**　研究者既往的知识、经验、所处的环境,甚至人格情感等都对象思维的过程及结果产生重要影响。例如,甲型 H1N1 流感的一个重要表现是干咳无痰。缺少经验的临床医生容易误辨为阴虚肺燥,因为干咳无痰是阴虚肺燥的最常见的症状。然而,如果联系患者布满舌面的灰白腻苔,就会发现这里的干咳无痰系湿浊阻碍津液的敷布,不能濡润肺系所致。

2. **关注关系**　象思维关注事物在各种外来影响与自身调节综合作用下呈现的性质、功能或作用,而不是事物的构成元素和实体。《素问·阴阳应象大论》的篇名之所以强调阴阳与"象"的联系,而不是与"体"或"质"的联系,是因为一事物的形体或形质本身是无所谓阴阳的,只有当它与其他事物发生联系时,呈现出一定的性质、功能或作用,才表现出阴阳属性。所以从实体本体论和关系本体论的角度看,象思维更关注关系本体论。

3. 强调变化　任何事物都处于永恒的运动变化之中。象思维总是将事物置于其本来的发展进程中,将"象"看做是此进程中某一阶段的认知结果。当事物发展到下一阶段时,"象"就要做出相应的改变,即通过象思维获得的"象"不可能永恒存在,这在《周易·系辞下》又称"唯变所适"。

六、象思维的路径

1. 观天地以察象　"象"寓形象、现象、表象、征象、图像之意,由此引申为天象、地象、拟象、卦象等诸多内涵。甲骨文以"长鼻巨齿为其特征";《说文解字》曰:"象,南越大兽,长鼻牙。"这是理解象思维的关键。此种描述表明:象思维以把握事物现象的典型特征为基本思维要素,同时还要考虑地域性差异,亦即在不同的环境、条件下,"立象以尽意"会有所差异。这是象思维需要把握的。

汉字是象思维的产物。许慎《说文解字·序》认为,古人造字,受"鸟兽蹄迒(háng)之迹之可相别异"的启发而"初造书契",人类自此告别了"上古结绳而治"的时代。"八卦"也是象思维的结果。《周易·系辞下》曰:"古者包羲氏之王天下也,仰则观象于天,俯则观法于地,观鸟兽之文与地之宜,近取诸身,远取诸物,于是始作八卦,以通神明之德,以类万物之情。"

象思维首要是重在"察象"。《周易·系辞下》曰:"象者,像也。"强调"立象"先求其形似,但又不拘泥于"形与象"。此"象",可有象有形,也可无象无形。有象有形者,取自然之形;无象无形者,取自然之理。表现虽异,实则殊途同归。明·龚贤《乙辉编》所谓:"心穷万物之源,目尽山川之势",实则表达了这种"取象"、"立象"的方法。即前者取万物的"法象";后者取自然的"图像"。唐·张怀瓘《书议》曰:"玄妙之意,出于物类之表;幽深之理,伏于杳冥之间。"因此可知象、意、理等有形、无形者,皆可取象。三国·钟繇《笔法》所谓:"见万象皆类之。"意蕴诸此。

2. 立象以尽意　"借物言志","寄物托情",书法、绘画等,本质上也是象思维的体现,其目的仍然是"立象以尽意"。唐·张怀瓘《六体书论》曰:"形见曰象;书者,法象也。"书法之所以为高层次的中国艺术,盖由于"心不能妙探于物,墨不能曲尽于心,虑以图之,势以生之,气以和之,神以肃之,合而裁成,随便所适;法本无体,贵乎会通",不过是"借书法,言志尽意"(《六体书论》)。元代杜本《论书》有言:"夫兵无常势,字无常体。若日月垂象,若水火成形。倘悟其变,则纵横皆有意象矣!"

中国古代的科技文化是在农业生产基础上发展起来的,农耕文明重视节气变化,因而对天地之"象"的观测仔细而精确,是象思维较早的运用。对二十四节气的归纳,一些民间农耕谚语的总结,无不是象思维的集中体现。如"清明前后,种瓜点豆"等。毕竟"掌握季节,不违农时"是农业生产的基本要求。《齐民要术》所谓"顺天时,量地利,则用力少而呈贡多。任情返道,劳而无获"。因此可知农谚无论是对种植季节的把握、年景预测还是灾害预防,都是以观天地之"象"为依据,"立象以尽意"的。

古有"非务农则不能明医"之论,实际上是在表明两方面的含义:一是医生应该向农民学习,像爱护幼苗一样关爱患者的性命生机;二是医生应该向农民学习,参天彻地,不违农时。医生应该有此种精神和素养,以此体察患者之象,特别是证候疾病之象,以把握最佳治疗时机。

象思维也是中医学的主要思维方法。无论是对中药性能的把握,还是对脏腑之象、经络之象、舌象、脉象、证象、病象乃至于"医者意也"意象的观察揣摩,都以象思维贯穿其中而发挥主要作用。王叔和《脉经·序》指出:"百病根源,各以类例相从;声色证候,靡不赅备。"此言"百病"、"证候",实在是对"声色"等外在表象的一种提炼归纳,同时也展示中医学是一门以证候为主要辨识对象的医学。

3. 得意而忘象 象思维有其路径,依着一定的程序与步骤层层递进,有序进行。始则借助于外在物象,求得内在的意义;最终又不执着、不拘泥于具体的物象甚至跳出"象"的本身,去探寻并获得真正的事理精髓。

"圣人立象以尽意"是象思维的目的。有些事理只可心领神会,不可言传身教。唐朝张怀瓘《六体书论》曰:"其趣之幽深,情之比兴,可以默识,不可言宣。"意与此同。

《庄子·外物》曰:"言者所以在意,得意而忘言。"是象思维的深化。如果说"取象比类"、"以象尽意"还带有明显的"象"的痕迹的话,那么,抛开具体事物的本身,以全新思维进行意义的探讨,则体现了思维的递进。晋代王弼《周易略例·明象》曰:"言者所以明象,得意而忘言;象者所以存意,得意而忘象";"存象,忘意之由也;忘象以求其意,义斯见矣"。因此可知"立象"是为了"得意"、"尽意"。此"意"指普遍的看法、观点或规律,具有主观"意向性",因而具有"主观性"、"随意性"与"开放性",不等同于特定之显现形式。"立象"后必有所"忘",然后才有所"得"。

"立象",先求其形似,"尽意"时求其神似,最终达到"形与神俱"、"得意忘形"、"得神忘象"终至"大象无形",这是象思维的最高境界。缘为最伟大恢宏、崇高淡定境界,往往并不拘泥于一定的外表格局而表现为"气象万千"的面貌场景。明朝项穆《书法雅言》曰:"初学条理,心有所事;因象而求,意终及通会;行所无事,得意而忘象。"此之谓也。

4. 依象而思虑 象思维之"思维"与现代逻辑学、认知科学之"思维"和而不同。现代所谓思维指思想,或指理性认识的过程,即思考。是人脑对客观事物间接的和概括的反映,是认识的高级形式,包括逻辑思维和形象思维,通常指逻辑思维。而于佛学则表述为"思惟",其以"对境审虑而引起心、心所造之精神作用"为"思",以"思虑推度,思考真实之道理为思惟",以"依思惟道理而生智慧"为最终目的,此论与象思维意同。

"象思维"以形象观察为开端,以"尽意悟道"为终点,强调"心智"作用,即《孟子·告子上》"心之官则思,思则得知,不思则不得,此天之所与我者"。象思维是人类思维的本源。无论哪个民族的文化,都是从象思维基础上产生出来的,每个民族都有自己的"图腾"崇拜可为例证。象思维之"象"可以无固定形象,无明确态势,不必定性,也不必定量,依《周易·系辞下》"唯变所适"为原则,体现象思维的基本特征。

5. 据象以辨证 中医的证候包括症状和体征。症状和体征就是"象",对诸多"象"的提炼概括就构成系统而完整的证候。简言之,症是外部表现,是一种现象;征是即将出现的问题预兆,是一种征象;候是规律,是一种法象;证是对以上诸多"象"的概括归纳,是一种可资察证的意象。

"医者意也,在人思虑",实际上是在强调象思维当"唯变所适",依"思维道理而生智慧",进而"立象以尽意"。这是中医以证候研究为创新突破口的原因,也是以辨证论治为最鲜明特色的根本。

鉴于证候是中医把握疾病基本规律的重要手段,故有关证候的研究方兴未艾。回顾所用研究方法,量表学、统计学、应用数学、临床流行病调查等多种综合分析方法;基因组学、蛋白质组学、代谢组学、系统生物学等微观前沿方法被吸收引用。数字医学与信息网络技术的渗透融合,为研究者创造条件对证候的海量数据进行分析处理,这无疑是一种积极有效的探索,也从不同的侧面逼近证候的实质,加深人们的认识。但对中医临床科研工作者而言,海量数据犹如汪洋大海,而临床证治研究渴求的则是维护生命的淡水!

中医学现代理念与思维方法决定人们所采取的技术手段,证候研究离不开中医学临床思维方法。证候与象思维都是中医的原创,也是最基本的思维模式。不溯本求源,不从中华民族文化的思想汲取源头活水,就不可能运用创造性思维展开证候与方剂、疾病相关性的理论基础研究。"以象为素,以素为候,以候为证,据证言病,病证结合,方证相应"的临床诊疗路径与模式,其核心与根本仍然是象思维。从"象"开端贯穿一体,体现了差异性竞争。由于理论框架的不同,东西方思维方式也不同。西方以工业文明为背景,使用拼音文字,重视逻辑思维,而后落实到哲学科学;东方长期的农耕文明,使用象形文字,重视形象思维,引导哲学科学,则以"象"为核心。论其发展,象思维当是我们错位竞争的优势所在。这在分析还原方法仍占主导地位的今天,象思维是中医错位竞争的优势特色,证候及证候病机研究则是诠释辨证论治的重要内容。

七、阴阳学说中的象思维

阴阳本指日光的向背,而古人取其象、会其意,指天地之气的两种不同性质的运动。老子以阴阳说明万物之生成,在《老子》第四十二章中有:"道生一,一生二,二生三,三生万物。万物负阴而抱阳,冲气以为和",是取阴阳之象说明万物运动的最根本的两种方式。《周易》更以阴阳两象而生天、地、雷、火、风、泽、水、山等八卦,由八卦交感变化而生六十四卦。天地定位,山泽运气,水火相济,雷风相薄,从而呈现出各种综合的象,从整体、运动中把握事物,而这一切都是以阴阳两爻为基础的。因此《系辞上传》云:"一阴一阳之谓道。"又云:"阴阳不测之谓神。"

八、五行学说中的象思维

五行最早出现于《尚书·甘誓》与《尚书·洪范》中。五行本指自然界随处可见的五材,但是在中国古人眼里却有指象作用:"水曰润下,火曰炎上,木曰曲直,金曰从革,土爰稼穑。润下作咸,炎上作苦,曲直作酸,从革作辛,稼穑作甘。"不难看出,这里对称做"五行"的木、火、土、金、水并没有作具体的形态描述或结构描述,而是指出了它们的特性,因其不是指具体的事物,而意在阐明此五种事物所指之象。王安石著《洪范传》,对五行作了详细的解释:"五行者也,成变化而行鬼神,往来乎天地之间而不穷者也,是故谓之行……盖五行之为物,其时、其位、其材、其气、其性、其形、其事、其情、其色、其声、其臭、其味皆各其耦。"表明五行是五种不同的象,运用于说明事物的各方面的性质。

九、"精、气、神"理论中的象思维

关于"精、气、神"理论,所涉及的基本概念很多,其中一些仅有指象的意义,不具有实体特征,只能通过意会,如"营、卫、三焦、神"等;而另一些概念,如精、气、津、液、血、脉等都有实体物质特征,但这些名词在多数情况下也是一种象。在《灵枢·决气》中,"黄帝曰:余闻人有精、气、津、液、血、脉,余意以为一气耳",是说人体总的生命活动是通过功能指象,而不是通过实际指某一器官体现的器

质之象。精只有在少数情况下表示生殖之精，在大多数情况下则是用来形容对人体有用的、极为珍贵的、非常细微的物质，是精微、珍贵之象。在《灵枢·决气》中对气的描述是这样的："上焦开发，宣五谷味，熏肤，充身，泽毛，若雾露之溉，是谓气。"这是与精、津、液、血、脉并称的气，显然也是象。而中医的津液虽有特指，如汗、唾、尿、涕、泪等，然《灵枢·五癃津液别》曰："津液各走其道，故三焦出气，以温肌肉，充皮肤，为其津；其留而不行者为液。"在对疾病的病因病机认识过程中，津液同血、脉一样，多用象指。讲津液受寒，聚则为痛，这里的津液只能以象会意。同样描述血虚，并不是指西医所讲的总的血量减少的贫血，而是一系列生命活动失衡的综合之象。还有，经脉空虚或经脉闭塞时，也不是指某一血管空虚或闭塞，而是指象，如此等。

古人取"气"之象来描述世界万物永恒运动的特性，对于气的认识也更是观物取象之典范。《左传》昭公元年记载医和的言论云："天有六气，降生五味，发为五色，徵为五声，淫生六疾。六气曰阴阳风雨晦明也。"这里的气即是天地万物交感变化之象。《管子·内业》中对气做了如下描述："是故此气，杲乎如登于天，杳乎如入于渊，淖乎如在于海，卒乎如在于山。是故此气也，不可止以力，而可安以德；不可呼以声，而可迎以意。"说明气代表的是事物无所不在、微妙至极的运动变化，且"不可止以力"，"不可呼以声"，即气非有形实体。由此可知，这时的气和阴阳、五行等一样，已经脱离了物质的含义，而只有象的意义。

十、藏象学说中的象思维

藏象学说是关于人体脏腑功能的学说。由"藏象"之名可知，中医是唯"象"的学术体系，是以现之于外的"象"来把握藏之于内的"脏"的，即"执其功见其形"。《素问·六节藏象论》对心的描述是："心者，生之本，神之变也；其华在面，其充在血脉，为阳中之太阳，通于夏气。"余四脏的描述与此相仿。可见，此处心已不是解剖学中有一定形态结构的心，而是一系列相关的生命活动表现在人脑中形成的综合之象。其并不具有实体性，如果与现代医学相比较，与之对应的是多个系统、器官、组织及其功能。

十一、经络学说中的象思维

关于经络学说，《灵枢》对十二经脉循行起止的描述让人感觉确实存在这么一个生理系统，其实并非如此。首先，中国古代并不看重用解剖手段来认识事物，不可能通过解剖发现经络，况且即使是现代用最为精密的仪器和最先进的技术也未必能找到经络，提示经络不是一个实体存在；其次，经络是通过其所产生的功能与五脏六腑密切联系的，由于中医的脏腑并非实体器官，而是一组生命活动综合之象，"皮之不存，毛将焉附"？所谓经络的实质就是人体中不断运动着的气，而气是功能性的，气本身就是人体生命运动之象。古人对经络的感知缘于长期针灸实践的积累，也不乏出自内修者的体验，由此得出经络就是在人体中不断运动着的气的轨迹，也是人体生命活动所表现出来的象。

十二、中医诊断学中的象思维

中医对疾病的诊断是望、闻、问、切四诊合参，它是通过对人的气色、神情、体态、气味、声音、脉象及生活习惯、环境等的了解，对人形成整体的印象，以察其生命活动的失衡之处，得出的结论不是某种病菌或病毒，而是人体生命活动平衡的偏离所表现的"象"，并据"象"提出治疗。西医诊断力求准确、精细、具体，有可视性或可测性；而中医诊断总是某种整体的、综合的象，虽然有一定的模糊性，但却具有很强的可操作性。故对于多数自我感觉已经非常明显，但各种仪器都不能检查出病因的患者，西医往往认为其没有病，而中医则能通过对其生命活动之表象的考察，洞明其偏性，得出一个以"象"为内容的诊断。

在四诊中，"象"对于中医诊断的重要性，最典型的莫过于望诊和脉诊。望诊的每项内容都有特定含义，这种含义并不是逻辑的推理，而是医者长期以来对于人体外在表现的领悟，即对"象"的慧然体悟。如"明堂骨高以起，平以直，五脏次于中央，六腑夹其两侧，首面上于阙庭，五官在于下极，五脏安于胸中，真色以致，病色不见，明堂润泽以清，五官恶得无辨乎"。《灵枢·五色》曰："青黑为痛，黄赤为热，白为寒。"以上描述并非解剖所见，而是对人体机能活动综合把握的"象"。在望诊的内容中，在包括面部神色、行为举止、环境等所得之"象"的基础上，医者会形成更为概括的"象"，正所谓望而知之，以象说象。中医的脉诊更是取之以"象"的典型方法。《黄帝内经》中的"象"特指脉象。《灵枢·邪气脏腑病形》曰："色脉与尺之相应，如桴鼓影响之相应也，不得相失也，此亦本末根叶之出候也，故根死则叶枯矣。"不论是"往来流利，如珠走盘，应指圆滑"之滑脉，"端直而长，如按琴弦"之弦脉，"浮大中空，如按葱管"之芤脉，"状若波涛汹涌"之洪脉，还是危亦林《世医得效方》里的"十怪脉"，都形象地说明血在脉道中的流动情况，这种象的生动性可见一斑，故有人将脉诊称之为"脉象"。所谓洪、大、细、数、弦、代、涩、滑等都可各辨其象，只能意会，非言语所及也。《素问·脉要精微论》中"长则气治，短则气病，数则烦心"等所描述的脉象与疾病之间的关系更是要以象会意。闻诊和问诊与此也都有相似之处，在望闻问切之后，医者会根据诊断所得之信息形成一个"象"，然后将四诊之象再进行融合，最终得出一个人生命活动在目前时刻较为完整全面的并可综合把握的"象",即所谓"以象说象"。

十三、中药学中的象思维

在药物方面,中医认为,植物的药茎中间是空的,因此,用此类药可以有通达的作用。"诸花皆升",取"花"为上升之意;"诸子皆降",取"子"为下沉之意。中药理论讲的是四气五味,即温、热、寒、凉及苦、辛、酸、咸、甘,其中的每一项,本意都是人对温度或味道的感觉,药物作为物质虽然也有生命,但它们是无法像人一样感知的,而中医却把这些人体感官所能知道的感觉运用到中药理论中来,并赋予其相关药性的综合之象。此外,在对中药的运用方面,方剂学讲求君、臣、佐、使的组方原则,也是利用社会现象以达意的一种体现。

十四、辨证论治中的象思维

辨证论治的定义为:将四诊(望、闻、问、切)所收集的资料、症状和体征,通过分析、综合,辨识疾病的原因、性质、部位,以及邪正之间的关系,概括判断为某种性质的证候,以探求疾病的本质。论治又称施治,其目的是根据辨证的结果,确定相应的治疗原则和方法。分析该定义,实际上是对中医诊疗过程的描述,这里仅就"诊"的过程加以分析:首先,主体医者收集客体患者之资料、症状和体征(收集过程中即开始了短期存记的思维行程,意之忆的内涵);继而分析、综合、辨识(结合长期存记的理论和实践经验,并产生某种判断倾向,意之志的内涵);……最后概括判断(进入思维行程中理性环节,意之心的内涵)为某种性质的证候。这一过程始终贯穿着意象中"意"的三个内涵。其次,再分析客体患者之资料、症状和体征。在天人相应思维方式引导下,中医学重点采用取象比类的方法对人体健康和疾病进行认识和叙述,因此,医者对患者考察的内容是"象"(围绕舌象、脉象、症象等,统称为病象),记录下来并进行分析与加工的是与疾病有关的各种"象"的集合,最后判断为某种性质的证是"象"集合所反映的疾病在某一特定阶段的本质。充分体现了意象之"象"的内涵。由于中医学"诊"的过程充分凸现了意象的所有内涵,因此可称为"意象辨证";"疗"以"诊"为基础,是"诊"的进一步延伸,同样也沿袭了意象之特质,故而称中医学诊疗模式为"意象诊疗模式"。

第二节 意 的 概 念

"意"是内在的、深层次的,可以说是主体的一个思维过程。"意"是一个大脑加工过程,它将汇集到的所有信息进行整理、归纳、演绎、推理、判断和总结,最终形成一个完整认识的过程。它是在具有一定相通性的事物之间进行思维的过程,并且这个"意"的过程是受文化背景、哲学思维定势影响的。意,《说文解字》曰:"意,志也,从心",可见,意与志、与心直接相关;而《灵枢·本神》中对此三者则有更加明确的界定:"所以任物者谓之心,心有所忆谓之意,意之所存谓之志……"总结分析上述关于"意"之注解,可以揭示出意的内涵包括三点:意侧重于忆时,属于短期记忆范畴;意侧重于志时,属于长期记忆范畴;意侧重于心时,与思、虑、智构成完整的思维行程,属于思维行程中的一个环节。

一、意象联动

当意与象联动时,意的三个内涵可以通过象而得以体现:意之忆象是对事物的短期存记;意之志象是对事物的长期存记,并在存记过程中逐渐融入主体自身的情感、想象、愿望等,即意之志象是主体将忆象与自身的历史境遇相融合、产生共鸣和主观分析的过程;意之心象是以忆象为起点,伴随志象而展开的思维行程。意之心的思维行程虽然时刻都伴随有忆象和志象的痕迹,但并不受忆象、志象之羁绊,而是通过对两者的抽提、凝炼、升华逐渐进入到高级理性思维阶段——抽象思维过程,此时意之心象已脱离具体实物而以概念、判断、推理等抽象形式被表达出来。故意之心象既带有忆象、志象的感性成分,又带有抽象思维结果的理性成分。因此,意象的结构应当包括主体(意)、客体(象)和主体对客体认识加工的结果(意象)三部分。根据意之忆、志、心的内涵分别与象联动的先后次序,可以将这一动态过程划分为四个基本环节:

第一环节,立"象"(意之志象)。此环节归属于深层动力系统。深层动力系统(意之志象)的生成需要放在中医学理论和实践的历史生成中来考察:最初医疗实践经验的积累,经过先贤复杂的认知过程,形成了关于健康和疾病认识的基本理论体系,医者通过学习理论,并在医患接触中进一步学习与提高,掌握了基本的各种病证相应的模式识别,如P1(白腻苔居舌中如拇指大,湿困脾土)集合,P2(印堂晦黯不泽,血瘀血虚)集合,P3(短气不足以息,瘀阻胸阳)集合等等,这些集合相当于一个个相对独立的子模式,构成了长期存记的志象模式识别系统。

第二环节,立"象"过程(意之忆象形成过程)。此环节归属于表层操作系统。表层操作系统在具体情境中生成,是一个多维自下而上的综合集成过程:医患接触,主体面对客体所呈现的纷繁复杂的各种资料、症状和体征,凭借自身医学素养和既往积累的医学实践经验,对各种信息进行归纳与演绎,形成诊疗支撑依据——病象,并通过对病象的短期存记形成意之忆象。病象的提取以及由病象进入忆象是意象思维行程的开始。

第三环节,立"意"(意之心象)。此环节属于沟通深层动力系统与表层操作系统的中心环节,通过意之心将意之忆与意之志顺畅地衔接起来,这一过程以意间相似性的判定为主要活动,判定的结论就是意之心象。意间相似性判定,指进入主体思维行程的表层操作系统的意之忆象,通过意之心的思维过程,与深层动力系统既有的意之志象模式识别系统相比较、相映照,最后判定忆象的志象子模式归属。因为是以意之志象论说意之忆象,故此过程既可称为"意间相似性判定",又可称为"以象说象"。立"意"是诊疗模式结构的"分界线"和"交会点":向下,可追索潜意识领域的深层动力系统(意之志象);向上,可考察意识水平上的表层操作系统(意之忆象)。而当通过意之心将这两层流畅衔接、得出意间相似性判定结论之时,就是"主客医患相互作用之意象(证候)"诞生之际。因此,证候是意象诊疗模式中深层动力系统与表层操作系统在诊疗过程中整合的思维成果。"候"为病象、忆象经由心的思维行程与志象相比照而形成的心象的感性形式,"证"为意之心思维行程的逻辑终点的理性形式。

第四环节,综合集成。中医学具有自然与社会科学双重属性,对人的健康与疾病的认识采用感性认知与理性推演有机结合的方法,认识成果包含有心理生理、形态功能、能量信息等丰富内容,具有形神一体的特点。这些属性与特点同样贯穿于深层动力系统与表层操作系统之中,在意间相似性判定的过程中应当全面考虑、充分重视这些属性与特点,并通过综合集成方式将其融入意象诊疗模式中,使其保持中医学的整体观念、辨证论治的特色。

二、意象思维概念

"意象"一词最早起源于中国古代哲学。鉴于中医学与中国传统文化是一脉相承的,因而中医学完全体现了中国古人特有的、不同于西方的思维方式。中国古人对事物的观察不在于对个体的形态、结构的描画及分析,而注重对事物整体的、动态的把握,形成一种整体的感受,即整体观。古人在天人合一的思想指导下,其思维过程中并未将主体与客体分开,也未将客体作为对象看待,而是以一种非对象性的思维方式进行。这种非对象性直接导致了在思维上主体与客体的互动,体现了古人对运动变化的重视。无论是《周易》中各卦象的交感变化,还是《老子》中"道"的"周行而不殆",都体现了古人对生生不息的万物运动的重视。这种意象概念是古人经过长期实践形成的建立在形象思维基础上的抽象概念,实际上已超越其本身的内涵和直觉判断,并融合了抽象思维,如分析、综合、归纳、假设、类推、演绎等,它已经变成某种属性的象征性符号。所谓"得意而忘形,得象而忘言",这种超越事物表象的思维方式在中医学中体现的最为完美。

从哲学和中医学角度来看,"意象"是古人认识思维的一个重要途径和方法,是"对物象进行摹似的一种象征性符号",也就是古人所说的"立象以尽意"。《周易略例·明象》曰:"夫象者,出意者也。言者,明象者也。尽意莫若象,尽象莫若言。言生于象,故可寻言以观象。象生于意,故可寻象以观意。意以象尽,象以言著。故言者所以明象,得象而忘言。象者所以存意,得意而忘象。犹蹄者所以在兔,得兔而忘蹄;筌者所以在鱼,得鱼而忘筌也。然则言者象之蹄也,象者意之筌也。是故存言者,非得象者也。存象者,非得意者也。象生于意而存象焉,则所存者乃非其象也。言生于象而存言焉,则所存者乃非其言也。然则忘象者乃得意者也,忘言者乃得象者也。得意在忘象,得象在忘言。故立象以尽意,而象可忘也。重画以尽情,而画可忘也。"王弼的观念大致有三层意思。其一,象与言是通向意的门户;其二,需要"得意而忘言",真正得意是在忘象与言之后;其三,存在一个言、象、意的序列,言以明象,象以尽意,得意而忘言象。纵观科学发展史,每一门学科的背后都有其深厚的历史文化渊源和哲学思想主导,中医学在中国传统文化的母体中孕育生成,其理论体系与实践模式无不受到哲学思想的影响,意象思维也不例外。

三、意象思维模式的特点

1. 完整性、综合性　西方学者在以分析还原为特征的对象性思维过程中,把感性认识上升到理性阶段,完成一个认识过程,从而在演绎理论中得出一个西方式的逻辑概念;而中国学者是在以整体性、运动性为特征的非对象性思维过程中,直觉体悟本身就具有很好的完整性,不可能产生逻辑推理性过程,其得到的结论只能是一个中国式的完整的、综合的"象"。这里的直觉体悟与西方的感性认识是有区别的。中国古人对世界的认识重在对运动变化的把握,事物的这种永恒而又微妙的运动反映在人脑中,便形成了一个综合的"象"。这种思维方式在中医学中得到充分的体现。中医对人体及疾病的认识不是孤立地看待,而是将疾病与人、生活环境、气候变化等作为一个整体来考虑,此即"天人相应"的观点。

2. 运动性、动态时空　人体是一个动态发展的生命体,其生理、病理都有一个时间发展性,疾病的过程不是在某个阶段停滞不前,而是向愈或向恶前进的。相对于疾病而言,医学也是重视时间的,特别是中医学,从某种意义上讲,中医学也是一个时间医学。

不同于西方的思维方式,中国古代对于整体性和运动性的强调,使得中医学未从解剖入手分析人体的结构、成分,而是以极简单的解剖为基础,构造出以"象"为内容的有机体系。对于整体性和活动性的强调,使得中医诊断的对象不是疾病,而是人,不是具有一定形态结构的组织或生物体,而是人的整体的生命活动所表现出来的"象",而这个"象"是动态变化的,有时空发展的,而且是多种"象素"和多维"象素"构成的,这就是证候。面对"病"与"证",中医更加重视"证",将各病的表现归结为某某证,如眩晕欲仆、手足抽搐、震颤等病症都具有动摇的特征,与善动的风相似,所以都归为"风证"范畴。另外,中医根据动态功能的象类比而定证,同病异治也好,异病同治也好,不取决于病或症状,而取决于是否有相同的病机,并据此可以对证进行定位和定性。辩证唯物主义认为,主体与客体是相互作用的,主体对客体有能动作用,而客体也会反作用于主体,辨证论治就是主客体交融的过程,而"象"与"意"也是在辨证论治过程中完成的。

3. 医者意也,在人思虑　中医重视对医者个人素质的培养,突出的是医者悟性、灵活性的特点。《素问·八正神明论》中如此描述:"神乎神,耳不闻,目明,心开而志先,慧然独悟,口弗能言,俱视独见,适若昏,昭然独明。"这种只可意会、无法言传的独悟,正是医者独自感悟的思维过程。"医者意也"初见于《后汉书》郭玉传中写到:"郭玉,和帝时为太医丞,多有效应。而医疗贵人,时或不愈。帝乃令贵人羸服变处,一针即差。召玉诘问其状。对曰:'医之为言意也。腠理至微,随气用巧,针石之间,毫芒即乖。神存于心手之际,可得解而不可得言也。'"随后陶弘景说:"医者意也。古之所谓良医,盖以其意量而得其节,是知疗病者皆意出当时,不可以旧方医疗。"张仲景曰:"欲疗诸病,当先以汤荡涤五脏六腑……故用汤也;若四肢病久,风冷发动,次当用散;……次当用丸,……能参合而行之者,可谓上工。故曰医者意也","若夫医道之为言,实惟意也。固以神存心手之际,意析毫芒之里,当其情之所得,口不能言;数之所在,言不能谕"。唐代许胤宗曰:"医者意也,思虑精则得之,望问闻切而不能知,或强不知以为知,遂以意为之,鲜有不败事者。"因此,"医者意也,善于用意,即为良医",这就是中医所强调的行医治病,贵在思辨,强调在临床诊疗实践过程中,医者的思考能力与思维方式的重要性。

"医者意也,在人思虑",意的最高境界就是"进与病谋,退与心谋"。医者重视临床实践,深入观察疾病的演变规律,积累感性知识,潜心体悟,并且研究疾病现象背后的本质规律,就是"进与病谋";学会思考,善于用心总结经验,深刻意会,领悟表象之后的内涵,就是"退与心谋"。这种"进与病谋,退与心谋"就是在临床实践中更好地运用意象思维和形象思维进行辨证论治的行之有效的方法。"病"与"心"、"形"与"神"的反复磨合,理论与实践的不断深化,就是意的运用的高级境界。所有这些未可言明的独悟和精湛的思虑都是由于逻辑语言不能充分完整地表达医者所思所意,故只能通过象与意之间的思维构建,即"立象以尽意"达到"医者意也"的目的。中医学意象思维的理念作为原创思维已经存续了三千多年,审视中医意象思维,以象说象,以象示象,以象解象,因象会意,意象交融,达到立象以尽意的宗旨,不难发现它既是一种形象思维的延续,也是一种医学理念的传承,同时更需要在现代医学背景下发挥其原有的生命力,不断创新与发展。

四、意象诊疗模式的特点

1. 唯象性　意象诊疗模式全面继承了《周易》关于象的重要观念。《周易》的象可分为现象、意象、法象三者。意象诊疗模式中深层动力系统(志象模式识别系统)的生成主要是通过法象方法实现的;表层操作系统的起点是病象,经由主体整合分析,形成意之忆象,进而通过"以象说象",得出感性思维与理性思维相结合的产物——心象。因此,"象"贯穿于意象诊疗模式的所有环节,是意象诊疗模式结构的重要组成部分。

2. 思辨性　意象诊疗模式突出反映了意与象的辩证关系,可以表述为"意的感性成分是相应的象的感性成分的凝练和浓缩,意的理性成分是相应的象的理性成分的涵盖和总结"。意的起点是象,意内涵中的忆、志的内容都是象,由忆象而志象的过程,即是对相应的象的感性成分进行凝练和浓缩的过程。意的起点是象,而象是需要被感知的,只有进入意的视域的象才能成为意象结构的组成部分,而意是带有主观理性成分的。因此,意在与象接触、碰撞的瞬间就已经赋予象某种义理或情感,对象的理性成分进行涵盖和总结的过程,不过是对意的忆象、志象、心象的义理或情感进行挖掘、抽象与提升的过程。意与象的思辨关系同样体现在意象诊疗模式中。主体获得志象的重要途径之一就是法象,法象的过程就是对象的感性成分的凝练和浓缩:内含病机成分的病象引起主体关注、被主体所采纳综合成为忆象,进而进入志象、心象进程,病象、忆象都是通过感性方式获得的具体病象。心象的过程是对象的理性成分的涵盖和总结:证候的特点是"以候为证",证为心象过程中对"候"(忆象与志象相比照而形成的心象的感性形式)所涵盖的疾病本质进行抽象判断的理性形式。

3. 动态性　意象诊疗模式始终经受着医疗实践的检验,在检验中得到修正与完善。其基本过程为:主体从理论和实践中获取大量的病象,在受某种诊疗感受的特定信息的触发下,将已得的病象改造、生发、整合、变形,通过忆象、心象而成为志象诊疗模式系统。主体再运用语言等媒介手段将其志象诊疗模式系统传达出来,即变成了各种诊断子模式。当另一主体面对着各种诊疗子模式时,通过对于符号系统的辨识解读,从而在自己的头脑中唤起新的诊疗子模式,各种新的诊疗子模式汇集起来,对原有志象诊疗模式系统进行修正和完善。这是诊疗意象模式转换的基本流程。

意象诊疗模式的动态性为中医学诊疗模式的创新发展提供了广阔空间。随着科学的发展、技术的进步,表层操作系统获得的病象内容日益丰富,在新的病象、忆象的撞击下,心象中原来所伴随的隐志象与潜志象也不断被激活,表层操作系统与深层动力系统始终互相渗透、影响,就表现为新的意象诊疗模式以行进的姿态无限拓展。如"据证言病,病证结合"诊疗模式就是意象诊疗模式创新的典型。诊断手段的发展使得病象的内容除四诊信息外,还有大量影像、生化等资料,这些新的病象内容在诊疗主体心神感悟下逐渐生出新的志象模式识别系统,如在 P1(白腻苔居舌中如拇指大,湿困脾土)子模式中结合病的内容而形成 P1′(白腻苔居舌中如拇指大,湿困脾土,感冒夹湿)的新的诊疗子模式。病象、忆象的拓展使得心象中原来所伴随的隐志象与潜志象也不断被激发出来,如胃炎的病因在于幽门螺杆菌感染,当《素问·水热穴论》中"肾者,胃之关也"这一既往志象被激活,与幽门螺杆菌相链接,即可以关门不利,聚水以从其类,通过助阳化气、温肾利小便的途径而取效。从病象经由忆象、志象、心象而成证候,再从证候与疾病特征相链接实现病证结合的过程,不仅需要形象思维、意象思维、抽象思维,还需要依赖于综合集成的思路和方法,如诊断不仅需要证候的定性化同时还必须结合疾病的定量化,诊断术语需要中西相参,诊断手段如将舌图、脉图转换为数据等均需要创新,并以中医现代理念指导着技术手段的创新。

五、以象为素,以素为候,以候为证

中医的辨证过程可概括为"以象为素、以素为候、以候为证"的过程。即先采集患者的症状体征(象)作为基本素材(素),再将同时出现的症状体征联系在一起(候),最后基于学识经验参悟出病因病机(证)。这一过程体现着象思维过程的三个不同阶段:

1. 物象 物象,即"观物取象",是"象"最原始、最基本的层次,是观察者借助于感官直接感知的未经思维加工的、最朴素的"象"。中医通过望、问、闻、切采集的各种症状体征,都是通过患者的体验或医生的感知而直接获得的最朴素的"物象",都是患者在各种外来影响与自身调节综合作用下的自然整体呈现。这就是象思维的第一阶段,即肯定阶段。这些物象具有五个构成要素:

(1)观察者:执行物象采集任务的具有正常认知能力的患者和他人(患者家

属和医生)。

（2）观察工具：采集物象时所用的人体感受器和神经系统。

（3）观察对象：物象表现的人体部位。

（4）观察角度：观察对象在形态或功能上的各种改变的最小类型。所谓最小是指同一观察角度(变量)下的各种改变(取值)具有可比性。

（5）观察结果：观察对象在形态或功能上某一观察角度的改变在人脑中的直接或间接反映。

2. 具象　具象，即具体生动的形象。世界上的事物可分为两类：一类是人们通过感官直接感知的东西；一类是人们通过感官不能直接感知却客观存在的东西。关于后者的认识就得通过人的具象思维来完成。如万有引力是人们不能直接感知的客观实在，但可从苹果坠地、星球运转等众多具体生动的形象中概括出来。

中医学通过归纳和比较患者的各种不同物象(症状体征)之间的联系，使散乱的物象群变成一组组相对条理的物象类，这些物象类就是具象。这种对物象的分类不是逻辑性的，只是对联系紧密的、总是相伴出现的物象的初步归纳。这种归纳具有直感性特点，即与患者呈现的"象"直接联系。恶寒发热、头项强痛、脉浮紧常同时出现于一个患者身上，是一个具象；大便黏滞、排便不畅、里急后重常同时出现于一个患者身上，也是一个具象。一个个具象常会促使人们自然而然地产生好奇心。这就是象思维的第二个阶段，即疑惑阶段。

3. 意象　当具象日渐积累变成经验时，人们开始有意识地对具象发生的原因或机理进行深入研究。这种研究常常是将被研究对象置于其本来所处的环境中，从被研究对象内外关系的变化引起的物象或具象的变化中获得全新的认识。于是研究者的学识经验，甚至人格情感等因素都不可避免地融入到研究结果中，形成的具有物我合一、现象与本质相融的自然、整体、动态时序的概念就是意象。这里的"意"是观察者对物象、具象的感受、体悟而做出的升华，常是观察者对于被研究对象的运动规律及其妙用和韵味的把握。它不离于"象"，但高于"象"，常使得观察者"得'意'而忘'象'"，并最终达到"大象无形"的境界。例如恶寒发热、头项强痛、脉浮紧是一个以肌肤反应为主的具象，常因受凉引发，于是联系自然界寒性收引的特点，将这一病理过程归纳为"寒邪袭表"过程的意象(证候)。大便黏滞、排便不畅、里急后重常发生于潮湿的夏季，于是联系自然界湿性黏滞的特点，将这一病理过程归纳为"湿阻下焦"的意象(证候)。由各种证候进一步升华，形成的藏象经络、精气血津液神、六淫疫病、痰饮瘀血等中医理论应是"大象无形"境界中的概念。这就是象思维的第三个阶段，即彻悟阶段。

首先分析"以象为素"。"象"是现象、象征与法式,天地人、精气神都成"象";"素"是因素、元素与素材,是构成事物的基本成分。若仅从表层结构来看,"以象为素"可解释为"象"中蕴涵着"素";如果仅从发生学的角度看,则"素"是"象"的充分条件,"象"是"素"的必要条件。如果从中医学"以表知里"的认识论角度看,则"象"是"素"的充分条件,"素"是"象"的必要条件,从而可以得出有"象"必有"素"的结论。"以象为素"之"象",是一种现象、表象、征象乃至整体的印象。《般若波罗蜜多心经》所谓以"眼、耳、鼻、舌、身、意"感知的"色、声、香、味、触、法"都属于"象",是取象、立象的范畴,这是一种"物质实在",人可以感知;"素"是因素、元素与要素,是构成事物的基本素材,是具有根本性的东西。从本质上说,它表达的仍然是一种"物质实在",它虽然在"象"的层面上有所深化,但仍是"象"的阐发,同时它又是向"候"的过渡,表明思维层次的递进。"素"还有质朴、不加掩饰的含义。《道德经》以"见素抱朴"为治国三策(见素抱朴、绝学无忧、少思寡欲)之一,实则蕴观天、彻地、识人之妙法,外表生动具象,内在质朴无华,外以察其"象",内以识其"质",亦为象思维的具体体现。

在"以素为候"中,"候"指时空,指随时空变化的情状,包括变化着的舌象、脉象与症状。"以素为候"是将"素"进行组合,即将组合后的"素"名之为"候"。"以素为候"之"候"是观察、守望,是对"象"、"素"的深入观测,以寻找其本质与规律。"候"虽动态变化,但有周期性的循环规律。《素问·六节藏象论》曰:"五日谓之候,三候谓之气,六气谓之时,四时谓之岁。"是指天地的运行规律,这是一种"关系实在"。从"象"、"素"向"候"的转化过渡,体现了思维从对"物"、"象"的关注,转向对"关系"与"关联性"的关注过程,这是思维的升华。

在"以候为证"中,"候"是动态变化着的可被观察到的外在表现,是一种动态的情状。但我们对"候"的指称不以"症状与体征"来表示,而只以"证候要素"组合的形式来表示,且这一表示是"当下"的,即我们必以"当下"观察到的"症状与体征"为依据,动态地概括出它是几种"证候要素"的组合,以此"当下"的证候要素组合来名"证"。一旦作为表示"症状与体征"的"象"发生变化,其用以代表象的"素"亦将随之变化,作为"当下"的"候"必随之而变,"候"变则"证"必变。"以候为证"之"证"是告知、告发,还是凭据、依据、证据,深义当为参悟、证悟。从思维的角度理解,表达了这样一个过程:人以六根(眼、耳、鼻、舌、身、意)感知事物的"色、声、香、味、触、法",此为察象;以象为素,见素抱朴,外观其象,内察其质,此为立象;察象、立象,寻找规律,立象以尽意,此为意象;参悟、证悟意象以明理悟道,此为法象。《周易·系辞上》曰:"是故法象莫大乎天地,变通莫大乎四时。"此以法象喻天地自然规律。

六、象思维的现代科学诠释

1. **象思维适应了科学大格局的变化**　所谓科学大格局应是从长期、全局的大视野出发认识的科学发展趋势,包括概念内涵的更新、思维模式的转变和理论框架的重构等多个方面。20世纪以还原论为主体的西医学建立在以"人的病"为中心的模式上,今天则需要从诊治"人的病"向关怀"病的人"转换。世界卫生组织在关于《迎接21世纪的挑战》报告中指出:"21世纪的医学,不应该继续以疾病为主要研究领域,应当以人类的健康作为医学的主要研究方向。"过度注重医疗技术的进步而忽视人文社会的关怀是片面的,常导致心理障碍等情志疾病得不到合理的诊治。当今,全球性的医疗制度改革突出表现在医学模式的转变和健康理念的更新上。健康不仅是医学问题,更是社会问题。医学研究的目的应聚焦到人类的生活满意度与生存幸福感上,强调的是人与自然的和谐及社会的可持续发展,关注的是满足各类人群的不同医疗需求和实在的疗效,重视的是个体化诊疗与循证医学证据等。中医药学确切地说不仅是唯物的而且重视唯象的理念,强调的是关系本体论,注重的是能量与信息的时空转换,具有天人合一、形与神俱、整体恒动等特点,这些无疑都与现代科学大格局的变化是一致的。

2. **象思维适应了高概念时代的思维模型**　所谓"高概念时代"是指概念的内涵被赋予了更为丰富的含义,使之具有了鲜明的时代特征。

（1）高概念是象思维与逻辑思维的结合:既要按照逻辑学的规则对概念的内涵进行明确界定,遵循逻辑规则进行严格推理获得结论,又要充分运用象思维的直觉体悟认真梳理概念间的复杂关系,最终落实到科学问题的凝炼、解释与机理的揭示上。例如,中药材的道地性与复方中药的临床应用就是"道地"与"临床"两个概念的多元关联。中药的药性、地域、物候、品质与临床应用中的配伍、调剂、疗效及安全性评价等,既相互联系,又相互印证。

（2）高概念是实证研究与关系研究的结合:中医药研究既需要技术手段的提升、器物装备的支持,又需要在关系本体论基础上形成模式化理念来引导方向。

（3）高概念是自然科学与人文哲学的融合:以维护健康、防治疾病为主要目的的中医药学反映了人体的客观规律,属于自然科学的范畴,中医药学植根于以人为本的中国传统文化的沃土中,其中的人文哲理如天人相应、形神一体是中医药学的原创理念,具有社会科学的属性。只有将自然科学与人文哲学交叉渗透,才能彰显科学与人文并重、科技为人文奠基、人文为科技导向的重要理念。

3. **象思维是科技创新的原动力**　象思维虽最初与如何实现对"天道"的体

21

悟,如何实现"天人合一"的境界,如何达到对道德规范的自觉与自愿紧密相关,但在现代科学研究中,也是一种行之有效的方法。由于客体纷繁复杂,影响因素多种多样,多种可能性同时存在,由于问题空间通常都是不明确的,所需的事实和证据也常常十分有限,更由于不存在一种凝固不变的逻辑通道引导我们解决问题,因此,人们在处理各种各样的问题时,常常会遇到不确定性,而在不确定性情景中,遵循严密逻辑规律,采取逐步推理方式是难以奏效的。相反,富于探索性的象思维则可于此发挥作用。借助象思维,人们可在客观现实提供的各种可能性中作出适当选择,在纷繁复杂的情况下作出有效决策,在事实、证据有限的条件下作出预测,在问题空间不明确的情形中迅速地找到解决问题的一般性原则和中间环节。大量事实表明,在科学创造活动中,象思维在确定研究方向,选择有前途的研究课题,识别有希望的线索,预见事物的发展进程和研究工作的可能结果,提出假设,寻找解决问题的有效途径,领悟机遇的价值,在缺乏可供推理的事实时决定行动方案,在未获得决定性证据时形成对新发现的看法等方面,都起着十分重要的作用。

七、结语

概念时代应重视中医学原创思维的传承与发展,以形象思维来阐述中医的天人相应等有关学说,联系综合集成思想,诠释辨证论治,然后用我国首创的复杂系统的观点阐述中医理论,从思维科学出发,与现代系统论相结合,这就为我国中医药的现代化奠定了基础。形象思维为原创,具象思维体现主体客体意象结合的操作程序,抽象思维的推理判断为东西方思维模式的共识。

与工业文明科学时代的思维模式完全不同的中国象思维有其独特的认知理念,在大科学的背景下和高概念时代到来之际,它应当是现代科学思维模式的重要内容。中医的辨证过程乃至中医理论的形成集中体现了象思维的全部过程,故认真研究中国古代的象思维对于正确理解和研究中医药学具有重要意义。世界范围的医学研究方向正在由还原分析转向系统整合,这种转变与基于象思维形成的中医理论殊途同归,无疑为中医药的发展提供了巨大的推动力!

第二章
证候规范化研究

证候来源于致病因素作用于靶器官后的临床表现,如七情本为生理情绪,过则为害,而"过"必见靶器官损害,如过喜伤心、大怒则伤肝等;六气本为自然气候,出现靶器官损害方为致病因素,如风伤肺卫、寒束肌表、湿伤脾胃等。从这里也可以看出,临床表现是证候辨别的依据。因此,中医学定义的证候是对四诊信息表达的机体病理生理变化整体反应状态的概括,证候具有内实外虚、动态时空、多维界面的表现特征。

证候的内实外虚之"实"是指最能反映证候病机的、权重最大的内容,是群体在某一特定病变过程中所具有的共性症状信息,是治则、治法干预的依据。"虚"是指某一患者所表现的一系列个性化症状信息,对干预原则和方法具有一定的影响。

证候的动态时空特征提示,证候既有别于西医学中的疾病概念,也不同于疾病中的亚型称谓,而是对动态变化的机体病理生理整体反应状态的外在表现的推理和概括。一项对 210 例脑卒中始发态证候的分布情况调查显示,证候的动态变化随时间而有所不同。证候的多维界面特征还可以通过证候的多要素组合来理解。决定证候的各种因素是"维",可供医生观察的证候表现形式是"面",而"界"则是证候之间的分水岭。一项对 699 例脑卒中(365 例脑出血和 334 例脑梗死)患者急性期证候的追踪调查显示,证候是由多个要素决定的,四诊信息在不同的证候中以不同权重构成了中医理论意义上的不同证候要素,常见的证候要素如风、火、痰、热、瘀、寒、燥、湿等。证候要素既可单独出现称之为一阶(如瘀血阻络),又常以两种(二阶)或多种(高阶)证候要素组合而成(如气虚血瘀、风痰热郁等)。西医学没有证候一说,只有疾病亚型,如脑梗死就有粥样动脉硬化性血栓性脑梗死、脑栓塞、腔隙性脑梗死、短暂性脑缺血发作,但这些分型并没有性质上的不同,因而对治法的选择影响不大。中医学的证候显然有别于西医学的疾病和疾病的亚型,而是一种在疾病背景下独立存在的病理生理整体反应状态。证候不同,其性质、病位不同,自然其治法也有差异。证候是同病异证和异病同证的理论依据,也是同病异治和异病同治的理论基础。所谓同病异证,即指同一种病,可有不同的证候,如脑卒中病程中会表现风、火、痰、瘀、虚、阴虚阳亢等不同证候;异病同证即指不同疾病可以出现相同的证候,如冠心病、脑卒中、糖尿病、高脂血症、高血压都可出现血瘀证。尽管目前证候的诊断已有一定的规范,但证候的这种动态的多要素组合的特点,反映了证候的多属性特征。中医学把通过证候来探求疾病病因或病理生理变化的过程称为"审证求因",通过辨别证候的性质、部位,并以此为依据来决定治法、方药的过程称为"辨证论治"。证候概念是中医理论的核心,是中医诊断和治疗的重要理论。

一、证候共性特征

1. 内实外虚　内实外虚指每一证候的信息群组成而言。"内实外虚"是证候最重要的特征。所谓"实",是指最能反映该病机的权重最大的关键内容,是群体在某一特定病变过程中所具有的共性规律,是干预的依据。"虚"则指具体某一患者所表现出的一系列个性化症状信息,它涵盖了所有能够表达个性化的内容,如体质、性情、人格特征、生活习惯、生存环境等等,事实上是在这些因素作用下所形成的外在表现,对干预原则和方法具有一定的影响作用。

需要强调的是,在此"内外"的概念缺乏实际的位置意义,是指证候的信息群组成而言。这种信息群的组成犹如小太极的双鱼图形,中间黑白分明的鱼眼即"内实"部分,指寓于诸多个性之中的共性,是对于证候的诊断最具有权重的,或必须具有的,最不易变动的关键性症状,这些症状决定了证候的性质,如同证候的核心;外周由深至浅的灰色鱼身即"外虚",指反映了个体特征的多种信息的集合,它们对证候的诊断权重相对较轻,这些信息是多变的,可以受各种因素的影响而或有或无,对诊断一般只起到辅助作用,而且是越至外周,灰色越浅,并逐渐融入于和其他证候的交叉,因此,对诊断的意义就越小。"实"总是被包裹于"外"中,需要临床医生用自己的慧眼从庞杂繁复的临床信息群中去发现和确定。

"内实"是包裹于个性化症状信息集合之中的,反映病机的基本状态,是确定干预原则和措施的依据,属于"本"的范畴。"外虚"是表现于外的个性化症状信息的集合,集合中的许多因素是针对个体特征、缓解个体症状进行干预的指南,属于"标"的范畴。如《伤寒论》辨太阳病篇强调:"伤寒中风,有柴胡证,但见一证便是,不必悉具。"那么在小柴胡证中提到的"往来寒热,胸胁苦满,默默不欲饮食",这几个症状就是证候的内实部分;而"心烦喜呕,或胸中烦而不呕,或渴,或腹中痛,或胁下痞硬,或心下悸,小便不利,或不渴,身有微热,或咳",就是证候的外虚部分。

辨证论治就是辨识、区分证候的"内实"和"外虚"的层次,进而将干预的靶向对准于证候结构内部最"实"的部分,同时根据其外部的现实情况确定干预的广度和深度的过程。证候的"内实外虚"使其表现出混沌特点。其外部层次中的隐性因素,如性情、人格、生活习惯、生存环境等,均属于个性化极强且难以完全囊括和确定的东西,更难以精确和统一化,从而使该证候的结构层次由内向外拓展的范围难以有确定的边界，表现出逐渐趋于模糊和不确定的情形，这就是为什么同一证候名称下有多种不同的症状群的内在原因。

此外，证候的"内实外虚"是决定整个证候演化的初始条件，不同证候在开始时所具有的极微小的"内实"或"外虚"的差异，都可造成难以准确预测的演化结果，表现出"蝴蝶效应"，这就是辨证论治具有灵活性和人性化特征的根本原因。

2. 动态时空 动态时空是指证候的发展变化而言。证候是一定时点与一定状态的产物，时间在推移，状态在变化，证候就有可能发生由此发展为彼的改变。

证候的"动态时空"与其"内实外虚"特征密不可分。"时"指时间的连续、节奏、周期和进程；"空"指存在于空间范围的各种因素、现象、实体和关系；"动态"则指"时"和"空"的变动、演化、迁移和发展。证候的"动态时空"特征具体体现于证候系统的"内实"和"外虚"的内容，具有在"时"和"空"两个方面的变动、演化、迁移和发展的规律。

耗散结构理论揭示，健康机体是远离平衡的有序稳态，一切生命活动都是相对稳定的过程流。证候是机体偏离有序稳态的过程流。具体表现在两个方面：第一，证候的"内实"部分，即关于证候信息群的关键性核心症状，它们可能反映了某一阶段的病机本质，它可以是实体性的，也可以是关系性的或功能性的，不是固定不变的，疾病自身熵流的变化影响病情的进退，使证候的部位、性质、状态等时刻运动着、变化着，显示出发展的连续性和相对的阶段性。在疾病的发展过程中，不同的时点，不同的干预状态，可以表现出不同的证候，这就是中医同病异治的依据；而同时，不同疾病的不同时点，不同的干预状态，可能表现出相同的证候，这就是中医异病同治的依据。第二，证候的"外虚"部分，即患者个体性的病变信息集合中的具体元素，也不是固定不变的，它受个体综合特征和所处的自然或社会环境中各种因素和现象的影响，即与证候相关的个体，自然或社会因素和现象在时间进程中形成熵流，对证候发生影响作用，证候系统随熵的性质及强弱程度而波动、变化。

3. 多维界面 多维界面，指证候的构成及相互关系而言。"维"是指组成证候的各种因素，"面"是指证候可供医生观察的显现"分水岭"；"界"则是一证候与他证候之间的证候的"多维界面"，与其"内实外虚"、"动态时空"的特征可分而不可离，贯穿于证候始终。"维"作为几何学及空间理论的基本概念，是指构成空间的因素，构成空间的一个因素称为"一维"，"多维"则指构成空间的多个因素。"界"作为不同证候之间的分水岭，有着中华文化的特殊性。如前所述，证候具有内实外虚的混沌特点，所以证候之界在内不在外，在内之黑白分明之鱼眼的界线，而不是在外之灰色交融的混沌部分。如清代温病学家强调"有一分恶寒，则有一分表证"，那么有无恶寒，就是表里证之"界"。"面"指一个具有空间结构的物体呈现于观察者面前的某个侧面或截面。尤其需要注意，证候的"多维界面"则指证候具有一定的时空结构，且这种结构随着所处的时空环境的变迁可以呈现给临床医生不同的表现形式及干预状态。具体表现为在不同的时间、地点观察和描记证候时，可能出现不同的现象和结果；从不同的角度、侧面观察和描记证候，可能是不同的现象和结果；用不同的方法、手段观察和描记证候时，可能出现不同的现象和结果。即不同的时间、地点、角度、侧面、方法和手段，可以得到同一证候多方面的、互不相同的"内实"和"外虚"的资料。

证候的"多维界面"同样使证候具有混沌特点。即其多维性使得证候系统的演化长期行为不可预测，这种不可预测性又直接决定了干预原则和方法的难以预测性。证候系统的混沌运动既不同于简单的有序运动（短期行为和长期行为均可预测），又不同于单纯的随机运动（短期行为和长期行为均不可预测），而是在绝对的时空演化和绝对的多维界面特性条件下，其"内实"和"外虚"的内容在某一特定界面有相对的稳定性，从而使证候系统的短期行为可以预测、长期行为不可预测，表现出既稳定又不恒定、既可预测又不可拘泥、既有共性又有个性的特征。

证候的上述三个特征相互依赖、不可分割，其中尤以"内实外虚"最为根本，它是临床制定干预原则和方法的内在依据，因此是辨证过程中的主要环节和目的。"动态时空"和"多维界面"是"内实外虚"的具体内容在演化过程中所表现出的基本特点，是辨证过程中需要加以考察和重视的因素，是干预原则和方法需要调整的内在原因。

二、证候要素

所谓证候要素，是指组成证候的主要元素。就像所有的化合物都可以由基本的化学元素组成一样，从理论上说，所有的证候都可以由证候要素组成。比如《中华人民共和国国家标准·中医临床诊疗术语·证候部分》中指出，"血虚动风证"、"风热外袭证"、"痰瘀互结证"、"阴虚火旺证"分别由证候要素"血虚"与"内风"、"风"与"热（火）"、"痰"与"血瘀"、"阴虚"与"内热（火）"组成。证候要素落实到人体的某一部位或组织，可以认为是证候的靶点，此前曾称之为病位。为了区别于疾病的病位，为之命名为证候靶点。还有一类证候是由证候要素与证候靶点二元合成。如《中华人民共和国国家标准·中医临床诊疗术语·证候部分》指出，"心气虚血瘀证"、"风寒袭肺证"分别由证候要素"气虚"及"血瘀"、证候靶点"心"与证候要素"风"及"寒"、证候靶点"肺"组成。

如何提取证候要素，其实也可以从以往的文献及临床的经验中发掘。以古今大量相关文献及足够数量的随机性中医回顾性病例为基础,尤其要重视现已取得的证候规范成果与临床医师实际辨证的经验,建立关联数据库,以获取大量的证候信息。同时,还要开展设计合理的若干病种流行病学调研,取得关于证候的可靠的相关流行病学调研资料。在获得足够有用的基础数据后,利用数据挖掘技术,进行证候要素与证候靶位的提取。

首先以八纲辨证为基础,结合六淫辨证、内生五邪辨证及气血津液辨证,完成病机层面的证候要素的提取。证候要素的研究,包括两方面的内容,即证候要素的名称与各要素名称下所属的内容。证候要素的名称:以此前已完成的具有代表性的证候规范及标准类成果(如行标、国标、国标代码等等),以及古今著名医家的医案或医籍中的证候名称为依据,进行信息学数据处理,以合理的计算方法提取约 30 个病机层面的证候要素。以往的工作研究提示,可以利用课题前期工作中由专家提出的"6 类"共"30 个"证候要素进行深入研究,即外感六淫:风、寒、暑、湿、燥、火;内生五气:内风、内寒、内火、内湿、内燥;气相关:气虚、气滞、气郁、气逆、气脱、气陷;血相关:血虚、血瘀、血脱、血燥、出血;阴阳相关:阴虚、阳虚、阴盛、阳亢;其他:毒、痰、水、石。确定证候要素可以此作为参考的基础,根据相关信息数据分析结果来对之进行修正完善。同时,针对初步确定的证候要素进行专家问卷调查,并根据反馈的专家评估信息进行调整修订。

三、辨证方法新体系的建立

1. 传统的辨证方法体系 　传统的辨证方法体系,这是中医学几千年的积淀,具体的辨证方法体系很多,如八纲辨证、六经辨证、脏腑辨证等。这些辨证方法经历长期的中医临床实践考验,并在实践中不断得到发展与补充,对于中医临床有着良好的指导作用,几千年来对中华民族的健康与繁衍起到了重要的作用,至今仍然有着很强的生命力与临床使用价值。但是因为这些辨证方法体系是由不同的医家在不同的时代、不同的文化环境中,以不同的思维方式,为不同的目的创建的,因此,对于今天来说,首先是各种辨证方法的抽象程度不一样。如八纲辨证的抽象程度很高,阴阳二纲可以概括所有的生理病理概念及疾病证候;而六经辨证抽象程度比较低,更多存在着的是具体的方证对应。其次,各种辨证方法的使用范围不一样。如一般认为八纲辨证是总纲,脏腑辨证用于内伤杂病,六经辨证用于伤寒,卫气营血辨证用于温热病,三焦辨证用于湿热病等。但是这种使用范围的区分界限却很不严格,存在着较大程度的重叠,辨证的内容也有相当程度的交叉。五脏六腑的概念在各种辨证方法中的重复自不待言,如"太阳、阳明、少阳、太阴、厥阴、少阴"之概念在六经辨证与三焦辨证中也都是十分重要的概念。而且,在不同的辨证方法中同名概念的歧义较大。这就使得现代医生在掌握与使用上存在一定的问题,需要较长的时间来学习理解多种不同的辨证方法体系,需要更长的时间来熟练地把多种不同的辨证方法体系正确应用到多种不同的临床实际情况中去。这较大地影响了年轻中医在尽可能短的时间内达到较高的临床证候辨证水平,更不容易使辨证论治走向世界。

对于这一问题,20世纪50年代以来各位先晋已经有了充分的注意,而且针对如何来对辨证方法进行规范也曾展开了十分激烈的讨论。如裘沛然提出温病只是伤寒的一部分,所以外感热病(包括伤寒与温病)的辨证论治都应统一于六经辨证;邓铁涛则认为从50年代以来中医治疗急性传染病的资料来看,主要是采用了卫气营血辨证,因此应该将温病与伤寒统一于卫气营血辨证方法之下。但是正因为各种辨证方法抽象程度不一致,使用范围不一致,对同名概念的理解不一致,选择其中的一种来统领其余各种辨证方法的思路真正实行起来可能都有一定的困难,都不是十分切实可行。而且更重要的是,各种辨证方法各有各的长处,各有各的特色,选择任何一种辨证方法恐怕都很难涵盖其他辨证方法的优势。这可能也正是这么多不同的辨证方法不断产生、而且长期共存的真正原因。

当然,也有的前辈早就考虑到了应该融合现有的各种辨证方法,来建立新的辨证方法体系。如沈凤阁认为脏腑气血是各种辨证方法的核心,因此应该融合脏腑、气血、八纲辨证而建立脏腑气血辨证系统;方药中则提出"脏腑经络定位,风火湿燥寒表里气血虚实阴阳毒十四字定性"的辨证论治思路,问题是他们的思路均尚未得到客观的、有计划的、建立在广泛调研及多学科方法上的证实,而仅仅是思辨或经验方法的具体落实。

2. 现代证候规范研究　对于证候研究的重视,源于20世纪50年代,由于任应秋、秦伯未、姜春华等先晋的努力,确立了辨证论治在整个中医诊疗体系中的特殊地位。同时,证实质的实验研究等相关研究也逐步展开。随着证候研究的深入,至80年代,现代证候规范研究开始受到重视。证候规范研究的目的是使科研、医疗、教学工作在证候概念、证候分类、证候命名、证候诊断这四个方面都有一个"统一的标准"。经过20多年的工作,很多专家学者为此付出了很大的努力,做出了很多的成果。如"国标"、"行标"、统编教材、规划教材,以及其他由各专家领衔完成的证候规范及证候标准工作。分析这些标准与规范的表达方式,有一个共同特点,都是对具体的证候名称进行规范。把各课题成果相并而读,可以看到至目前为止,并未达到"有一个统一标准"的初衷。

首先是"证候"概念不统一。查阅近20年文献资料,明确给出证候概念表述的有30余条,其内容与形式可以划分为三类:一是训诂解释,从文字学角度给出证候及相关内容的含义；二是正本清源，考证证候及相关内容的出处、原始意义；三是各家发挥，畅谈自家见解，认为"证"与"证候"为等同概念，"证"是"证候"的上位概念，"证"与"证候"是两个并行而不相同的概念；证候是疾病本质的反映；证候是涵盖多种因素的综合表现；证候是反应状态；还有运用基因、信息等各种不同的知识解释证候内涵的。

其次是"证候"分类不统一。如《中华人民共和国国家标准·中医病证分类与代码·中医证候名称与分类代码》将证候分为 6 大类，258 个子类；《中华人民共和国中医药行业标准·中医病证诊断疗效标准》为 14 大类，420 个子类；高等中医药院校统编教材《中医诊断学》中共 4 大类，18 个子类；邓铁涛主编的《中医证候规范》共 3 大类，不分子类。

第三是"证候"的名称不统一。曾通过对 7 种标准或规范类书籍中的约 1700 个常用证候名称进行统计，各书统一表述收入的证候名称不到 10%。由于证候的诊断是由在证候名下具体提出的症、舌、脉决定的，证候分类与证候命名都不统一的情况下，证候的诊断则无从统一。

既然在各项证候规范研究相互之间都做不到统一，想要在全国的大范围来统一就更难了。可见，证候的概念、证候的分类、证候的名称、证候的诊断不统一的问题非常突出。这就使我们不能不思考一个问题，为什么证候规范工作进行得如此艰难，出路究竟在何方。

复杂性科学的引进对于证候规范研究具有指导性的意义。中医证候系统是一个非线性的多维多阶的复杂系统，用线性研究的办法无法真正来规范它。中医临床上所可能遇见的证候情况是动态的、多变的、复杂的，辨证也不能是一种由各种具体证候与临床表现之间单纯的线性联系。因此，从具体的中医证候名称入手，一个课题投入再多，恐怕是只能增加使用者掌握的难度，但却仍然适应不了临床证候的复杂情况。这个问题其实是由临床专家首先看到的，在科技部基础性工作项目"中医药基本名词规范化研究"过程中进行"证候名词规范"专家问卷时，中医内科学会的委员们如此回答"临床上需要多少个证候名称方能够用"的问题："临床的证候太复杂，如果除此之外就不让用别的名称，多少个也很难说够用。"正因为这一原因，上述那些由高水平专家主持进行的、学术态度十分认真严谨的、应该具有较高权威性的规范成果，执行的情况并不尽如人意。

综上所述，可以得出以下结论，现行的辨证方法体系亟需完善，亟需规范。但是，这个完善绝对不能以淡化辨证论治的圆机活法作为代价，必须要以能够体现中医辨证论治的优势特色为前提。因此，在证候规范的研究中，必须引进复杂科学的理念，充分利用现有传统辨证方法体系及证候规范研究成果，建立一个既

29

符合现代规范要求又能够适应临床证候动态多变复杂情况,合理体现辨证论治圆机活法特色优势的、多维多阶的辨证方法新体系,这是目前证候规范研究中亟需开展的重要任务。

3. 建立辨证方法新体系的工作假说　证候是对疾病病理生理变化的整体反应状态的概括,是一个多维多阶多变量的复杂系统。以象为素,以候为证,病证结合,是构建辨证方法体系的中心理论。证候要素、应证组合是构建辨证方法体系的两个重要环节,这两个环节的关键在于降维升阶。

首先是通过证候要素的提取,将复杂的证候系统分解为数量相对局限、内容相对清晰的证候要素;然后通过各证候要素间的组合、证候要素与其他传统辨证方法系统的组合等不同的应证组合方式,使辨证方法体系不再是一种由各种具体证候单纯的线性联系组合的平面,而具有复杂的多维多阶立体交叉的非线性特征,但是通过清晰的证候要素表达与应证组合规律的寻找,使这一复杂的辨证方法体系具有了可控性。

(1) 以象为素:象是现象、象征与法式,渗透于医生们可感受到的证候的整体反应之中,表现为舌象、脉象、病象、气象等。证候要素必须以象为依据、为内容,有何象则为何素。素是因素、元素、要素,是构成事物的基本成分,而证候要素是构成证候的基本成分。因此,证候要素的提取有两个原则:其一,同一层面的证候要素必须是同类概念;其二,证候要素必须是不可分解的最低单元,即单要素。不同的要素组合形成不同的证候。

(2) 以候为证:候,是动态变化着的可被观察到的外在表现、动态情状。与象不同,象是较为单一的一个表现,或一个方面的表现,而候则由要素来组合,或许是单要素,或许是多要素。证是指病机或状态的概括,根据中医诊断特色,证必须以可以观察的候为依据。因而,证以候为依据,候由素来组合,素由象来表现,我们将证候的研究回归到根本上,把动态的、多变的、复杂的证候降解为数量相对局限、概念相对清晰的证候要素来研究。

(3) 降维升阶——证候要素,应证组合:所谓"维",在此是指对常见证候进行简化分解之后的最基本的证候要素,在适当的范围内,维度越小,越容易掌握,使用者的可操作性越大。所谓"阶",在此是指最基本的证候要素相互间的组合及与其他各种辨证方法的组合,在维度确定的情况下,阶度越大,体系的灵活性与适用性越大。

采用"降维"的办法,把复杂的证候系统分解成较为简单的证候要素来研究,再采用"升阶"的办法,进行应证组合,即通过证候要素之间的组合,证候要素与其他传统辨证方法的组合,建立多维多阶的辨证方法新体系。这个新体系具有非线性的特征,正符合证候复杂、多变、动态的特点。

四、证候复杂性的研究思路

1. 证候是机体系统质和功能子系统异常的外在表现　证候具有"以候为证"的特点,"候"是疾病的外在表现,包括症状和体征两大类,症状主要为患者的主体性的不适感觉,体征则主要是医者对脉象、舌象及神色形态的感知与把握;通过对"候"的认识、归纳和总结,医者确定患者的"证",这种"证"的结论是以机体整体水平所表现出的"候"为基础的,其实是对机体在某一时间和空间环境中具体状态的认识和把握,与西医学疾病的定位是完全不同的,它注重的是主体的综合感觉,而不是某一组织、器官、分子等的病理改变,因此,证候的定位是整体性或亚整体性的,即证候是对机体功能反应状态的一种整体性的认识。

现代系统科学的建立和发展为证候的这一特点提供了相应的理论工具和科学依据。根据钱学森院士给出的对系统的描述性定义:"系统是由相互作用和相互依赖的若干组成部分结合成的、具有特定功能的有机整体。"系统质是"指系统整体的属性、功能、行为"。中医学认为,人体是由阴阳二气相互结合、相互作用而构成的具有特定生理功能的有机整体。阴精、阳气涵盖了组成人体系统的各种物质以及各种物质所具有的生理功能,因而是存在于人体系统整体水平的系统质,是形成子系统的各组成部分,但又高于各组成部分的新功能、新性质,二者的运动、变化使生命呈现出多姿多彩的各种功能和外在表现。证候则是阴精、阳气关系失调所表现出的多种多样的非健康状态。阴虚证是对机体物质不足状态的认识,阳虚证是对机体功能不足状态的认识,阴阳两虚证则是对机体整体代谢水平低下的认识,阴邪亢盛证是对外邪过强、机体机能受到抑制状态的认识,阳邪亢盛证是对机体奋起抗邪、机能亢进状态的认识……可见,从系统论角度而言,证候是机体系统系统质的异常所表现出的特定状态,是机体整体功能异常的外在形式,是疾病的内在原因。

中医学的五脏代表执行人体生命活动的五大系统,分别承担着机体的呼吸、消化、血液循环、水液代谢以及生殖等各种功能任务,是生命系统的功能子系统。生命活动是各功能子系统相互协调、相互作用下涌现出的系统的整体功能。五脏证候是五脏功能子系统异常、进而影响到整体生命活动的正常状态,从而表现出一定的外在之"候"。目前比较公认的一项研究成果表明,肾阳虚证与下丘脑-垂体-肾上腺皮质、下丘脑-垂体-甲状腺、下丘脑-垂体-性腺三轴内分泌系统失常密切相关,肾阳虚证涉及西医学的呼吸系统、消化系统、循环系统、内分泌系统、神经系统等多个系统的疾病,如支气管哮喘、动脉粥样硬化性心脏病、神经衰弱、

31

红斑狼疮、妊娠毒血症等。因此,肾阳虚证应当定位于上述三个功能轴上,是涵盖这三个功能轴失常的高一层次的功能子系统的异常。

这里系统质和功能子系统概念的引入,其优越性在于它不受病理解剖、局部定位、理化指标等局限性的影响,直接从整体和宏观上把握机体在某一时空的状态,既解决了证候难以通过西医学检测指标进行定性、定量研究的问题,同时也与中医学理论体系自身的思路和特点相吻合;既阐明了证候的科学性和客观实在性,同时也将证候研究提高到现代科学水平。

2. 证候偏重于功能性失调   证候从整体上、宏观上把握机体的功能状态,所谓"辨证",就是对整体水平的功能异常的"候"的分析、判别,其理论基础在于对"气"这一概念的认识和运用。中医学认为,人体生命活动的进行是通过气的升、降、出、入实现的,人体自身及其与外界所进行的物质、能量、信息的交换都是以气为媒体的,即"气充形"、"形载气"。证候的基础就在于气的异常——气化失常,气机失调是百病之源,是一切外在之"候"的内在依据。

耗散结构理论对于解释证候的这种特性具有比较重要的意义。普利高津指出:"把生命系统定义为由于化学不稳定性呈现一种耗散结构的开放系统,无疑是很诱人的。"耗散结构理论提示,生命是最为典型的耗散结构,开放、耗散、负熵、有序是生命区别于非生命系统的本质特征。在中医学理论中,上述的开放、耗散、负熵、有序都是通过气的运动来实现和维持的。气的异常是证候发生的内在机制。气虚反映机体物质、能量的不足,气盛反映机体物质、能量的过盛,气逆、气闭、气陷、气脱反映机体内外环境的物质、能量、信息交换过程的异常,营卫不和、升降失调反映机体内部各系统质之间关系的失常,所有上述种种最终都以生命系统的有序度下降而表现出各种不同的证候。

耗散结构理论认为,系统结构的存在有两种状态——有序和无序。就生命系统而言,健康是有序,疾病是失序。从中医学角度而言,证候不仅仅是结构的异常或失稳,更重要的是功能的失序,是系统内部各要素之间相互关系的失调或系统与外环境之间关系的失调。心肾不交的失眠、营卫不和的自汗、气血失调的肌肤麻木、邪正交争的往来寒热等等,都难以落脚于具体的解剖部位或特异性改变的理化指标,它们只存在于机体各种功能子系统相互交叉的层面上,只有当各功能子系统之间关系失调时才表现出来,属于典型的功能结构载体的异常。熵是表征系统失序的概念。薛定谔提出了著名的"生命以负熵为食粮"的论断之后,熵病概念被广泛应用于医学研究领域。广义的熵病包括人体系统的一切失序,狭义的熵病则指热熵的增高,火热证、实证、阳证是体内代谢产物积累或能量过多积聚的状态,因而属于典型的热熵增高的状态,是人体系统失序后极为常见的情况。

将耗散结构理论应用于中医证候研究中,其意义在于它不仅阐明了有机体在疾病状态下的病理变化机制,同时也包涵了有机体在疾病之前的、前趋性的功能失常的机制,揭示了引起器质性病变的内在发生的过程。证候的整体性、功能性特征使其不仅在疾病治疗中占据重要地位,同时也使其在养生保健中发挥作用,因为健康并不仅仅是没有器质性病理改变的状态,而应当是有序、稳定、和谐的状态。

3. 证候与其相关因素之间的非线性关系问题 证候与致病因素、方剂效应之间存在着级连关系,证候-方剂效应是中医临床辨证论治的基本过程。机体在致病因素作用下,正常生理活动被干扰甚至被破坏,从而表现出一系列特定的症状和体征,医者根据"候"总结判断出相应的"证",之后确立治疗原则和方法,最后以方剂的形式对证候进行干预,纠正失序的状态。在这一过程中,证候与前后二者之间的关系并非是简单的、一一对应的线性关系,而是极为复杂的、许多中间环节仍有待于进一步研究的非线性关系。

"线性"与"非线性"用于描述系统内部各组成部分之间相互作用的关系。"线性",指独立,均匀,对称,可加性。"非线性",指不独立,不均匀,不对称,不可加,甚至可乘。证候与其相关因素之间的非线性关系主要表现为不均匀、不对称、不可加。首先,证候与致病因素之间的非线性关系表现为同一致病因素可以导致不同、甚至性质截然相反的证候。寒邪可以导致寒证,也可以导致热证,还可以导致血瘀证、痰饮证等等。热邪可以导致火热证、阴虚证,可以动风、可以伤津、可以动血,但一般不形成寒证。同一邪气导致的证候可以是程度不同的,外感风寒可以形成较重的伤寒表实证,也可以形成相对较轻的伤风束表证,还可以形成更重的两感证。所有这些都体现出因与果之间的非均匀性、非对称性、非加和性。

证候与理化指标之间的非线性关系主要表现为非独立性方面。目前尚未找到具有相对排他的某一或某些理化指标可以作为某一证候的判断标准。如有研究表明,"在以微量元素为指标的研究中,肺气虚证血清锌低下,与脾气虚证、脾阳虚证的情况相似。"又如,在肾阳虚证研究中被采用的 24 小时尿 17-羟类固醇指标,在脾阳虚证、胃阴虚证中也得到了应用。有人对脾阳虚证测定结果,其含量值降低,而另外的研究却不支持这一结果,其测值均较正常组升高。在胃阴虚证的研究中,得出了该指标降低的结果。即 24 小时尿 17-羟类固醇的量在脾阳虚证中可以低,也可以高;在肾阴虚证、胃阴虚证中又都降低,表现出指标在证候中的非独立性。

证候与方剂效应之间的非线性关系也表现出非独立性、非对称性、非加和性。研究表明,桂枝汤对发热者有退热作用,对低温虚寒者有温经作用,对下利者可止利,对便秘者可通便,对高血压者可降压,对低血压者可升压,对心率快者

33

可减慢,对心率慢者可加快……说明方剂对证候的干预作用不一定是直接对应的线性关系,可能是通过了一定的中介,从而表现出非独立性、非对称性。补肾方由生地、熟地、附子、肉桂、山茱萸、山药、巴戟天、淫羊藿、补骨脂九味药组成,方内各药均不含类皮质激素样物质,但具有肾上腺糖皮质激素样作用。该方对于肾气虚证、肾阳虚证、肾阴虚证、肾精亏损证皆有较好的干预效应,说明方剂系统内部各要素之间的相互作用使该方涌现出了新的功能,这一功能对证候的干预是多角度、多方面、多层次的,是非线性的。

对于系统内部各要素之间以及不同系统之间的非线性关系的认识,为解决证候研究中所遇到的多种矛盾提供了新方法。它将中医证候研究的思路拓展到了一个全新领域,这一领域使中医学在保持其相对独立性的同时可以最大程度地利用自然科学、社会科学的普遍规律来研究问题、解决问题、发展自身,避免了单独运用西医学思路和手段来研究中医证候并从中探索西医综合征本质的误区。

五、应证组合

在证候要素的提取与证候靶点的厘定后,辨证体系的初步框架基本形成。但是现代中医临床实践已经采用的诊断方法是病证结合,即在疾病名称诊断明确的基础上进行辨证论治。所以,病证结合实际上是这个辨证方法体系第三个层面上的研究。只是作为一个证候的辨证体系暂时还涉及不到各个特定的病名。

在临床实践中,病机与病位是不能分离的,既没有脱离了病位的病机,也没有离开了病机的病位。因为临床证候反映是一个多维多阶的非线性复杂系统,我们的研究不能从整体、模糊、不确定前提出发,最终回到整体、模糊和不确定的结论上。而必须根据其特点,将其进行可能的适当的分解,切割成相对清晰的具有线性联系性质的界面来进行研究,由此而将复杂的证候分解为概念相对清晰、数量相对局限的"证候要素"与"证候靶点"来进行研究。因此,"病机层面"、"病位层面"、"病证结合层面"只是为了研究与规范的方便,并不意味着三者是可能互相分离的,这些"层面"都必须回归到多维多阶立体交叉的复杂系统中去,才能被灵活运用。那么这种回归的关键步骤就是应证组合。无论是在研究成果的体现上还是在临床使用中,辨证方法体系都必须是也只能是一个完整的体系,"证候要素"与"证候靶点"都不可能游离于"应证组合"而单独使用。

所谓应证组合,就是对应临床证候的实际情况进行必要的组合。临床上实际可以见到的证候情况是非常复杂的,应证组合也可以体现为多阶多维。所谓"维",在此是指对临床常见证候进行简化分解之后的最基本的证候要素,在适当的范围内,维度越小,越容易掌握,使用者的可操作性越大。所谓"阶",在此是指最基本的证候要素相互间、证候靶点间的组合、证候要素与证候靶点间的组合，以及病证结合，在维度确定的情况下，阶度越大，体系的灵活性与适用性就越大。

临床证候的情况可能是多种多样，应证组合的方式便随之可能是多种多样的。具体的临床证候可能是单要素，也可能多要素组合；可能是单靶点，也可能多靶点。这些不同的应证组合方式，使辨证方法体系不再是一种由各种具体证候单纯的线性联系组合的平面，而具有复杂的多维多阶立体交叉的非线性特征，通过清晰的证候要素表达与应证组合规律的寻找，使这一复杂的辨证方法体系具有可控性。

以证候要素、应证组合为核心完善辨证方法体系，必须充分注意两点。证候要素的提取关键在"要"，即简要，要"降维"，达到易学易记的效果，以增加体系的可控性与使用者的可操作性；应证组合的关键在"合"，即多种组合，要"升阶"，达到扩大立体空间的效果，以增加辨证方法体系的在临床实践中的适用性与灵活性。通过降维升阶，这个辨证方法体系的最大优势是明确规范相对局限的内容，可以获得理论上几乎是无限的使用空间，而且，这个空间将交由使用者在一定的思路与方法指导下自由掌握，以符合患者特殊个体差异及医生圆机活法的需要。

完善辨证方法体系，应该体现现代科学与传统科学的有机结合，需要中医学与现代生命科学、人文哲学相互交融、多学科合作。首先，辨证方法体系的完善不能以淡化辨证论治作代价，应着重考虑在辨证方法体系突显中医辨证论治圆机活法的特色优势。建立规范的同时，必须为使用者留出发挥空间，以体现中医以悟性为依托的圆机活法的使用。另外，还要着重考虑显现中医重视临床主观症状，以患者自我感觉为重要观察点的个体化治疗特色，以中医学传统理论为依据，以四诊信息为主，融合多层次信息，保留主观症状的突出地位。主观症状包括："但见一症便是"的特异性症状及与病机相关的常见症状；在整体、活体上反映出来的、与病机或与西医病理非相关的个体性很强的偶见自觉症状；甚至难以解释的怪症状。必须对以上各类主观症状给予足够的关注，以利高度开放地全面采集信息。在完善辨证方法体系的过程中，既要继承传统辨证方法的优势特色，也要纳入前人的科研成果，同时还要重视进行证候规范研究多学科方法学的探索。如赵金铎《中医证候鉴别诊断学》中的一组临床表现："心悸怔忡，气短乏力，心神不宁，失眠虚烦，动则易汗，手足心热，口干，舌边尖红，舌苔少，舌质淡而光剥，脉细数或结代"。根据"气短乏力，动则易汗，舌质淡，脉细"可以做出证候要素Ⅰ——"气虚"的诊断；根据"虚烦，足心热，口干，舌边尖红，舌苔少，或光剥，脉细数"可以做出证候要素Ⅱ——"阴虚"的诊断；将"气虚"与"阴虚"进行第一轮应证组合，可以做出"气阴两虚"的诊断。再根据"心悸怔忡，心神不宁，失眠，脉结代"可诊断其证候靶点在"心",然后再进行第二轮证候要素与脏腑辨证的应证组合,可以得出"心气阴两虚证"的诊断。还可以根据不同疾病的特殊临床表现,进行第三轮病证结合的应证组合,再得出心肌炎心气阴两虚证,或冠心病心气阴两虚证的诊断。

在这个诊断过程中,被限定的是各证候要素与证候靶点的相关内容,被规范的是各证候要素与证候靶点的组合形式与规律,而针对临床病证表现实际情况,进行多少个证候要素、或多少个证候靶点的诊断,以及进行多少阶层应证组合,最后得出什么证候名称的诊断,则完全由使用者主动掌握。通过这样的方式以发挥临床医师的主观能动性,使之可以根据个人的经验及患者的情况进行必要的个体诊疗。

六、结语

中医证候学研究是一项十分复杂的系统工程,它的研究对象的复杂性决定了必须从不同的学科、不同的侧面,用不同的方法和工具,进行多方面、多学科的交叉研究。复杂性科学研究的迅速发展也许会为证候研究带来前所未有的发展契机。

综上所述,证候概念的研究是一项艰巨而又十分有意义的工作,它不仅需要深厚的中医学理论和实践功底,需要对中医学传统文献中对于证候的论述进行深入研究和理论思考,同时还需要广泛吸取多学科知识并采用先进的实验技术手段,对其进行多视角、全方位的综合研究,唯有如此才有可能对证候概念的内涵和外延做出科学界定,最终将其扩展为中医学证候理论体系并用于指导和规范临床实践活动。

总之,在这个体系中,使用者有着极大的自由掌握的空间。虽然证候要素、各种辨证方法及应证组合的思路、规律与方法等问题,是经过规范的,有着相对明确的限定。但是,如何针对每一例临床患者进行应证组合,即应该具体进行哪几种要素的组合,需要几轮组合,最后诊断为何种具体的证候,均由使用者来主动掌握。因此,这正符合患者个体差异及医生圆机活法的需求,能够保持传统辨证论治的特色优势。

中医证候不同于西医学中的疾病,而是作为一种独立存在的病理生理整体反应状态,对治疗处方具有直接的指导意义,是异病同治和同病异治的理论依据。因此,证候概念不仅具有诊断学属性,更重要的是具有病理生理学属性和治疗学属性;不仅是中药方剂的治疗目标,而且是中药方剂的效应基础,即所谓证候靶位。证候规范化研究首先应该正确理解证候的概念及其属性,这对选准证候研究突破口有直接指导意义。

第三章
病证诊断标准的规范化研究

辨证论治是最能体现中医诊疗特色与优势的核心技术,只有实现标准化才能体现其科学价值。辨证论治诊疗技术的标准化是中医药走向世界的前提标准,是衡量学科成熟的标志,是体现中医疗效优势的核心技术载体,它的科学价值是对中医诊疗技术行为发挥规范性作用和指导作用。作为中医药的核心技术——辨证论治要服务于全人类,不但临床疗效要取得世界医学界的认可,更重要的是形成辨证论治诊疗技术的规范,将其技术特色与优势以标准的形式固定下来,形成技术标准,所以,实现辨证论治诊疗技术标准化是提升其技术的科学内涵,是走向世界服务于人类的前提。

中医辨证论治诊疗技术有两千多年的发展历史,具有完整的理论体系,独特的临床思维,肯定的临床疗效,其诊疗技术的成熟度毋容置疑。但由于辨证论治是建立在整体观理念上的个体化诊疗技术,与现代医学技术在理论体系、思维方式等方面存在很大的差异,也就是说个体化的诊疗技术犹如量体裁衣,按标准化的技术要求很难统归在标准化的技术规范中。辨证论治具有个体化的诊疗特征与标准化的规范要求存在技术体系的矛盾。那么,辨证论治诊疗技术能否实现标准化,如何实现标准化并体现它的个体化诊疗特色,这是中医研究者面临的中医如何发展的难题,也是辨证论治诊疗技术如何走向世界、与世界医学科学接轨的重大问题。

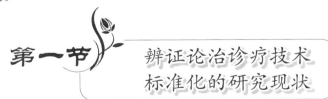

第一节　辨证论治诊疗技术标准化的研究现状

辨证论治诊疗技术是中医诊疗疾病的思维方式,它是以中医理论为指导,对疾病进行理(辨别证候)、法(确定治法)、方(依法组方)、药(组配药物)的临床思维过程,可见辨证论治中证候是治疗的基点,方药是治法的具体体现,其中又含有个人经验的学术成分,而标准化的要求,就是要将这一诊疗思维过程用标准化的形式固定下来,其技术要求不但要体现其疗效优势,而且要体现标准化的技术规范要求。基于证候是治疗的基点,证候治疗的客观化、标准化是辨证论治规范化的前提和基础,只有依据准确的辨证,确立治法方药才能保证临床疗效的可靠性。据此,自从 20 世纪 50 年代开始,中医药研究者围绕证候标准开展了系统的研究,对证候概念和内涵、证候分类和命名、证候量化的诊断标准等方面进行了规范化研究,中医证候标准的制订取得了一定的成绩,但是标准的临床应用情况却不容乐观。

在疾病辨证论治标准化的研究方法上,有研究者充分利用人才与技术资源优势,根据中医药技术标准的特点率先进行探讨,采用循证医学方法、专家共识法、定性与定量分析法等科学研究方法,首先在中医疗效优势病种上形成诊疗指南等标准化技术文件,基本上实现了中医药行业的一致性。最近有研究者在证候标准的制订中提出,通过提取证候表现中与病位和病性相关的证候要素对证候分类加以规范的新思路。但其临床应用性、技术操作的可行性、临床疗效的可靠性有待于在推广应用中检验。

技术标准的基本特点是要取得相关方最大程度的协商一致性,一方面要求标准研究要在学科发展较成熟的基础上进行,另一方面作为个体化辨证论治诊疗技术要体现个体化技术特征,并要具有实用性、可操作性,才能被临床医生接受和应用,科学价值与疗效优势才能在规范辨证论治中得到体现。故此,近 20余年来,辨证论治的前端技术——证候规范化研究始终是中医药现代化和标准化研究的热点,相继出现了不少研究成果,如各学术团体、专业委员会制订了相关疾病的以辨证论治为核心的诊疗指南、证治标准;中医药行政管理部门组织专家制订了证治标准、中药新药临床研究指导原则等证型标准;从事中医临床、科研的人员在学术刊物上不断发表各种疾病的证候规范文章;不同版本的教科书、学术专著也以辨证论治的证候规范为核心,提出各不相同的证治类型,仁者见仁、智者见智,各抒己见,使得证候规范并未统一,并未达到作为成熟理论的辨证论治技术标准及协商一致性的规范要求。存在的主要问题如下:

1. 标准形式不够规范,内容不够均衡 中医药标准制订发布的部门、组织较多,程序不够健全,形式不够规范。如辨证论治标准既有单独的"诊断标准"、"辨证分型标准"、"治疗指南",也有将几种组合的"中医病证诊断疗效标准"等综合性标准,又有仅包括某一病证的如"单纯性肥胖病的诊断及疗效评定标准"等单一病证标准。此外,证候名在各标准中也不够统一。这些问题给辨证论治标准的使用造成了很大的困难和不便,应当建立统一协调管理机制,对标准的制订与管理予以必要的规范。

2. 标准制订方法不够规范,协调性不强 从已发布实施的中医药行业标准来看,辨证论治标准的制订方法主要依靠专家对临床实践经验的总结,缺乏对个体化诊疗经验共性规律的提取,因而造成同一种疾病不同指南、教科书之间的证候分型和处方用药不统一、不协调的现象。一方面造成了指南使用者茫然无所适从,另一方面造成指南的权威性不高。同样,指南与教科书中的证型和处方用药也不统一。究其原因,主要是由于缺乏科学的方法对临床经验的共性规律进行提取,提高临床经验的可靠性、可重复性。如何采用科学的方法进行辨证论治标准的制订,避免指南、教科书间的内容不统一,体现标准内容的可重复性,应该是辨证论治标准研究需要解决的关键问题。

3. 单一证型标准与临床实际难接轨　近期有研究者针对疾病证候非实即虚的证候特征,以慢性萎缩性胃炎伴异型增生为例,开展了 324 例证型结构特征的临床研究,研究发现虚实关联、标本相兼的证型占 45%,进而认为慢性疾病以虚实相兼证型居多。现在的规范、指南等单实单虚的证候规范论治使临床陷入了非实即虚的证候选择中,脱离了中医对慢性疾病辨证论治的临床思维。此观点提出的证候结构的多态性与证候演化的动态性使辨证论治标准的证型更为复杂,归根结底,使辨证论治的个体化特征在实现标准化过程中难以体现。如果疾病的主证类型有可能或有待于实现标准化的话,那么游离于主证之外的证候变异、症状变异的个体化问题的标准怎样解决,恐怕这是辨证论治标准化研究中值得深思的又一个层次问题。

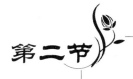

第二节　实现辨证论治诊疗技术标准化的设想

要实现辨证论治诊疗技术标准化,要开展三方面的研究:其一,规范辨证论治标准制订的管理,增强组织间的协调性、统一性;其二,开展辨证论治标准制订方法的研究,探索个体化诊疗经验共性规律提取的方法研究;其三,梳理辨证论治标准的思路,坚持有所为有所不为原则。具体论述如下:

1. 加强标准化工作的组织领导　建立健全中医药标准化管理体制,在管理体制建设中,要进一步明确政府主管部门、行业主管部门、地方主管部门、各企事业单位、学术团体等在中医药国家标准、行业标准、地方标准、企业标准的制订、推广、评价中的地位和具体职责,协调中医药标准制订部门间的关系,打破条块分割,形成统一领导、分级负责、权责清晰、运行顺畅的中医药标准化管理体制,通过管理体制形成标准的唯一性,增强标准间的协调性和统一性。

2. 加强标准制订方法的研究　辨证论治的个体化主要体现在单个症状采

集的个性化、单个体征采集的个性化、症状体征群采集的个性化、辨证的个性化、用药的个性化几方面。但标准化研究的主要目的是从个性化群体信息中寻找共性规律。专家经验是在长期临床实践中人工总结出来的规律,但其科学性需要科学数据的支持。如何取得科学数据的支持,需要多学科交叉合作,借鉴医学统计学、数学等研究方法。例如聚类分析、回归分析等多元统计方法,神经网络、贝叶斯网络等数据挖掘方法,基于最小二乘法原理的数学建模方法等都是从个性化信息群中发现共性规律的可用方法。在疾病证型分类和处方用药中,可以选择上述研究方法。由此可见,在辨证论治标准的制订中,可以在专家共识法的基础上采用数学统计学等方法形成科学数据对专家共识结果的可靠性进行支持,即形成基于证据的循证标准。

3. 开展标准制订领域的研究　辨证论治标准的研究要坚持有所为有所不为的原则,要在需求导向原则的基础上结合学科发展的成熟度。建议首先从中医药理论体系、优势病种两个方面开展中医辨证论治标准研究。

中医辨证论治理论体系主要体现在八纲辨证、六经辨证、卫气营血辨证、脏腑辨证的辨证组方中,其证候结构的辨证方法主要体现虚实标本的临床思维方法。伤寒六经辨证、卫气营血辨证的证型方药标准已很明确。始于《内经》的八纲辨证是辨识疾病表里寒热虚实病性的纲领。脏腑辨证理论是脏腑生理、病理证候辨识的标准散见于金元之后的医籍中,尚未形成理论体系的共识,标准有待于进一步研究,它的研究有利于从辨证论治体系的理论源头上解决证候标准的思维方法,对临床具体病证辨证论治疗效标准的产生发挥了指导性与规范性作用。

开展优势病种辨证论治证候常态分布类型及治疗标准研究,包括实证、虚证、各类相兼证,及其核心处方用药研究;开展基于早期控制为主的重大疾病前期病变和重大非传染性疾病的诊疗标准研究。选择具有国际公认诊断标准的代谢综合征、胃肠癌前病变、慢性阻塞性肺疾病和肾小球肾炎慢性肾功能不全氮质血症期、骨髓增生异常综合征等重大疾病的早期病变和疾病转归的关键环节,结合以往研究成果,进行干预和评价,明确优势所在,形成公认的诊疗标准。选择中医药治疗具有一定优势的重大难治疾病,如恶性肿瘤、心脑血管疾病、糖尿病、白血病、再生障碍性贫血、类风湿关节炎、急性多脏器功能衰竭以及女性的月经病、围手术期,明确优势所在,形成公认的诊疗标准。

总之,在中医药辨证论治标准的研究中,要在学科成熟的基础上坚持有所为有所不为的原则,以需求为导向,通过科学的方法从众多临床个性化信息中抽提共性规律形成标准,通过标准的形式把中医药辨证论治的优势和特色固定下来。

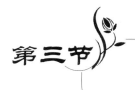

第三节 中医诊疗标准制定的共性技术问题

中医药具有深厚的社会基础,随着巨大医疗价值和市场潜力的涌现,中医药在全球越来越多的国家和地区逐步普及,中医药标准化的需求也日益迫切。国家在"十一五"发展规划以及国家中医药管理局"中医药事业发展规划"中明确提出,推进中医药标准化、规范化建设,建立起以中医药技术标准和管理标准为主体框架的标准体系,规范中医药发展。可见,以我为主制订中医药诊疗标准已迫在眉睫。我们发现,由于中医临床实践的自身规律,相关诊疗标准制订过程中的一些共性技术如证据分级、疾病证候分类、制订程序等问题缺乏规范,制约了诊疗标准的制订、认同和推广。因此,解决中医诊疗标准制定的共性技术问题,对于确保中医标准化事业稳定发展并逐步走向成熟至关重要。

1. 建立中医诊疗模式 模式又称范型、范本、模本,是某种事物的标准形式,是使人可以照着做的标准的样式。模式作为事物的标准形式或者样式,具有相对稳定的特征,这种稳定性来源于实践的证明和自身的不断修正。模式是从实践中的总结提升,具有一定的逻辑线索,符合逻辑思维。中医诊疗模式融入了中医的形象思维,是多学科综合的逻辑思维和形象思维结合起来的具有创造性功能的全新思维的一种模式,具有模式的范本作用和相对的稳定性。

模式和规律、原则、方法、策略之间密切关系。模式应在规律原则的指导下,任何一种模式中都包含着若干的方法,所以方法与策略是在模式以下的,模式的上面是规律和原则。如果模式没有具体可操作的方法,就不能称之为模式,模式与规律、原则相比更加具体、可操作。方法的操作性比模式更具体,任何一种可取的方法在模式中均可以体现出原则、规律的渗透。策略是在规律的指导下,根据特定的情境对规律、原则、方法的变通使用,策略具有更大的灵活性。

中医诊疗模式框架的研究,将为中医诊疗标准的发展提供方向。搞中医诊疗的模式,应在中医药学自身的规律如整体观念、天人相应、辨证论治、形神一体这些理论框架原则的指导下,以象为素,以素为候,以候为证,据证言病;病证结合,法依证出,方证相应;证为主体,言之有理,理必有据,象意并举;理法方药,承制调平,圆融和合,防治求本。

规范中医四诊信息辨证论治是中医诊治疾病的基本原则,四诊信息是中医诊病和辨证过程中重要的和主要的依据,四诊信息的全面收集及规范表述关系到诊断、治疗、疗效评价等判定。然而中医学具有两千余年的历史,由于时代变迁对语言的影响,造成了古今四诊信息描述的差异,而且地域性的不同也造成各地区习用的四诊信息描述之间有差别,使得中医临床诊疗术语出现了一词多义、多词一义现象。此外,中医四诊信息的采集是建立在传统的望、闻、问、切基础上,缺乏客观的诊断标准和量化指标。以舌诊为例,传统意义上将舌质的颜色分为淡舌、红舌、绛舌,且有明确的定义,但在临证时,面对同一个患者,不同医生会出现诊断不一的现象,客体的舌象不会是典型的淡舌或红舌,临证时可见多种介于淡舌和红舌之间的舌象,由于缺乏客观的量化指标,不同的主体对介于典型的舌质颜色之间的舌色的认识不一。因此,中医四诊信息规范化,尤其是对中医四诊信息的命名、临床描述、概念内涵、诊断标准、采集规范、量化指标等方面应进行不断的探讨和研究。目前中医四诊信息规范化研究的广度和深度还未成熟和被普遍接受,其准确性和规范性是行业发展首先要解决的关键性问题。

在中医四诊信息规范化的过程中,需要解决两个重要的问题:一是观察的方法。从古今医学文献中全面搜集关于临床四诊信息的描述,构建条目池,明确需要规范的四诊信息的范围,每一个具体的四诊信息描述称为一个条目,对其标释,明确条目的概念内涵、临床描述要点,同时要注意对具有多重概念的条目将其不同的概念分别进行标释。在此基础上,对收集的条目进行分析总结,梳理条目之间的关系,对具有相同内涵的条目进行归并,选择临床上使用频率较高的、最能概括概念内涵的条目作为它的名称。二是数据分析的理念与方法,融入整体系统。四诊信息的客观化、量化是制定四诊信息诊断标准和采集规范的基础。对于四诊信息的客观化、量化,许多专家学者都进行过有益的探讨,但尚未完全量化、客观化。如将症状的程度按照不出现、轻度、中度、重度分别量化为 1、2、3、4,但该计量化并不能完全适应科研和临床的需要;运用计算机技术、数码技术开发的舌象分析系统推进了舌诊信息的客观化,但还不能完全为临床所用,由于方法学的滞后严重影响了证候诊断的规范和疗效的评价,四诊信息的完全客观化、量化,需要中医与其他学科的交叉融合,才能真正实现。

2. 实现证类诊断的规范化   证候是对疾病生理病理变化的整体反应状态的概括,是一个多维多阶多变量的复杂系统。辨证是中医诊治疾病的基础,证候的确定是建立在望闻问切的直观方法基础上,由医家思辨而经验性地形成的,具有主观、模糊和随意性,缺乏客观、统一的诊断标准。证候诊断标准的欠缺在很大程度上阻碍了中医科研和临床的发展,阻碍了中医药现代化的进程。

"病证结合"是目前国内公认的临床诊断和治疗需要采取的原则和方法。但某些临床一级学科如外科、骨科某些病只需辨病无需辨证。在大多数内科病中需要采取病证结合的模式进行临床诊断和治疗。病分中西,包含西医的疾病和中医的病种,是以病理学内容为核心的疾病分类体系及以此为基础的诊断模式,证是以病机为核心的疾病分类体系及以此为基础的诊断模式。病证结合涵盖了从中西医病理学到中西医诊断学的全部内容,其实质是将疾病概念体系与证候概念体系相结合研究疾病的发生发展规律,指导疾病防治。中医治病,要立足于证候来探讨疾病,即"据证言病",所以证候的规范需建立在病证结合的基础上。

　　许多学者在辨证方法新体系的指导下,运用数学统计手段探索证类诊断的"内实"和"外虚",通过搜集患者不同时段的证候信息,探索证候的"动态时空"演变规律,这种降维降阶的方法,较好地解决了某一疾病的证类诊断规范化中的证类构成比、病证所属症状的基本构成规范、证类临床诊断标准规范、证类基本演变趋势等问题,为证候的规范提供了可行之策。

　　可见,解决证候规范化问题,利用数理方法,对西医疾病的中医证候的大样本的临床流行病学调查是必不可少的。但由于"证"具有时序性、特异性和恒动性的特点,随着病程的进展和演变,其内容也在不断发生变化,而量化建立的函数式或判别方程,侧重把症状与证候作为相对固定不变的模式来刻画,建立症状和证候单一的线性对应关系,对证候诊断的动态演变以及证候的非线性关系则研究不足。因此,在解决证候规范的过程中,要不断探索更好更适合中医证候研究的多种方法,如将钱学森院士提出的"从定性到定量的综合集成"引入到证候的研究中,通过证候的研究,可以为证候规范提供思路,为证候标准化服务;同时,要注意到各种方法在实际应用过程中的局限性,重视结果与临床实践、中医理论的结合。

　　实现证候规范基础上的方证相应。方剂是一个复杂的系统,其复杂性取决于组成方剂的药物成分的复杂性及各成分相互关系的复杂性,也取决于方剂与人体相互关系的复杂性,方剂作用不仅在于方剂组成本身,而且与证候有关。中医方剂以证作为选取方的根据,并因证立法,创制新方,建立方与证、方与法、方与药的有机结合,体现了"方以法立、法以方传"的特点,使理、法、方、药丝丝入扣,一线贯穿。

　　方剂的规范应建立在"病证结合,据证言病,方证对应"的基础上,需从文献、实验、临床等多个方面进行不断的深入研究,互相补充。首先,以中医的病证为前提,大量搜集古代医家治疗某一病证的相关文献著作,进行统计分析、数据挖掘;其次,运用循证医学的方法对中医临床研究文献进行判定和评价,筛选出多个与证具有对应关系的方剂,将之应用于临床,并运用流行病学等多种方法,评价其疗效,对行之有效的方剂进行药理药效的实验研究,明确其作用靶点、作用机理及安全性等，才能够真正实现证候规范基础上的方证对应。可见，通过多种方法进行多次降阶，使之由一个复杂系统分解为多个彼此联系的线性关系，是解决方证对应问题的关键。

上述几个问题是中医诊疗过程中亟需解决的问题，建立中医诊疗标准制定模式是提高临床疗效、推进科研进步的必由之路，也是制定中医诊疗标准的前提和基础。症状、证候、方剂规范的最终目的是形成中医临床诊疗指南，规范临床治疗，提高临床治疗水平，加强中医学内涵建设，用标准化、规范化的形式再现中医理论和医疗技术，加强中医学与现代科学沟通能力，使其更快地走向世界。

指南的制定需要收集来自各方面的观点和意见，以及尽可能多的证据和文献，制定文件的框架。指南的证据来源于文献回顾、专家共识和其他方面的工作。一个高质量临床指南的制订最基本、最重要的是基于循证医学的证据，包括全面地收集证据并对证据进行科学的、准确的评价。然而，由于中西医学思维方式的区别，中医诊疗标准的制订与现代医学诊疗标准的制订存在很大的差别，在中医指南的制订过程中如何体现中医证候分类的地位和作用，如何实现证候分类——经验还是临床数据整理发现，如何将中医个体化的个案分析、经验总结体现到循证的证据上是至关重要的。因此，现代医学诊疗标准的制订模式不能适用于中医临床实践指南的制订，要探索中医诊疗标准的制订模式。在国际指南制订程序与方法的基础上，充分考虑中医治疗的具体特点，合理运用统计学、临床流行病学与循证医学等研究方法，将其与中医的具体特点相结合，建立具有示范作用的制订某一疾病诊疗标准的模式，对于中医诊疗标准的制订具有重要的意义。

目前解决中医诊疗标准制订问题的一个设想是采用 Delphi 法收集专家经验，采用循证医学方法对文献进行评价，对证据分级与分类，建立中医诊疗标准制订模式。但此设想尚需大量临床实践及科研验证。

制订中医诊疗标准，是一项艰巨而复杂的任务，需要解决其共性技术问题，首先要实现中医四诊信息定性定量规范、中医证类诊断规范、中医证候规范基础上的方证对应，在症状、证候、方剂规范的基础上，建立中医诊疗标准制订模式，最终制订有据可循的中医诊疗标准程序与规范。而思想的争鸣才能迎来百花齐放，这些共性技术问题的解决需要诸多专家学者的不断研究与深入探讨，以及在理论指导下的大量临床实践的检验。同时，要意识到这是一项长期的事业，需要不断的探索，并在探索中不断完善。

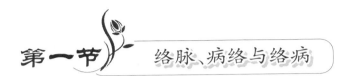

第四章
毒损络脉的理论诠释及临床意义

第一节 络脉、病络与络病

自 20 世纪末,围绕络脉与络病的研究逐渐展开,从文献梳理到学说辟新,从模式生物到临床研究,从基础到诊疗,涉及多层面、多视角,取得了一定的进展。随着对络脉研究的日益深入,络病学说或络病理论已成为中医理论体系的重要内容之一。采用从络施治或按"络病"治疗,正逐渐在临床上显示出优势。可以说络病学说或络病理论日益受到重视。深入思考,究竟何为络病,怎样界定其外延与内涵,毫无疑问,络脉于机体,正常则不病,异常则病生。络脉由正常到异常,由不病到有病,其间的病理过程或病理机制是什么,由病络到络病的病理机转又是什么,因此系统分析与总结络脉研究成果,深化对络脉、络病与病络的认识,以崭新的视角理解与诠释其外延与内涵,进而指导临床实践,具有重要的理论及临床意义。

一、络脉研究的回顾

1. 络脉有气络、血络之分　众所周知,提起络脉,必然要与血联系起来,或就是血络的代名词,而忽视了其主气的属性。如何全面认识络脉,发掘其应有的理论内涵,值得深思。《类经·藏象类》云:"血脉在中,气络在外。"明确指出了络脉应有气络、血络之分。在病理上,湿热、瘀血、痰饮或他病的影响,均可导致气络不舒或气络受阻而发生疾病。如《形色外诊简摩·外诊杂法类》云:"凡人胃中与前阴,病湿热腐烂,或瘀血凝积作痛者……知其气络有相应也。"《素问·营卫生会》中"营行脉中,卫行脉外"的理论,结合现代研究,认为络脉在运行气血上,应包括气络、血络,气络与血络相伴而行,共同成为气血运行的载体,从而深化了对络脉的认识,弥补了对络脉认识之不足。

2. 络脉有广义、狭义之别　目前所言的络脉,其意义不断递进延伸,较经络学说中的"络"和脉络之"络"有更加清晰深邃的内涵。目前多认为,络有广义、狭义之别。广义之络包含"经络"之络与"脉络"之络。经络之络是经络系统的重要组成部分,是对经脉支横旁出的分支部分的统称。如《灵枢·脉度》云:"经脉为里,支而横者为络,络之别者为孙",说明在形态上经脉较为粗大,是主干,络脉是细小支横别出的部分。脉络之络系指血脉的分支部分,脉络在《灵枢》亦称血络。狭义之络仅指经络的络脉部分。

无论广义之络脉还是狭义之络脉,构成络脉系统的各分支,既有十五别络、孙络、浮络和血络之分,又有阴络、阳络、脏络、腑络及系络和缠络之异,各支各类彼此连接,犹如网络,纵横交错,遍布全身,内络脏腑,外联肢节,成为沟通机体内外、保障脏腑气血灌注的功能性网络,也是协调机体内外环境统一和维持机体内稳态的重要结构。

3. 络脉有阴络、阳络之异　　阴阳学说是中医的重要基础理论之一,体现于络脉上,《临证指南医案》认为络脉有"阴络"、"阳络"之分。"阴络即脏腑囊下之络",如"肝络"、"胆络"、"胃络"等;"阳络"即是浅表的皮下之络。实际上,今人所言络脉之"阴络"、"阳络",大抵浮现与体表者就是阳络;深隐于体内者,尤其是深藏于纵深之处,横贯行走于脏腑内部者,就是阴络。

区别络脉的阴阳之异,从理论上讲,似无价值,但对指导临床,仍有一定的意义。首先,阳络多浅出于体表,视之可及,通过络脉的色泽扭曲盈亏变化,可以判断疾病,成为诊察疾病的重要途径之一。其次,阳络位置表浅,远离经脉主干,在运送血液的过程中,行程愈远而支流愈细、愈少,最容易受到阻滞或外邪侵袭而发生疾病,诸如五体的不少疾病,每每与阳络发生病变有关。就阴络来说,由于位置深隐,难以察觉,且行走迂回曲折,沿途窘屈窄碍,最易受阻。倘若发生病变,早期难察,俟病状出现,往往病程已是迁延,或致沉疴。

4. 络脉之三大特性　　总结中医学对络脉的认识,可以看出络脉不仅在分布上是广泛的、结构上是复杂的,而且在功能上也是多方面的。表现为分布的广泛性、结构的复杂性和功能的多维性。

(1) 分布的广泛性:络脉是无处不在的,皮、肉、筋、脉、脏、腑、骨、髓均各有自己的所属络脉,以支持其功能活动。

(2) 结构的复杂性:络脉分大络、支络、细络、孙络、毛脉等,逐级分次,为数众多,结构复杂。《灵枢·脉度》载:"当数者为经,其不当数者为络。"《医门法律·络脉论》云:"十二经生十二络,十二络生一百八十系络,系络生一百八十缠络,缠络生三万四千孙络。自内而生出者,愈多则愈省,亦以络脉缠绊之也。"针对如此庞杂纵横交叉的络脉系统,在结构上可以看出有浅、深、末、网的四大特点。五脏、六腑、五体等各自所属的络脉,并不是单一的,而是可以无限支横而别,一干多支,一支多分,一分多极,从而构成干支成丛、络中有络、层层叠叠的细密网络。这种多级细分、递进伸延的结果,使络脉在其形态学上表现为一个网络系统、三维结构;在空间层面上,有表有里,有内有外,有深有浅,无处不到,无所不达,纵横交错,相互贯通,缠绕成网络,以支持复杂的气血运行、津血渗灌,维系着各种生命活动。

(3) 功能的多维性:人体是一个多层次、多功能的有机体,与此相应,络脉也就表现出其功能的多维性。络脉的生理功能是多方面的,不仅是血液运行的通道,同时也是气机运行的通路。络脉在从主干发出后,将运行于主干的气血不断地渗透灌注于全身,从而发挥了营阴阳、濡筋骨、利关节的作用。而起始于四肢远端肤浅的络脉,又会呈向心性伸延分散,以运行气血,排泄污浊。"血气者,人之神"(《素问·八正神明论》);"血者,神气也"(《灵枢·营卫生会》)。络脉在运行气血的同时,也必然将神机进行运转传递,因而络脉也是神机运转的重要途径之一。

5. 络脉的生理功能　络脉在机体复杂的功能活动中,担负着重要的的生理作用。络脉在很大程度上从属于经脉,故络脉的生理功能是与经脉密切相关、息息相通的。络脉的生理功能除具有与经脉共同的生理作用外,重点是加强了十二经脉中表里两经之间的联系,输送营卫气血,渗灌濡养周身,保证经气环流,成为具体联系的纽带和效应的信使。其次是加强血络主干与主干之间、主干与分支之间、分支与分支之间的气血联系、津液渗灌和神机运转,以协调机体的整体平衡和维持体内环境的稳定。

络脉的正常生理状态当是充盈满溢,出入自由。否则络脉虚、络脉瘀,导致病络,可见缠络、结络等,皆由功能改变导致结构的改变。体内体表部分自五脏六腑发出,成网状散布于经脉之间;与经脉支横别出的部分相互交叉,其中阴络走阳,阳络走阴,阴阳之间络气相互渗灌,最终出于孙络,散于肌肤。总结对络脉生理功能的认识,可概括为以下几个方面。

(1) 络脉流通:是指络脉维系着气血的运行,成为气血运行的通道。络脉支持气血的运行,不同于十四经脉的如环无端,单向流动,而是既能使经脉中的气血流溢蓄积于络脉之中,又能反向流通,表现为双向性流通的特点。

(2) 络脉渗灌:络脉流通不是目的,仅仅是过程。通过络脉流通,运行其中的气血;依靠络脉自身的逐级旁岔深入分化,不断蓄溢渗透,灌注到相应的脏腑组织器官中,以实现养营作用。

(3) 络脉反注:反注即反流回注。所谓络脉反注,是指络脉在渗灌的同时,又不断地将脏腑组织器官的代谢废物吸收入血液中,并实现气血的回流,将代谢废物运走移除,以实现代谢排除作用。络脉的流通渗灌和流通反注,使络脉在支持气血运行方面呈现双向流动的特性,即络脉中的气血既能离经脉方向流动而布散于脏腑组织,又可向经脉方向流动而依次注入络脉与经脉,具有"双向流动"、"满溢渗注"的特点。流通作用、渗灌作用和反注作用是密切联系的,流通作用是基础,渗灌作用和反注作用是目的。通过渗灌作用,以实现气血的养营和津血的渗灌互化;通过反注作用,来实现泌浊排泄。上述三大作用的实现,均有赖于络脉的滑利畅通。否则,一旦络脉不通,必然导致渗灌障碍和反注不能,从而导致疾病的发生。

6. 络脉是功能结构载体　有不少学者就络脉的结构或功能实质,结合现代研究方法,进行了大量探索。络脉的渗灌气血、濡养组织以及营、血、津、精的互渗作用与微循环的生理功能极其相似。但中医络脉的功能内涵更宽,中医的络脉不仅包括了西医的微循环系统,"气络"中运行的经气又远远超出了微循环系统。据此,可以说,络脉之血络,大致相当于西医的血液微循环系统,而气络的结构定位显然非血液微循环系统,是否为神经网络、细胞因子调节网络等,尚有待进一步探讨。

进一步分析,络脉与西医所言的血管或微循环系统确有相似之处,但对经络的实质研究至今仍无定论,不能简单地将其看成微循环。络脉结构的复杂性和功能的多维性,决定了络脉是功能结构载体,并具有功能与结构密不可分的特征。割裂功能去按图索骥于人体上寻找结构,或舍弃结构而凭空妄猜其功能,都是值得怀疑的。只有将二者联系起来,从整体上把握络脉的功能和结构,才有可能认识络脉。

二、病络概念的提出与络病关联的探讨

1. 何为病络　《金匮要略浅注·惊悸吐衄下血胸满瘀血病脉证第十六》云:"以由病络而涉于经,宜从治络血之法。"首次提出了"病络"这一名词。病络是络脉的病理过程、病机环节、病证产生的根源。络脉有常有变,常则通,变则病,病则必有"病络"产生,"病络"生则"络病"成,此时产生一种状态,可以是疾病状态,也可是亚健康状态。所谓病络,其概念的外延是络脉某种具体的非正常的状态,而内涵是以证候表达为核心的联系病因病机的多维界面的动态时空因素,是可以直接提供干预的依据。

2. 病络与络病比较　目前广为言称的"络病",仔细分析,其外延不清,内涵模糊,似指非指,似是而非。之所以如此,在于"络病"从字面上说,当是指一个病或一类病,倘若此,这与古代医学家尤其是叶天士所说的络病大相径庭。叶氏认为,"久病入络"或"久痛入络",意谓不少疾病或病证都可以波及络脉,导致络脉

功能或结构失常,此时的非正常状态是否就称为"络病",产生此状态的过程是否也称之为"络病",基于目前对"络病"的认识,大多认为此"络病"指的是络脉病理过程或与络脉非正常状态有关的病机。从这个意义上说,提出病络并强调病络这一概念,对正确认识、辨析和深入研究当今所言的"络病"及其他急危疑难病证,有其重要的意义。

结合利用现代医学方法对络脉的研究进展,络脉在很大程度上,其结构定位与西医学的微循环甚相似。临床不少医者,则更直接将络脉看做是微小的血管。对西医学范围内病位以小血管为主的一类疾病即周围血管病,如闭塞性周围动脉粥样硬化、雷诺综合征、血栓性静脉炎;风湿病如变应性肉芽肿血管炎、超敏性血管炎及白塞病之血管型等,目前中医学对此尚未有明确的归类或恰当的命名,我们认为从这些疾病出现的疼痛、麻木、局部皮肤色泽变化和病程较长等临床表现,与通常所言的"络病"十分相似,可统称为"络病",将络病的内涵限定为泛指包括上述病种的一类疾病。如此,络病的概念可以表述如下:络病泛指发生于以络脉为主要病位、以络脉的功能和(或)结构失常为主要病机的一类疾病。这种疾病与在病程的某一个阶段出现或兼夹"络病"是有不同内涵的。如目前普遍认为中风病存在久病入络,这种"入络"实际上与络病是不同的。病络的概念可以这样把握:病络是中医学的一个重要病机,是指邪气侵袭络脉或正虚以及络脉本身的病变,导致络脉的形质改变或功能异常,造成相应脏腑组织器官损伤,引起种种疾病或病证的一种基本病机。据此,不难看出,络病与病络不同,络病可以限定为一类病,属于病的范畴;病络则不局限于一种病,属于中医学的病机范畴。由于络脉分布的广泛性,任何疾病都可以波及络脉,引起病络病机,导致相应的疾病或病证。毫无疑问,病络不单产生络病,也可以产生其他疾病。任何疾病都可能出现病络病机,病络病机可与其他病机夹杂同现。

将病络看做一种可以引起中医多种疾病的病机、初萌似难以理解,实际上,就像西医学认识的"血栓"、"炎症"之概念一样,西医学范围的疾病,有很多是以此来解释病理的,深化了对疾病发生学的认识,有助于指导临床。

三、病络说的理论与实践意义

1. 病络作为一种病理状态,标志着疾病的轻重变化 "凡病,惟络病最轻,经病稍重,腑病又重,脏病最重。此审病轻重之大法"(《中风论·论奇经八脉》)。"经络病可以引年,脏腑病难于延岁也"(《金匮玉函要略述义》)。就中风病来说,"口眼㖞斜,络病也,其邪浅而易治;手足不遂,身体重痛,经病也,邪差深矣……"(《金匮翼·中风统论》)。上述指的大抵是疾病初期,邪气侵袭表浅之阳络而病的情形。而随着病程的延长或毒疠酷烈之邪侵袭络脉，则病程不论长短，均标志着病邪深入，病情危重。

2. 病络作为一种病势，成为认识疾病变化、确定治疗方案的一个理论工具　络脉有气络、血络之分，作为病络则也有病势趋血、趋气之异。趋于病气络者，多偏于功能的变化或丧失，少有形质异常，在治疗时当以治气为主，兼顾及血；而趋病血络者，则在功能变化的同时，多伴有形质的改变，在治疗时当以治血为主，兼顾治气。目前，临床上似乎形成一种定势，提起络脉，动辄想到久病，在遣药上，必然要用虫类通络或活血化瘀药，实际上，纵识络脉，如此未免失之偏颇，当审其病机而论。

3. 病络作为一种病机，具体体现为各种病理因素于以络脉为幕布的病理投影的移变　病络的发生，在时间上表现为一种动态过程，随着时间序列的递进，各种病邪产生的增多，应证要素组合的形式也就必然增多，临床上出现的证候也相应增多。疾病之初，邪气往往是单一的，此时临床上可以表现为病或不病的状态。随着正邪的斗争和阴阳的消长，正气终究会正不胜邪而使病邪深入。在病邪深入过程中，肇基之邪未祛，他邪又生，由一邪而生多邪，多邪夹杂共同伤人而使病情加重。在某种程度上，他邪产生和留滞害人的过程，总以络脉为主体，主要反映了络脉损伤的程度和速度。这是因为，络脉作为流通气血、沟通上下内外的重要网络，不仅支持各脏腑组织器官的养营，也维系着其新陈代谢、排污泄浊。邪气无论在何而生或因何而生，既生之邪往往迅速被正气祛除，此祛除之道，当以络脉为主要途径。邪气之所以伤人，往往昭示着非正气大虚，乃络脉损伤，邪气去路不通。此络脉作为邪气退却的道路，损伤速而重者，必然意味着所产生和留滞的病邪多，病情也就重。络脉的损伤，造成邪气因（原发）病而生，所产生的各种邪气并非尽纷呈于外，而是有主次之分。有的邪气产生之多者，或与体质的易感性相符者，便在损人伤体的同时，而表现出临床证候；相反，若邪气产生之少，或与体质的易感性相悖者，便在损人伤体的同时，难以表现出临床证候。需要强调的是，这种新旧之邪的夹杂性，在时间序列演变上，总以络脉为经线，病初伤于气络，凡能伤于气的病理因素必然会因此而生，因此而夹杂同犯；之后，由气入血，气血同病，气血二维因素夹杂；待病情又进，主以血病，重点伤于血络，使凡能伤于血络的各种病理因素胶结表达，最终形成各种病理因素交织于一体的复杂病局。在此过程中，络脉始终为邪气深入的主干道和病情递进的晴雨表。

4. 病络作为一种病理过程，包含着复杂的动态病位变化　具体体现为各种病理因素的空间特性的疾病演变的过程，在很大程度上是沿络脉深入传里布散的过程。在这一过程中,络脉正常的生理功能和形质结构遭到破坏,病络机制显现,各种病理因素纷呈,多因素交织于一体,邪气损正,阴阳消长,此盛彼弱,变化多端,始终形成而表现为流动的或动态的证候演变。

(1)初病入络于浅表:所谓初病入络,是指疾病之初,邪气即侵袭络脉而出现病络。络脉在部位上有深浅阴阳之异,性质上有属气属血之别,任何原因侵袭人体,从理论上讲,都可以侵袭络脉,伤及络血,碍及络气,引起病络机制而生疾病。"久病入络"理论自叶天士明确提出后,目前已经趋于认同,对于疾病之初,是否存在入络的病理机制,晚近逐渐引起学者的重视。实际上,初病入络机制是广泛存在的,而且是由络脉的空间结构特点所决定的。

进一步分析络脉的生理位置和分布走向,不难发现,络脉具有"络脉—经脉—络脉"、"络脉—血络主干—血络分支—络脉"和"络脉—脏腑—络脉"的分布走向之特点,这种特点从空间结构上讲,形成"外—中—内"和"窄—阔—窄"的分布状态,表现为三维、三层的联属关系,从而决定了络脉"在内连属于脏腑,在外连属于筋肉、皮肤"和"在内连属于经脉,在外渗灌于络脉",具有沟通上下内外的功能。无论在内在外,气血效应的发挥,都必须依靠络脉的流通、渗灌和反注来完成。络脉的这种上下内外、纵向贯通、横向交叉、多维多级分布的结构,决定了其是一个整体的"互联网络"。这种"互联网络",使络脉系统具备以下两个特点:一是络脉分布的广泛性,任何脏腑组织器官都有遍布的、密密麻麻的络脉。正是这些密密麻麻的络脉,就生理上来说,才能满足各方面的生理效应,就病理上来说,病邪会从各个方面侵袭络脉,导致病络而引起疾病。也就是说,无论疾病之初,还是疾病的晚期,都可以出现病络。尤其是疾病之初,由于体表广布络脉,位置表浅,最容易遭受外邪的侵袭、跌打金创和虫毒之所伤,故而初病入络是每每多见的。二是联系的紧密性,脏腑组织器官之所以组成一个有机的整体,毫无疑问,与络脉的广泛联络是分不开的。通过络脉的气血流通、信息传递和代谢物的排除,得以建立和维系着正常的机体活动。这种紧密性也就决定了机体任何部位的病变,无问病期,都可以由他入络,引起络病。诚如《古今医统大全·针灸直指·经刺》亦曰:"邪之客于形也,必先舍于皮毛,留而不去,入舍于孙络;留而不去,入舍于络脉;留而不去,入舍于经脉。内连五脏,散于肠胃,阴阳俱感,五脏乃伤。"说明外感病初起,邪从皮毛入而传入于络脉,进一步再传于经脉。经脉之邪久留不去,又可着于深层之络。病情的进一步发展,深层之络深入于脏腑,又将病邪内传于脏腑而引起脏腑疾病。

"初病在经在气,久病入络入血",显然,初病入络之络当是以气络为主,或说重在气分而兼及血分。正因为以气分的病变为主,因而在临床上,具有起病急

51

骤、症状出现快、传变迅速、病情易变的特点,其与"久病入络"的基本内涵重在血络,显然是侧重不同的,临床上应注意识别。

初病入络导致病络,其实质是外感六淫之邪损伤络脉的过程。其病理因素的关键词主要是六淫、气和气络,由这些要素应证组合临床证候。因而在干预时,应把握于斯,确定祛邪、理气和宣发气络的治疗理念,以尽快祛除病邪,恢复络脉功能。

(2) 久病入络于纵深:久病入络不仅指时间上的历久性,更标志着病位的纵深性。因为络脉虽然有表里浅深阴阳之异,但彼此是互相连通融会的。疾病之初,邪气往往侵犯表浅之络脉,而后随着正邪消长,邪气深入,沿表浅之络脉传入之深隐之络脉,由表浅之部位,传入到纵深的脏腑组织器官。其间,络脉始终扮演了邪气之通路作用或邪气之"短路"作用。由于这种短路作用,造成了从初病入络到久病入络,并非尽是一个历久的过程,可以在时间上较短,当然这要依赖于正邪的消长情况而定。若邪气猛盛,正气虚象已显,邪气可以较快地沿络脉之短路由表入里;反之,则表现为一个较长的致病过程。在邪气入里过程中,值得注意以下几点:①一络而及多络。指任何一个络脉的病变,都有可能将病邪传给与其相联络的其他络脉,形成一络而及多络的现象。②一处病络而及多处病络。指病邪在损伤一处络脉的同时,会将病邪传远到他处,而引起其他部位的络脉出现功能失常或形质改变。③一网络而及多网络。络脉在空间上,彼此形成流通渗灌的复杂网络,因而病络的过程,其实质是网络功能或(和)结构的失常。一个网络的病变,由于病邪的弥散,会引起他处网络的病变,形成多处网络俱病。络脉虽细小,但因为一络而及多络,一网络而及多网络,最终造成病邪趋里入深、邪气弥散、病位扩大、病情加重的局面,临床上应熟识如斯,采取得力措施,杜绝络脉的短路传变作用,以使病位局限。

5. 病络作为络脉的一种非正常状态,标志着络脉的种种结构或功能的改变 就功能的改变而言,病络主要是络脉之气和络脉之血的异常。前者具体表现为络脉之气亏虚、气机郁滞、气郁蕴热化火或酿毒等;后者具体表现为络脉之血液亏虚、血液瘀阻、血液壅滞等。络脉结构的改变主要是络弛(如微循环麻痹之休克)、络破和络结。①络弛:是络脉因某种原因导致络脉麻痹弛缓,血液滞留于局部而他处血少或无血,影响络脉渗灌、反注的一种病理状态。②络破:是由于外伤、火邪及其他原因导致络壁损伤,络脉中的血液溢出的一种病理状态。③络结:即络脉管壁因痰浊、瘀血、瘀脂等原因导致增厚、变硬、凹凸,影响络脉正常地流通气血而产生的一种病理状态。

总之,病络是中医学重要的病机之一。深入分析病络机制,理解其动态演变过程,对全面地认识疾病、确定病位、判断预后,具有重要的意义。就病络而言,病因可有外感六淫、内生五邪等外内病邪的不同;病变则涉及脏腑阴阳气血津液和神志等功能与形质的变化。所包含的基本病理变化,可按基本证候因素如郁、滞、瘀、虚、毒、痰、水、湿、风、火、寒等实性因素和阴虚、阳虚、气虚、血虚等虚性因素进行应证组合,衍生出多种病络模式,以把握络病。所谓病络,是指络脉因各种原因导致的一种络脉非正常的病理状态和病理过程,介导着各种病理因素与络脉的交互影响,体现为多种病理因素的应证组合的时空变化,标志着病位的浅深移变和疾病发展的趋势,是临床干预的依据之一。

第二节 中风病毒邪论

"毒"的本义原指毒草,《说文解字》云:"毒,厚也,害人之草。"在医学中,毒的含义非常广泛,主要有三个方面的内容:其一,指病因。如《素问·生气通天论》云:"虽有大风苛毒,弗之能害。"其二,指病证。如脏毒、丹毒之属。其三,指药物的毒性。如《素问·五常政大论》云:"大毒治病,十去其六,常毒治病,十去其七。"《素问·至真要大论》曰:"有毒无毒,所治为主。"《素问·异法方异论》曰:"其病在于内,其治宜毒药。"由以上可以看出,毒作为一种重要病因,早在《内经》即已有明确认识。现代毒物学认为,凡有少量物质进入机体后,能与机体组织发生某些作用,破坏正常生理功能,引起机体暂时或永久的病理状态,就称该物质为毒物,与中医学中的"邪盛谓之毒"的观点相似,故亦称为毒邪,如"邪气者毒也"(《古书医言》)。总之,可以认为,毒是有害于机体的致病因素,这种致病因素无论来源于外界或体内,统称为毒。可见毒邪有内外之分,外毒顾名思义来源于体外,以外感六淫为主,六淫之邪侵袭人体,著者邪盛为毒,微者病因积累,日久反复外感,邪积为毒,就中风病来讲,此毒当以邪积之毒为主。无论邪盛为毒或邪积为毒,其致病作用都比原病邪有过之而无不及。如外邪所致的心痹,是由于"脉痹不已,复感于邪,内舍于心"(《素问·痹论》)所致,此时,内舍于心之邪除部分具有原病邪的性质外,更主要的是由于反复外感,病因积累,邪积成毒,形成一种有别于原病邪的更强的致病因素。内生之毒来源于体内,它是正衰积损,脏腑功能减退,体内排毒系统功能发生障碍的标志。其来源主要有三个方面:一是机体在代谢过程中产生的各种代谢废物,由于其在生命过程中无时无刻不在产生,因而它是内生之毒的主要来源,也是机体排毒系统功能紊乱时存留体内危害人体健康的主要因素。二是指那些本为人体正常所需的生理物质,由于代谢障碍,

53

超出其生理需要量，也可能转化为致病物质形成毒。三是指本为生理性物质，由于改变了它所存在的部位，也成为一种毒。可见内毒既是一种生理物质，又是一种病理产物，都是脏腑功能失调的反映，一旦产生，便又加剧脏腑功能失调，形成复杂的病证。《金匮要略心典》云："毒，邪气蕴结不解之谓。"说明任何病邪不解，都可成毒。然而，邪与毒有质的不同，邪气偏盛猛烈，或蕴藏蓄积，郁久顽恶才是毒。毒的致病特性除具有依附性、酷烈性、从化性、秽浊性外，尚有以下特性：①骤发性。指毒邪致病具有发病急骤或使原有疾病猝然加重的特点。这是因为"毒者，皆五行标盛暴烈之气所为也"（王冰注《素问·五常政大论》）。②广泛性。包括三层含义，一是指致病的广泛性，任何疾病在其病理演变过程中，都可产生"毒"，故毒是任何疾病发展到一定程度必有的病理因素。如《医医琐言》云："万病唯一毒。"二是指病位的宽广性，指毒邪致病，内侵脏腑、经络、脑髓，外达四肢肌腠，无一疏漏者。换言之，躯壳之内，无一不畏毒者。三是作用的广泛性，指毒邪为病，不同于他邪，既可损气耗血、生风动血，又可损阴伤阳，折本夭末，临床上每见急危疑难病证，气血皆伤，阴阳俱损，当此之时，从毒论治，解毒开窍以治标，往往救命于顷刻之间。纵使是脱证，扶正固脱之余，合理解毒醒神，以复神明之主，亦显得至关重要。③选择性。指毒邪致病，因毒的来源、性质不同，其伤人的部位和程度，亦各有其别。阳毒、火毒、热毒等多侵犯人体的上部，阴毒、寒毒、湿毒等多侵犯人体的下部，瘀毒善阻血脉，痰毒善滞经络等。

1. 中风病毒邪论的理论依据　关于从毒论治中风病，历代医家论述甚少。《金匮要略》中风历节病篇载以治疗中风病的名方侯氏黑散和风引汤，前方中首味药是菊花，后方中首味药是大黄，不难看出，这两味药都是临床上常用的清热解毒药，两方中配伍有黄芩、寒水石、滑石、石膏等清热解毒药，可看做是运用清热解毒药治中风病的先声，遗憾的是以后未能发扬光大。明代医家张景岳，在其《景岳全书》中记载的绿豆饮（绿豆、盐），以治"夏月卒倒，忽患非风抽搐等证"，方中云："凡热毒劳热，诸火热不能退者"，皆可应用。受此启发，并结合临床经验，探讨从毒论治中风病，每以绿豆饮为辅助疗法，效果满意。

虽然从毒论治中风病的文献记载不多，但从火热论治中风病的记载却不鲜见。《千金翼方》云："凡中风多由热起。"刘河间对中风病的认识提出了著名的"心火暴甚"学说，他认为"暴病暴死，皆属于火"，原因是"暴病暴死，火性疾速故也"。并指出："所以中风瘫痪者……由五志过极，皆为热甚故也。"朱丹溪论中风病，主张"湿痰生热"，认为："五脏各有火，五志激之，其火遂起。"既然"火热"之邪在中风病机中占有重要地位，治疗上理应用清热泻火法治疗。然而，纵观古今医案，反思中风临床，治疗效果是不满意的，原因何在？实际上，温、热、火、毒异名同类,温为热之渐,火为热之极,火烈之极尽是毒。火热之邪一旦形成,以其固有的阳热炎上暴烈之性,蔓延四起,燎燃周身,而出现以下病理变化:

(1) 气耗排毒障碍:机体的排毒系统功能是与气化分不开的,火热太盛,势必耗气过多,故《素问·阴阳应象大论》有"壮火食气"之说。正气耗损,气化功能减弱,必然影响机体排毒系统正常的排毒功能,造成毒由以聚,毒因以滞,其病机路径是:火热之极→壮火食气→正气耗损→排毒系统功能减退→毒邪由生。

(2) 灼伤血脉,排毒管道失畅:热邪灼伤全身,血脉当不例外。排毒管道包括五官九窍、腠理毛孔、经络血脉。血脉受损,排毒管道失畅,内生之毒必然为之停留。

(3) 火热动血妄行,毒邪随之四溢:火热之邪动血,是指火热之邪侵袭人体,容易引起血液妄行,不循常道。在正常情况下,血液是机体排毒系统发挥排毒功能的重要载体,血液妄行,毒邪必随之妄溢,浸淫留滞而成热毒重证。

(4) 火热窜扰,燔灼经络,机体排毒系统失调:机体的排毒系统是复杂的,脏腑组织器官必须依靠经络的沟通联络作用,才能协调一致,发挥正常的排毒功能。火热燔灼经络,经气必为之受扰,信息传输失职,联络功能失常,从而造成排毒障碍。从以上论述可看出,火热之极便是毒,有其内在的理论内涵和依据,而从热毒(火毒)论治中风病,是与从火热论治中风病有相同理论基础的。正因为火热之极尽是毒,才启示临床,单纯用清热泻火的方法,是不能尽括病机的,必须用重剂解毒法,方能切中病机,以期疗效。

当然,在这里强调火热之极是谓毒,多指中风病先兆期。就中风病整个病程来讲,并非仅显热毒或火毒,随着病机的变化,在中风病病理演变中,寒毒亦会显现。也就是说,中风病先兆期和急性期,尤以热毒为多,而在恢复期之后,热毒势减,寒毒显现,且痰毒、瘀毒、湿毒亦往往混杂,从而构成了中风病复杂的毒邪病理机转。

2. 中风病毒邪论的临床依据 从毒论治中风病,不仅有其一定的理论基础为指导,更有其丰富的临床实践为依据。目前中风病临床,大多以清开灵、醒脑静注射液为主,运用于中风病急性期的治疗,效果显著。其中清开灵注射液主要含有牛黄、水牛角、金银花、栀子、黄芩、板蓝根等药物,醒脑静注射液主要含有牛黄、黄连、栀子、郁金、冰片等药物,皆可谓集清热解毒药之大成,具有明显的清热泻火解毒之功。另外,从中风病的临床表现来讲,亦显示浓厚的毒邪色彩。①中风病起病急骤,见症多端,变化迅速,这与毒邪致病的骤发性是分不开的。②中风病病位在脑,涉及五脏气血,累及血脉经络,这又与毒邪致病的广泛性相似。③中风病病理因素涉及虚、火、风、痰、气、血多端,而毒邪致病又具有依附性和从化性的特点,恰恰是这些致病因素,才为毒生、毒聚、毒留、毒滞提供了可能的条件。④中风病多出现神志改变,而毒邪的酷烈往往造成"毒邪犯脑"和"毒邪攻心",毒邪的秽浊性又可造成"秽邪蔽窍"、"浊邪害清"及"浊邪蒙神",临床上对于闭证出现的神志改变,多用解毒开窍法救治。正因为如此,可以认为"毒邪"是中风病病理演变过程中极重要的一种致病因素,贯穿于中风病的整个病变过程。其他病理因素既是演变毒邪的病因,又可因毒邪的致病特性而产生。二者既有区别,又有联系,必须分清诸邪成毒后的病机关键,才能有的放矢,切中要害。

3. 中风病毒邪的产生　毒有外毒与内毒之分,中风病当以内毒为主,且先兆期和急性期多因火热之极所致。除外,其他病理因素或可演变成毒,或可助长毒势而成为毒邪的培养基。故毒是中风病变过程中多种病理因素的积化和必然的转归,也是中风病复杂发病机制中最重要的病邪表达。

(1) 病因积累,诸邪丛生:中风病的发生,多因外感六淫、情志失调、饮食不节、劳倦失度和年老体衰等引起,这些复杂的病因作用于人体,在长期的隐性演变过程中,随着病因的不断积累,诸邪丛生。①反复的外邪侵袭,阻遏经络气血,而现气滞血涩或气滞血瘀,气滞和血瘀形成之后,又成为新的致病因素而不断积累,最终形成气滞益甚、血瘀益加的局面。②反复长期的情志失调,相继可出现气滞、血瘀、火热、痰浊等邪,尤其是痰浊、血瘀等邪,生于正衰积损之体,难以自生自灭,相反始动病因不除,生成不断,积累日甚,最终闭塞脉管经络,而致中风病的发生,此所谓"中风未有不成痰瘀者也"(《本草新编》)。③长期的饮食失调,通过损脾而滋生湿浊、痰热,此所谓"湿土生痰,痰生热,热生风也"(《丹溪心法》)。④劳倦过度,脏腑功能失常,气血失调,可产生一系列的病理因素:风、火、痰、气滞、血瘀等。

总之,外邪、饮食、情志、劳倦等既是中风发病的始动病因,呈现一个长期的慢性潜病过程,又是引起发病的重要诱因。病因反复作用,使诸邪丛生,这些新的病理因素产生之后,又成为中风病变过程的主体病因在体内积聚,最终形成复杂的病证。

(2) 正衰积损,邪积成毒:那么,在以上多种病因作用下,所产生的一系列病理因素会产生怎样的转归,令人深思。《素问·刺法论》云:"正气存内,邪不可干",正衰积损,无力祛邪,邪必可干,势必诸邪日益增多、加剧而积甚。正气愈虚,邪积愈甚;反过来,邪积愈甚,又致正气愈虚,所谓"无虚不成积,久积正愈虚",从而造成多因素交织在一起的中风病正衰邪甚体。如此,风、火、热相引,痰、瘀、气相结,久而不去,蕴积不解,必在体内蓄积为毒,故诸邪积聚,日久成毒,是众邪的必然转归,也是正衰积损、无力祛邪排毒的必然趋势。毒邪一旦产生,即成为一种新的病。

邪既显示毒邪的致病特征,同时又带有原病邪的某些特点。中风病过程中常见的毒邪有:①热毒,亦称火毒,由火热之邪或以火热之邪为主结聚而成,兼有火热和毒邪的致病特性,以热极生风、热迫血妄、热毒攻心、热毒犯脑为临床特征。因该毒易在阴虚阳亢体质中产生,故中风病以热毒为多,尤见于先兆期和急性期。②痰毒,由痰浊久积而成,兼有痰和毒的两种致病特性,以痰蒙神窍、毒邪攻心、阻滞脉络、持续昏蒙、舌苔黄垢而腻为主要特征,多见于中风病恢复期。③瘀毒,由瘀血日久蕴结而成,兼有瘀和毒的两种致病特性,以毒滞脉络(血脉、经络、脑络)而现神志改变、病久不愈、疼痛麻木、舌质黯淡出现瘀点瘀斑为临床特征,多见于中风病恢复期和后遗症期。④寒毒,多见于阳虚体质、无火热之邪或火热之邪不甚的情况下,由气滞、血瘀、痰凝日久蕴积从化而成,兼有寒和毒的两种致病特性,以寒伤阳气、毒滞脉络为主要特征。因寒凝血瘀,故寒毒每与瘀并见而症状多似,多见于恢复期和后遗症期,尤以后遗症期为主。

(3)中风病毒邪的致病特点:毒邪于中风病病机演变过程中,一旦形成,即以其固有的七大特性表现出种种见证。①损伤脏腑,以犯脑攻心为主。《朱氏集验方》云:"已毒即归于脏",而脏与腑又相表里,所以损脏伤腑,显而易见。同时,因"脑为元神之腑",又为"髓之海",凡五脏精华之血,六腑清阳之气,皆上注于头,故毒邪最易犯脑,而脑也最畏毒邪。再者,心主神志,又主血脉,故毒邪犯脑,每与毒邪攻心并见,形成犯脑攻心之急危重症。症见:神志昏迷,或谵妄,或嗜睡,或烦躁不安等。此外,入于肝则眩晕欲仆,痉厥抽搐;入于肺则胸高气粗,咳喘痰鸣;入于脾胃或肠腑则呕吐呃逆,口臭口糜,便秘,吐血便血;入于肾则二便不通或自遗;入于膀胱则溲赤淋沥。②毒滞血脉经络,简称毒滞脉络。血脉是机体最重要的运毒、排毒管道,而经络是人体运行全身气血、联络脏腑形体官窍、沟通上下内外的通道,是机体发挥整体排毒功能最重要的调节系统。血脉、经络中富含气血,尤其是血液,为机体发挥排毒功能最重要的载体。因此,毒邪形成之后,必先滞气浊血进而导致留滞血脉、经络而成毒滞脉络之证。症见眩晕,肢麻,肢痛,或口舌歪斜,言謇,失语,半身不遂等。临床所见,当毒邪始生或毒邪轻浅时,以毒滞脉络的表现为主,少见犯脑攻心重症,症状相对较轻,多可出现眩晕欲仆,一过性言语不利,或轻度偏瘫,或短暂性晕厥,或视物模糊等,且往往发有定时、时作时止等中风病先兆证的临床表现。

第三节 毒损络脉科学假说诠释及临床应用

传统的病因学理论认为"三因"学说,即内因、外因、不内外因是导致疾病发生的根本原因。较长时期以来,病因学理论一直没有形成重大突破。随着自然和社会环境变化及疾病谱的改变,传统的病因学理论对临床上众多的难治病、复杂性重大疾病的原因,解释能力不足,科学性不强,从而直接影响临床疗效的提高。

无论中医或西医,对病因的认识离不开对疾病的发生发展过程的分析和把握。深入研究发现,现代临床难治病、复杂性重大疾病大多是多因素的、复杂的、内伤性致病过程,既往在因于风、因于火、因于痰、因于瘀等的认识基础上,采用中医单一或多因的辨证论治,取得了一定的疗效,但进一步的疗效提高实在艰难且临床可重复性差。这些都促使现代中医学家总结以往的临床经验,重新审视其发病过程,提出了"内毒损伤络脉"的病因与发病学说。

1. 内毒致病易损伤络脉 毒邪作为致病因素的记载起始于《内经》时代,总结古今认识,我们认为:毒是有害于机体的,引起机体功能破坏、丧失和(或)败坏形质,导致病情恶化加重或呈沉疴状态并难以干预的一类特殊的致病因素。但以往毒邪作为致病因素多用于阐释温病发热以及疮疡疔疖的发生原因,即重视外毒的致病作用。内毒是指脏腑功能紊乱,气血运行失调,使体内的生理产物堆积或病理产物蕴积不解,损害脏腑组织而生之毒,可见内毒源于内生诸邪,无论痰瘀风火炽盛或诸邪蕴化累积,一旦酿化成毒,它仍可体现原有病邪的致病特点,但其致病作用都比原病邪有过之而无不及,它既是风火痰瘀等诸邪不同组合的复合形式(如痰毒、瘀毒、火毒、风毒等),更是诸邪蕴化、病邪性质由量变到质变的转化节点。

当今生命科学对生物毒的认识也有变化和发展,认为毒的来源主要有三个方面:一是机体在代谢过程中产生的各种代谢废物,由于其在生命过程中无时无刻不在产生,因而它是体内毒素的主要来源,也是危害人体健康的重要原因;二是指人体正常所需的生理物质,由于代谢障碍,超出其生理需要量,也可能转化为致病物质形成毒;三是指本为生理性物质,由于改变了它所存在的部位而成毒。如代谢综合征复杂机制中的脂肪分解、酯化为甘油三酯,在胰岛素敏感脏器异位沉积产生的脂毒性作用;心力衰竭中在血液循环和心肌组织中过高的去甲肾上腺素对心肌细胞的毒性作用；动脉粥样硬化中炎性因子对血管壁的炎性毒性效应等。其相同的作用结果是导致靶向器官、组织细胞发生不可逆损害。可见这里所说的毒就其形成过程和毒性效应与内毒致病具有相似或相同的认识。

络脉包涵经络之络与脉络之络，经络之络是对经脉支横旁出的分支部分的统称，脉络多指血脉的分支部分。络脉网络在组织器官之上，正常生理状态当是充盈满溢，出入自由，起到温煦濡养的功能，同时将代谢废物排出，具有功能与结构密不可分的特征。

络脉有常有变，常则通，变则病，病则必有"病络"生，"病络"生则疾病成。由此可见病络是络脉的病理过程、病机环节，也是病证产生的重要原因。内生毒邪，可导致脏腑、器官、组织、营卫、气血等众多损害，但其突出特性为善窜络脉，或从热化或从寒化，既损耗气血，又腐蚀络脉，成为病络形成的关键环节和疾病产生的根源。究其原因，络脉既是人体运行全身气血、联络脏腑形体官窍、沟通上下内外的通道，也是机体最重要的运毒、排毒管道，是机体发挥整体排毒最重要的功能结构载体。因此，内生毒邪形成之后，必先滞气浊血进而导致络脉损害、功能障碍，成为引发疾病的重要原因，同时也可因诸邪蕴积，酿化生毒，损伤络脉，败坏脏腑，使病情突变或进展恶化，从而更加难治难愈。这里将《内经》中论及的毒与络脉结合，不仅指出了致病因素的性质、特点和损伤部位，更重要的是阐述了毒邪入络，损伤络脉，引发和加重疾病的规律，因此给经典的病因与发病学理论赋予了新的意义。

2. 内毒损伤络脉是现代临床难治病、复杂性重大疾病具有共性发病和进展加重的原因　当代中医学家在长期临床实践基础上，提出内毒损伤络脉的病因与发病学观点，随着理念的更新和研究的深入，对此正在逐步达成共识。20 世纪 80 年代以来，从传统的安宫牛黄丸发展而来的清开灵注射液Ⅰ号方，重在清热解毒、化痰通络，从治疗病毒性肝炎、上呼吸道感染着手，取得较好疗效，在此基础上，在"七五""八五""九五"期间，针对缺血性中风病急性期原有常规治法难以更好取效的状况下，采用了静脉滴注大剂量清开灵以清热解毒、化痰通络，随后又扩大应用于出血性中风急性期治疗，大量的临床实践证明，解毒通络在急重型出血性、缺血性中风病抢救和治疗上取得疗效，进一步验证内毒损伤络脉的存在和在发病中的作用。近年来的深入研究发现，急性中风后常有内生瘀毒、热毒、痰毒互结，毒邪损伤脑络，破坏脑髓，这些毒性病理产物，继发成为重要的致病因素，累积蕴化日久，不仅参与了脑神经元损伤链的病理过程，而且是中风病病情险恶、难以治愈的关键病因，内生毒邪的作用后果还可造成脑组织及功能的进一步损害，导致智力下降乃至痴呆发生，事实证明在治疗与用药方面针对病因以解毒通络为法，及时清除及抑制这些有毒物质的产生，可以提高疗效和改善预后。此后陆续的研究报告有内生热毒、湿毒、瘀毒、痰毒等导致毒损肾络、毒损肝络、毒损胃络、毒损肺络、毒损心络等等，由此而产生的疾病有慢性肾衰竭、病毒性肝炎、肝纤维化、慢性萎缩性胃炎、阻塞性肺气肿、病毒性心肌炎、冠心病心肌梗死、肿瘤、艾滋病、动脉粥样硬化、帕金森病、活动性类风湿关节炎、干燥综合征、系统性红斑狼疮等等，从多视角、多系统证实了内毒伤损络脉是临床众多难治病、复杂性重大疾病具有共性发病和进展加重的原因。

可见内毒损伤络脉是从长期的临床实践经验中归纳总结而来的现代病因与发病学观点，是现代临床难治病、复杂性重大疾病具有共性发病和进展加重的原因，遵循审因论治、因脉证治的原则，它可直接、有效地指导临床防治，提高疗效，因此揭示其科学内涵是病因与发病学理论乃至治疗学理论可持续发展的迫切需要，深入研究有望在病因学理论和疗效上取得进展与突破。

3. 内毒损伤络脉是病因联系病机复杂的动态过程　内毒损伤络脉是病因联系病机的动态过程，也是疾病发生与转变的重要原因，其形成涉及多种致病因素的相互作用，多个病机环节的演变转化。而风、火、痰、瘀等内生病邪不仅导致病络发生，而且存在于病络机制的各个阶段，不断推动络中气机郁滞、血行不畅、络脉失养、津凝痰结等病机环节的转化。然而无论络脉中邪积或邪盛，一旦酿生成毒，即可损伤络脉，进而败坏脏腑组织，可见内毒损伤络脉是病络机制的关键环节，在这一动态过程中的不同界面仍然可以体现出原有致病因素的特性，但其程度上有层次和量级的差别。内毒损伤络脉不但标示着毒邪的性质、邪入途径和部位、机体的状态、疾病的轻重变化等，还体现着机体内相关物质基础由此而发生的动态变化，其物质基础涵盖了血管活性物质调控异常、血管内皮和平滑肌细胞损伤、细胞因子及信号传导通路调控异常等细胞、亚细胞结构、活性蛋白、基因多个层面组成的信息网络的异常变化，从而形成一个动态的、多维的、开放的复杂系统。显而易见在这一前提下，注定很难用一个单元的特异指标来解释它。

因此将整体论指导下的内毒损伤络脉病因与发病学说同现代生命科学技术相结合，阐述其科学内涵成为研究的必由之路。通过随机的临床试验和前瞻性的动物实验，取得大量数据，并利用现代计算机和信息学的理论方法和实验条件，对海量数据、信息进行"系统集成"，分析认识动态过程中的不同表现，从而较为准确地把握内毒损伤络脉的具体状态，指导临床治疗。这也必将成为中医与西医、传统与现代研究的契合点、切入点。

第五章
中风病痰热腑实证与化痰通腑治法的临床应用

痰热腑实证是中风急性期的主要证候,在病情较重特别是在中经和中腑患者中出现率更高,积极通腑泻热不仅可以防止中经向中腑移行,防止病情加重,同时还有助于中腑患者意识状况改善,促使病情向中经络方向好转。由于痰热腑实为中风气机逆乱、痰热壅结阻遏中焦这样一种共性病理机转所致,因此化痰通腑法成为中风病急性期主要的治法之一。长期临床观察发现,经化痰通腑治疗,待痰热化、腑气通后,患者原有的病状往往呈现不同的好转。

痰热腑实证的临床症状表现为腑气不通和痰热证两方面,其基本症状特点是便秘便干,舌苔黄厚腻,脉象以弦滑为多见。在中风病病人中无意识障碍者可见,有意识障碍者亦可见。其意识障碍表现为烦躁不安,或思睡嗜睡,呼之能醒,可回答问题,但移时复睡。病人还可见腹胀满,口气臭秽,舌质红或黯红。证类划分当属中腑,治疗要点急当化痰通腑,痰热去,腑气通,浊毒下行而无上逆清窍之虑,从而改善意识状态,相应达到减少并发症、缓解病势、减轻神经功能缺损程度的目的。

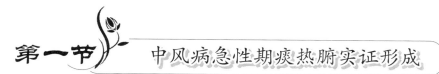

第一节　中风病急性期痰热腑实证形成

中风病急性期痰热腑实证,是由于中风病形成于不同体质、不同发病诱因、不同的兼夹疾病乃至不同的饮食习惯、生活习惯、地域环境条件,以及中风后严重程度不同所致,因此,痰热腑实证作为主要证候表现,其严重程度不一,形成途径多种。

1. 风痰上扰,痰热阻遏　中风病人平素多有膏粱厚味的饮食习惯、好逸少劳的生活方式、长期紧张的精神状态,可因饮食自倍使脾胃受伤,痰浊内生,也可因肝郁日久,木克脾土,脾失健运致痰湿内生,同时肝郁日久,气机不畅,瘀血阻络,气郁化热,灼伤阴液,炼液为痰,形成瘀血阻络、痰浊内盛、痰热内阻之素体。此内蓄痰热的病人,若遇调摄失宜,气机逆乱、内风旋动则形成风痰上扰、痰热阻遏、痰热腑实之病证。

2. 风痰瘀血,痹阻脉络,痰瘀化热,中焦阻遏 中年以后,正气渐损,痰瘀内阻。或七情刺激,气滞血瘀,或烦劳过度,阳气亢张,或饮食不节,内生痰湿,致气机逆乱,风痰瘀相搏,壅滞经脉,此属风痰瘀血痹阻脉络,发为中风。中风后,痰瘀内阻,郁而化热,痰热蕴结,阻遏中焦,致使中焦升降失常,腑气不通,从而形成痰热腑实。

3. 阳亢生风,风火上扰,气机逆乱,痰瘀化热阻遏中焦 "年四十而阴气自半也"。性情急躁、肝阳素盛之体,存在因长期气郁化热,郁热暗耗肝肾之阴,导致水不涵木、阴虚阳亢之病状,兼有气滞血瘀、郁火炼液为痰、痰瘀阻络之势。若平时饮食不节,嗜酒过度或劳倦内伤则可使脾失健运,聚湿生痰,痰郁化热。遇到情志火极,内风动越之时,或致风火上扰、络破血溢,或致风火上扰、痰瘀阻络,则气机逆乱,升降失常,风火炼液为痰、痰火内盛、蕴结中焦、胃肠气机不降而成痰热火盛、腑实内结之病证。

4. 气虚生风,风痰瘀阻 年老正气衰弱之人,气血本虚,脾胃功能衰弱,痰湿内生,加之情志、劳累等诱因,使气机逆乱于心胸,风夹痰瘀阻络,痰湿郁积中焦而化热,痰热阻滞,升降失职,渐致腑气不通。

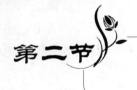

第二节 化痰通腑治疗后不同证候演变与疾病转归及相应治疗措施

积极通腑泻热不仅可以防止中经向中腑移行,防止病情加重,同时还有助于中腑患者意识状况改善,促使病情向中经络方向好转。化痰通腑法成为中风病急性期主要的治法之一。临床观察发现,化痰通腑后,患者原有的病状往往呈现不同的好转。

一、化痰通腑法治疗后的不同证候演变与疾病转归

1. 腑气通畅,痰瘀阻络,病势向愈 痰热腑实形成于中风后风痰瘀血痹阻脉络、气机逆乱、痰瘀化热者,此类患者多为中风中经络,痰热腑实一般多出现于中风后3～7天,在中风病情的极期,及时化痰通腑后,往往只需1～2剂,绝大多数患者则腑气通畅,痰热减轻,形成痰热瘀阻及痰瘀阻络证,经对症治疗后,病情稳定,逐步向愈。

2. 腑气通畅,气虚血瘀,病势趋缓 痰热腑实形成于气虚血瘀、气机逆乱、

虚气流滞、气虚生风者,中风后以风痰瘀血痹阻脉络标实为主,但部分患者在发病5~7天痰瘀化热出现腑实内结者。由于证候演变缘于患者本身气血不足的体质,应用化痰通腑法后腑气通、痰热消,标实证候已去,正气虚象渐显,多见气虚血瘀证,病势趋于和缓,但由于患者素体正气虚弱,因此本证病程相对较长,恢复较慢。少部分患者可能出现虚风再次形成,引起复中或小中风的发生。

3. 腑气通畅,腑实再结,病情欠稳 痰热腑实形成于中风后风痰上扰,痰浊瘀血痹阻经络,痰浊瘀血阻遏三焦气机不畅,或兼痰湿内盛化热者,往往患者素体气郁、痰湿相对较盛,应用星蒌承气汤化痰通腑后大便虽可通,但大便量少、虽通而不畅,须坚持应用,大便才会通畅,或大便通后,痰热未减、气机未畅,腑实很快再结。此类患者经化痰通腑治疗,腑气通畅后,病情虽有好转,但因痰热易蓄势再结,更致气机不畅,故病情又欠稳定,需密切关注,积极调治保证腑气通畅、气机条达。

4. 腑气通畅,痰热仍盛,病势缠绵 痰热腑实形成于素来内蓄痰热之体或肝阳素盛兼嗜食肥甘者,患者平素即常有腑实内结,中风后风痰上扰、痰热腑实在发病后即刻形成。此类患者多为中风中经,或中经向中腑移行者。化痰通腑法治疗腑气通畅后,痰热内蓄或兼肝阳上亢之势仍然较盛,表现在患者口气臭秽、舌红苔黄腻或黄厚腻、脉弦滑诸症未有明显改善,或伴有头痛、头晕昏沉、嗜睡,上症可持续1~2周或更久,化痰通腑法需要坚持治疗的时间较久,病情相对急重的状况持续时间较长,积极合理全面调整有助于病情稳定和好转。此类患者值此期间,若调摄不适或用药权衡不周,致腑实再结、痰热壅盛,可致热盛阴伤,或痰热扰神,甚至内闭心窍,导致病势逆转,因此治疗调护不可不慎。

5. 腑气通畅,阴液大伤,病情不稳,警惕复中 阴虚阳亢、水不涵木之体,在肝风内动、风火上扰、气机逆乱、痰火阻遏中焦基础上形成痰热腑实证者,在清热息风的同时,并用化痰通腑法,若腑气通畅但由于邪热内炽、灼伤阴液,或是屡用脱水剂后阴液大伤者,病情不稳,容易出现阴虚风动证,导致复中风,临床应高度警惕,积极防治。

6. 腑气不通,风火更甚,痰热内闭心窍,由腑及脏,病位加深 屡用化痰通腑法后腑气仍不通,多见于痰热实邪重或兼风火内扰者。风火炼液为痰,可加重痰热内结之势,痰热互结又可进一步化火生风,形成恶性循环。痰热随风阳上扰清窍,而见神志昏蒙。若腑实不通、痰火壅盛,风阳痰火内闭心窍而致昏迷。此时病情由腑及脏,病位加深。此类证候演变如果治疗及时得当,于1周或10日之内,神志逐渐清醒者尚可脱离险境。

7. 腑气不通,风火痰热猖獗,变证丛生,病势恶化 痰热腑实、痰热内闭心窍虽经化痰通腑法治疗仍腑气不通,风火痰热猖獗,消灼阴液,耗损正气,正不胜邪使得变证丛生,病势恶化。常见变证有四:一是在口噤不开、水米不进的情况下出现呃逆频频的症状,这是由于风火痰热消耗正气,因胃气败伤而形成。二是阳闭神昏数日之后,骤然背腹灼热而四肢手足厥冷,此时患者背部、腹部用手摸时有如火炭烧灼般烫手,这是肠热内闭的缘故。然而患者手足冰冷,甚至寒冷至肘膝以下,当然上下肢发凉的程度是肢体远端更凉,这种四肢发凉甚至冰冷的症状称为"厥逆",是由于邪热内闭,阻遏阳气外达而形成的。中医还有热深厥深的说法,即是邪热内闭的情况越重,则四肢厥冷的症状亦随之加重。三是阳闭神昏不遂之时还兼有频繁的抽搐。这种中风神昏病人出现的抽搐,西医学认为是脑血管病继发的癫痫,中医也可以把它看成是癫痫的一种证候类型。这是因为肝风与痰热互结,在屡犯心窍的情况下,由风阳内盛,肝阴不足,使筋膜燥涩,内风动越所成。四是阳闭数日之后出现便血、呕血的症状,这是由于邪热猖獗,肝胃之火灼迫血络造成的。变证一旦出现,无论呃逆、厥逆、抽搐或便血、呕血都是病情恶化的标志,预后多不佳。

二、化痰通腑治疗后不同演变证候及相应治疗措施

1. 痰热瘀阻,痰瘀阻络证 经过化痰通腑后,腑气已通,痰热消减,首先出现痰热瘀阻证,临床上常见患者大便已通,但舌苔仍黄腻,或口气臭秽虽减轻但仍存在,或有瘀斑,舌底脉络瘀张,脉弦滑、或涩,并见面部烘热,心烦易怒,走路脚步不稳等。故治疗以清热化痰、活血化瘀通络,常加全瓜蒌、胆南星清泄痰热;丹参、赤芍、鸡血藤等活血通络,亦可酌加行气、降气之品,如枳实、半夏、橘红等以治痰。此证调治一段时间后,痰热渐化,呈现痰瘀阻络证,舌质淡红或淡黯,苔薄或腻,治疗以化痰通络为主。

2. 痰热已退,气虚血瘀证 应用化痰通腑法治疗后腑气通,痰热标实证候已去,临床常见气虚血瘀证,患者面色㿠白,气短乏力,口流涎,自汗出,手足肿胀或肢体松懈瘫软,舌质黯淡,苔白腻,脉变为沉细、细缓或弦细。此时需益气,然而在痰热刚刚化净之时,虽有气虚见证,益气药物应以甘平或甘微温之品最适宜,药如太子参、茯苓、生山药、白扁豆等,注意避免过分甘温壅滞气机的药物。至恢复期纯属虚证而无热象,可考虑黄芪、党参等药的使用,方剂可选《医林改错》补阳还五汤加减。

3. 气机未畅,腑实再结证 应用星蒌承气汤化痰通腑后大便通,由于气机不畅,腑实再结,舌苔仍黄腻,此时应考虑少阳枢机不利,改用利气疏导的大柴胡汤。大柴胡汤主少阳兼阳明实证,是少阳邪热未及时和解而传入阳明,为"枢机

不利,里热结实"之故。审证论治,故治宜"外和枢机,里下结实",即因枢机不转,里实内结可相互影响,故治疗时双管齐下,则可收事半功倍之效。中风病人多是气机不调畅,应用大柴胡汤治疗时,外用和解之法以利枢机,并可促进腑气之畅行;内下结实之邪也可助枢机运转,两者相辅相成、相得益彰。

4. 痰热内蓄,肝阳亢盛证 经化痰通腑法治疗,腑气通畅后,部分患者出现痰热内蓄或兼肝阳上亢证候,表现在患者口气臭秽、舌红、苔黄腻或黄厚腻、脉弦滑诸症未有明显改善,或伴有头痛、头晕昏沉、嗜睡,上症可持续1~2周或更久,清热化痰通腑法或兼平肝潜阳息风法需要坚持治疗的时间较久。

临床治疗多以星蒌承气汤和羚角钩藤汤加减治疗,药用胆南星、瓜蒌、黄芩、天竺黄、酒大黄、丹参、赤芍、羚羊角、钩藤、菊花、生龙骨、生牡蛎、川牛膝等。同时配合清开灵注射液或醒脑静注射液。

5. 气阴两虚,阴亏内热证 如果应用化痰通腑剂后舌质转红绛,黄腻苔呈斑块剥脱,甚至舌面光净无苔,脉弦细而数,并烦躁不安,甚至彻夜不眠者,属痰热内蕴而阴液内耗、胃气虚衰的表现。这主要是由于痰热腑实证经治腑气已通,痰浊渐消,而邪热更炽,灼伤阴液或是屡用脱水剂后阴液大伤,致使内风旋动转化为阴虚风动证。此时治疗最难,可适当加入鲜生地、沙参、麦冬、玄参等育阴药,但不宜过多,恐有碍于涤除痰热。此时病情不稳,发生复中的危险性很大。

6. 腑气不通,痰热内闭心窍证 痰热内闭心窍为阳闭重证,可见于起病之初,也可由痰热腑实证及风火上扰清窍证转变而来。应该指出,若本证神昏、半身不遂起病骤急,多在顷刻之间发生,则是因为暴怒等情志刺激使肝阳暴涨,阳引风动,致气血奔并上窜,气血俱浮上壅,如迅雷不及掩耳之势干扰神明之腑而发病。临床以起病骤急,神昏,昏愦,鼻鼾痰鸣,躁扰不宁,半身不遂甚而肢体强痉拘急,舌质红绛,舌苔褐黄干腻,脉弦滑数为主症。至于半身不遂而肢体强痉拘急、项强是由痰火亢盛,内风横窜,肝肾阴液耗伤,筋脉失于润养而成;面红、躁扰不宁、气粗、口噤、便秘等症均属风火痰热阳邪内闭的表现;舌质红绛、舌苔褐黄干腻是阴液大伤、痰热内盛的表现,脉弦滑数由痰热使然。临床应及时清化痰热、醒神开窍,选用羚羊钩藤汤加减。药用羚羊角粉 2g(分冲),钩藤 24g,菊花10g,夏枯草 15g,黄芩 10g,生石决明 30g(先煎),生赭石 30g(先煎),石菖蒲 6g,远志 6g,牡丹皮 10g,天竺黄 6g。中成药亦可用安宫牛黄丸或局方至宝丹,以及选用清开灵或醒脑静注射液静脉滴注。

7. 腑气不通,风火痰热猖獗,中风变证 中风病变证是因邪热炽盛、内闭气血而使阴阳离决的危重病证,包括呃逆、厥逆、抽搐、呕血、戴阳。可在痰热内闭心窍、神昏日久,或正不胜邪,或治疗不当的基础上,由于风火痰热猖獗、邪气亢盛,耗损阴液阳气,败伤脏腑功能,气血逆乱、阴阳格拒而形成。

密切观察变证的早期信号,在变证发生之前积极防治具有重要意义。比如呃逆变证,由痰热腑实基础上气机逆乱引起,宜积极通腑泻热、和胃止呃,根据病情选用大承气汤加味或大柴胡汤、黄龙汤加味。而因胃气胃阴两伤属"土败胃绝"之呃逆,应益气养阴、和胃止呃,方选人参粳米汤。厥逆为热深厥深应急予羚角钩藤汤加减,送服或鼻饲安宫牛黄丸、局方至宝丹,此与痰热内蒙心窍证的治疗相同。厥逆而周身湿冷、阴阳离决之时,方选白通加猪胆汁汤,以附子、干姜回阳救逆为主,反佐以猪胆汁咸寒苦降之品,取"甚者从之"之意。

由于变证多发生于邪盛正衰之际,因此对中风重症患者,虽以风火痰热猖獗为主,但兼见气血亏虚、阴阳损伤之证者,宜在积极清热解毒、化痰息风、开窍醒神的同时,予以或益气养阴或回阳固脱的抢救治疗,临床用药方面可在服用安宫牛黄丸或局方至宝丹,以及运用清开灵或醒脑静注射液静脉滴注祛邪的同时,加用参脉或参附注射液扶正救治,或可力挽狂澜,防止变证脱证的发生。

第三节 化痰通腑法治疗中风病意识障碍的理论依据

《内经》认为神志活动不仅由心主宰,而且归属五脏,其中脾占特殊位置:"心肺在上,在上者宜降;肝肾在下,在下者宜升;中焦脾胃居中,通连上下有升有降,故为诸脏气机升降之枢。"心肺肝肾四脏之气的升降出入,还要依靠脾升胃降作用而调节。《素问·六微旨大论》曰:"出入废,则神机化灭,升降息,则气立孤危。故非出入则无以生长壮老已,非升降则无以生长化收藏。"足见气机之升降出入在人体生命活动中的重要地位。从历代医家治疗神志病变可以看出,以调畅中焦脾胃气机居多。中焦脾胃气机通过如下方面影响神志变化:

1. 糟粕浊毒之气上扰清窍 《素问·阴阳应象大论》曰:"清阳出上窍,浊阴出下窍。"中焦气机由脾胃所主,脾升胃降则精微得以布散,糟粕得以排出,从而维护着神志的正常。同时这种升降机能与脾胃经脉气机的升降作用互为协同。经脉气机的升降特征主要表现在循行上,足太阴脾经从足走胸,足阳明胃经从头走足,恰与中焦脾升胃降功能相一致。若阳明经脉气机下行不畅,阳明胃腑传化物失司,不能导胃气下降,浊气不能排出,浊毒内蕴,致阳明邪实热盛证。浊毒之邪上扰清窍,致神机不明。此为阳明腑实致神志异常的重要因素。

2. 痰热瘀血郁结于脑脉 《素问·经脉别论》曰:"饮入于胃,游溢精气,上输于脾,脾气散精,上归于肺,通调水道,下输膀胱。水精四布,五精并行。"提示津液代谢依赖三焦气化功能,其中中焦脾胃对津液的生化敷布产生作用,中焦气机失常水谷不化精微,渐聚成痰。痰为湿热之邪,易化火伤阴;同时虽为阳邪,但其性重浊黏腻,易阻滞气机,使脏腑气血升降失常。其从阳化热则痰火上扰易与风邪相合游窜上扰络脉;其阻滞气机则清阳不升,气血瘀阻致痰瘀蒙闭清窍。

由于中焦脾胃气机与意识状态有密不可分的关系,为化痰通腑法治疗中风病意识障碍提供了理论依据。另外当代医学对神经肽的研究也发现神经肽在体内的分布大多呈大脑与消化道双重性,这种双重性分布的肽类又称为脑肠肽,它与人的记忆、反应、情绪、行为以及各种神志疾病的关系密切。阳明腑实浊毒内停致肠道产生过量的氨类、吲哚类有害物质,这些代谢毒素进入血液循环,刺激神经系统,产生异常性兴奋,可出现明显烦躁表现,并使意识障碍程度加重。

应用化痰通腑法治疗,一可使阻于胃肠的痰热积滞得以降除,浊邪不得上扰心神,克服气血逆乱,以防内闭;二可使腑气通畅,气血得以敷布,达到通痹活络,促进疾病向愈发展;三可急下存阴,以防毒热伤阴而呈阴竭于内、阳脱于外之势。痰热去则阴液存,浊毒清则神自明。

综上所述,化痰通腑法治疗意识障碍虽为急则治标,然贵在辨证求本,临床凡痰热腑实证当必适用。

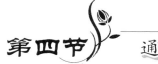

第四节 通腑法在中风病防治中的应用

1. 未病防其发　不治已病治未病,如《中风斠诠》中记载:"病根潜伏,藏气变化,酝酿者深,乃能一触危机。"中风病的防治不可忽略,重在预防。大肠为六腑之下极,且"魄门亦为五脏使",其气通畅与否与脑神、全身气机有密切关系。如《素问玄机原病式》中所说:"人之眼耳鼻舌身意神识能用者,皆升降出入之通利也。"要预防中风,必先保持腑气通畅,安其五脏,为此前人提出了节饮食、慎起居、调情志等一般性预防措施。"饮食自倍,肠胃乃伤",因此,调节饮食的目的是减轻肠胃的负担,使腑气通畅,六腑之气随之而畅,则全身气机协调。平素饮食要以清淡素食为主,多吃新鲜的、粗纤维丰富的蔬菜、水果,尽量少食高脂肪、高胆固醇的食物,减轻胃肠负担;同时食量宜适当,不应过饱,切忌暴饮暴食,保持胃肠正常有规律地蠕动。

所谓慎起居是指生活要有规律,劳逸适度。适度的劳动可以促进气血的运行,调畅气机,气主动,动则气机顺畅,肠腑健运,饮食易消化,减少气滞聚湿生痰的可能。尤其是人过中年以后,应重视体育锻炼。叶天士《临证指南医案》中也谈到"高年下焦阴弱,六腑之气不利,多痛,不得大便"。有人曾对 411 人做过调查,60 岁以上老人极少活动者便秘发生率为 15.4%,而坚持早跑的人便秘发生率仅为 0.21%。

另外,精神调摄同样重要,"恬惔虚无,真气从之,精神内守,病安从来"。精神愉快,思想乐观开朗,情志舒畅,机体就会保持正常有序的新陈代谢,脏腑气机通畅,就可以少得或不得中风病。

2. 欲病防其作　中风发病之前一般多有先兆症状,称为中风先兆,中医称为"微风"、"小中"。此时,虽然缺乏疾病的典型临床表现,但体内病变因素已经存在,出现了阴阳的偏盛偏衰,气机逆乱于头,处于欲病而未作的"潜证"阶段。中风先兆与中风的病因病机大致相同,有学者认为中风先兆期就已存在腑气不通的病理现象,便秘在中风先兆发生过程中起着重要的诱因作用。张学文等调查 350 例中风先兆病人,其中 137 例表现出不同程度的便秘现象(占 39.14%),且与先兆症状的轻重呈正向关系,多合并高血压。当用药后,大便通畅则血压下降,显示便秘—高血压—中风先兆在病理上存在着一定的内在联系。"大肠者,诸气之道路也",腑气通畅,从而五脏六腑气机协调。通腑法在中风病的预防中有重要意义,在中风先兆证阶段主要有以下方法:

(1) 化痰通腑泻浊法:随着人们生活水平的提高,滋饮醇酒已为常事,肠胃乃伤,腑气不畅,聚湿生痰,痰湿内蕴,郁久化热,热极生风。早在《素问·通评虚实论》便载有:"仆击,偏枯,痿厥……甘肥贵人,则高粱之疾也。"张山雷认为:"肥甘太过,酿痰蕴湿,积热生风,致为晕仆偏枯,猝然而发,如有物击之使之仆者,故曰仆击,而特着为病源,名以膏粱之疾。"此类患者体丰,症见头晕头重、胸闷泛恶、便秘、舌红、苔厚腻、脉滑等,治宜化痰通络、通腑泄浊,常用方药为瓜蒌、半夏、枳实、橘红、石菖蒲、胆南星、僵蚕、大黄、郁金、地龙等。

(2) 平肝通腑泄热法:此法适用于平素易头晕头痛,烦躁易怒,与情绪过于激动时发作的中风先兆证。暴怒伤肝,则肝阳暴张,或心火暴盛,风火相煽,血随气逆,上冲犯脑,即刘河间之"所谓中风瘫痪者……多因喜怒思悲恐之五志过极,而卒中者皆为热甚故也"。症见面红目赤,气粗,口臭,便秘,头晕头痛,烦躁易怒,舌黯红,苔黄,脉弦滑;治宜平肝潜阳、通腑泻热;方药常用夏枯草、钩藤、大黄、生地黄、天麻、牛膝、赭石、石决明、枳实、厚朴、芒硝等。

3. 既病防其变　中风发作,骤然而至,变化迅速,"痰瘀交阻,气机升降逆乱"是其主要病机。卒中后由于神机失用,脏腑失调,气机更加壅滞,肠腑传导不畅,浊邪不降,痰热壅滞,腑气不通,加之病人制动,或屡用脱水剂,肠燥便秘,从而形成腑实证。中焦是气机升降的枢纽,临床报道约有"40%~65.38%的中风病急性期患者伴有腑气不通的症状",甚至"80%左右患者出现便秘症状"。腑气不通比较广泛地存在于中风病患者中,它不仅是主要的致病因素,而且是病情恶化的重要诱因,并持续存在于中风病发生、发展的全过程,尤其是在急性期。临证时要抓住气机升降逆乱这一中心环节,于中风早期果断采用通腑法以降逆气、泻腑实,兼顾祛瘀涤痰或清火息风,使中焦气机通畅,升降复常,气血得以敷布,濡养脏腑经络,对改善主症,促使神识转清,缩短病程,减少后遗症及预防复中有显著的临床意义。

(1)通腑化痰法:此法在临床上运用较为频繁,适用于平素过食肥甘醇酒,脾失健运,痰湿不化,或素体肝旺,气机郁结,克伐脾土,痰湿内生,郁久化热,痰热夹风,横窜经络,甚则内闭清窍者。方用星蒌承气汤加减,药用大黄、芒硝、胆南星、桃仁、枳实、茯苓、陈皮、半夏、石菖蒲等。

(2)通腑开窍法:此法适用于中风病急性期属闭证者,患者突然昏倒,不省人事,牙关紧闭,口噤不开,两手握固,大小便闭,肢体强痉,常伴烦躁不安、腹胀口臭、便秘、苔黄腻、脉弦等症。此乃痰火壅盛、闭阻清窍、心神被扰所致,证属阳闭腑实,当辛凉开窍、苦寒泻下为法,以开窍醒神,急下存阴。方用安宫牛黄丸合涤痰汤及承气汤类方加减,药用大黄、芒硝、胆南星、黄芩、瓜蒌、枳实、甘草等。

属阴闭者常伴壅塞气粗、神昏不语、苔白、脉迟等症,此乃寒痰内盛,闭塞气机,蒙蔽神明所致。此证虽腑实不明显,但因通下可助上,仍用通腑法,法应开窍化痰,温通泻下。方用苏合香丸合温胆汤及承气汤类加减,药用大黄、枳实、陈皮、茯苓、胆南星、半夏、竹茹、甘草等。

(3)通腑活血法:此法适用于血瘀兼有腑实之中风者。临床多见半身不遂,口舌歪斜,偏身麻木,眩晕头痛,或有身热,口干不欲饮,或有胸闷心悸,或有脘腹作痛,大便秘结,或大便色黑,或伴呕血,舌质黯红或有瘀点瘀斑,脉弦或弦数。通腑法的运用,不仅可泻腑实、畅气机,且有利于瘀血的消散及吸收,增强疗效。张仲景治瘀,大黄是其主药,如桃核承气汤、大黄牡丹汤、大黄䗪虫丸等,皆为瘀实同治、推陈致新之法。有实则泻,无实则活血,两法合用,相得益彰。方用桃核承气汤加减,药用桃仁、当归、川芎、丹参、地龙、三七、大黄、芒硝、枳实、陈皮等。

(4)通腑息风法:此法适用于中风阳亢风动之证,多因五志所伤、情志过极,引起肝阳暴亢或心火暴盛,风火相煽,上冲犯脑而猝发中风。症见半身不遂,舌强语謇,或口舌歪斜,头目眩晕,耳鸣,或烦躁不安,手足抽搐,尿赤,大便秘结,舌红或绛,脉数。治宜息风以潜阳,通腑以泄热,釜底抽薪,使上亢之风阳引入于下。方用增液承气汤合镇肝熄风汤加减,药用牛膝、钩藤、天麻、龟甲、生地、麦冬、大黄、芒硝、玄参、生龙牡等。

（5）通腑泻热法：用于中风病急性期，阳火亢盛，消灼津液，致胃肠燥结，腑气不通。症见体热，或胸腹灼热，大便秘结不通，面红目赤，鼻鼾痰鸣，口中浊气熏人，舌红，苔黄腻。乃胃中灼热不得下泻，氤氲蒸腾，痰火上蒙犯脑。治宜通腑泻热存阴法，上病下取，导热下行，急存阴液，借以平肝息风，即可"釜底抽薪"，断其热源而达"热去风自消"的目的。方用大承气汤加味，药用大黄、芒硝、枳实、厚朴、鲜竹沥、胆南星、金银花、栀子等。

总之，中风病急性期要重视通畅腑气，使升降逆乱之气机恢复正常，即使发病初期没有大便不通的表现，也可酌加通腑之品，预防腑实证的形成，防止病情的发展。

4. 病后防复中　中风发病以后，易发中风的体质基础没变，顽痰死血没有尽除，潜伏于体内，耗损气血，使正气渐虚，从而易复发中风。因此，中风病急性期过后，更应注意全身气机的协调，尤其是腑气的通畅。腑气通畅，既可避免触动诱因，又可减少因气机阻滞、津液代谢失常而新生的痰浊、水饮、瘀血。此外，腑气通畅，则脾胃可充分吸收水谷精微，使气血充盛、津气得布，四肢百骸、筋骨脑髓得以濡养，加快半身不遂、意识障碍等症的好转。恢复期和后遗症期以补助通，临床上此期的病人可采用益气活血通腑法防止复中，并对促进瘫痪肢体的恢复和减少后遗症具有重要意义。

综上所述，痰热腑实证为中风后气机逆乱，中焦痰热内蕴、阻遏，导致升降失常、腑实不通，是许多不同状况的患者中风后的共性机转；应用化痰通腑法后出现不同的病状，体现了中风病发病和疾病发展的个体化病机特点。把握中风病疾病与证候演变规律，同时临证时还需深刻了解每位患者的禀赋体质、生活习惯、危险因素、发病特征，在临证时把中风病病证演变规律与患者的具体病情相结合，应证组合，随机应变，才会提高临床辨证论治的疗效和中医药防治中风病的水平。化痰通腑法治疗意识障碍虽为急则治标，然贵在辨证求本，临床凡痰热腑实证当必适用。

对于中老年人，及早调理肠腑能预防中风病的发生。在中风病急性期的治疗中，应注意调畅肠腑气机，使患者安全度过急性期；在中风病恢复期，调理肠腑既可杜绝痰、瘀之来源，防止中风病的再发，又可促进肢体的早日恢复。

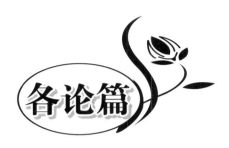

各论篇

心 脑 病 证

第一节 中风

【概述】

中风又名"卒风",是以猝然昏愦,不省人事,痰涎壅盛,言语謇涩,口眼歪斜,半身不遂,或未见昏愦而只以半身不遂为主要临床表现的一种疾病。因其具有起病急、变化多、发展快及昏仆、不遂等特定的临床症状,古代形容其发病之快,犹如风之疾速、矢石之中的,且符合风为阳邪、善行数变的特征,故名"中风"。此与汉代张仲景《伤寒论》所记载的,以发热、汗出、恶风、脉浮缓为主症的中风名同实异。《伤寒论》所称的中风是由外感风邪袭表所致的一类表证,不在本病讨论之例。

中风是一种常见病。据世界卫生组织1966年统计的57个国家的资料中,脑卒中列为前三种死因的有40个国家。据北京市1973年调查的城区和郊区的35万人中,脑卒中居城乡人口死亡原因的首位,而且病残率也很高。可见本病不仅是常见病而且是对人类危害严重的一种疾病。

中风病名始见于《内经》,如《素问·风论》所言"入房汗出中风"、"新沐中风"等关于中风的描述,这里所说的中风大都是指外受风邪所引起的各种症状,是从广义角度来认识风病。《难经·五十八难》言:"伤寒有五,有中风,有……"可见《伤寒论》与《难经》中所论的中风是一脉相承的,但从上面的定义出发不属于本病。在《灵枢·九宫八风》记有:"其有三虚而偏中于邪风,则为击仆偏枯矣",此处所指"击仆偏枯"乃属于本病。至汉代在张仲景《金匮要略》中风历节病篇中,对于本病的病因、脉证、治疗已有论述,自此开始有中风的专论,使本病初具规范。

关于中风的病因学说,根据历代文献记载,它经历了一个从外因论到内因论的发展过程。汉唐时代,论证皆为外因,金元以后辨证乃识内因。在金元以前,多以"内虚邪中"立论。如《灵枢·刺节真邪论》说:"虚风之贼伤人也,其中人也深,不能自去";"虚邪偏客于身半,其入深,内居营卫,营卫稍衰,则真气去,邪气独留,发为偏枯"。汉代的《金匮要略》认为"脉络空虚",风邪是乘虚侵入人体的。隋代巢元方的《诸病源候论》有"风偏枯者,由血气偏虚,则腠理开,受于风湿"的记载。宋代陈无择所著的《三因极一病证方论》记有邪风"如其经络空虚而中伤者,为半身不遂……"。严用和在其《济生方》里论及"营卫失度,腠理空疏,邪气乘虚而入,及其感也,为半身不遂……"。总之这一历史时期的许多医家名著多认为中风是外风。当人体气血亏损,脉络空虚,外卫不固时,招致风邪入中脉络,突然出现口眼歪斜,半身不遂,偏身麻木诸症。金元时代,许多医家对外风入侵的理论提出了不同的看法。他们指出,中风病因不是外因而是内因,这是中风病因学说发展过程的一大转折,例如刘河间提出"心火暴盛"的观点,李东垣认为"正气自虚"而成中风,朱丹溪则认为"湿痰生热"所致。三家立论不同,但都偏重于内在因素,这是中风病因学说的一个重大发展。到了元代,王履又提出了"真中风"与"类中风"的论点,他在《医经溯洄集》一书中写道:"因于风者,真中风也!因于火、因于气、因于湿者,类中风而非中风也!"其意是说,在金元以前所谓外风入中所致的病证是"真中风",而河间、东垣、丹溪以内风立论的中风应是"类中风"。王氏还强调:"中风者,非外来风邪,乃本气病也,凡人年逾四旬气衰之际,或因忧喜忿怒伤其气者,多有此疾,壮岁之时无有也,若肥盛则间有之。"王氏明确指出中风是由于人体自身的病变所引起,患者年龄多在四十岁以上,情绪激动常为发病诱因,这对中风病因学说的日臻完善,无疑是一大贡献。明代张景岳在《景岳全书·杂证谟·非风》中提出了"中风非风"的论点,认为本病的发生"皆内伤积损颓败而然,原非外感风寒所致"。他明确地指出:"凡此病者,多以素不能慎,或七情内伤,或酒色过度,先伤五脏之真阴";"阴亏于前,而阳损于后;阴陷于下,而阳泛于上,以致阴阳相失,精气不交,所以忽而昏愦,卒然仆倒……"。王肯堂在《证治准绳》一书中说:"夫膏粱之人……酒食所伤,以致中脘留饮,胀闷痞膈";"久食膏粱厚味,肥甘之品,损伤心脾"。王氏认为饮食不节与中风的发生有一定的关系。清代沈金鳌在《杂病源流犀烛》中指出:"肥人多中风也。"河间曰:"人肥则腠理致密而多郁滞,气血难以通利,故多卒中也。"沈氏认为中风瘫痪,非外中风邪,亦非肝风独盛。叶天士综合前医诸说,结合自己临床体验,进一步阐明了"精血衰耗,水不涵木,木少滋荣,故肝阳偏亢",导致"内风旋动"的发病机理,他认为本病多属于内风。王清任在《医林改错》一书中阐述说:中风半身不遂,偏身麻木,是由"气虚血瘀"而成。近代张山雷在《中风斠诠》里指出:"肥甘太过,酿痰蕴湿,积热生风,致为暴仆偏枯,猝然而发,如有物击之使仆者,故曰仆击而特著其病源,名以膏粱之疾。"这样使中风病因学说越来越全面。中风的形成既有外因,也有内因,内因之中既有火、气、痰、湿,又有肝阳偏亢、瘀血阻络等致病因素。这些认识对于理解中风的本质和指导临床治疗具有深刻的意义。

关于中风的证候,历代文献记载也很多,也是日臻完善的。例如《素问·通评虚实论》记载的"仆击偏枯"讲的就是突然晕倒而半身不遂。《素问·生气通天论》上讲的"阳气者,大怒则形气绝,而血菀于上,使人薄厥",《素问·调经论》上讲的"血之与气并走于上,则为大厥"等等,后世许多医家都认为本病是属昏冒猝仆之病。《金匮要略》在指出"夫风之为病,当半身不遂"这一主要证候的同时,还首先提出了中络、中经、中腑、中脏的证候分类方法。隋代《诸病源候论》对于中风的证候作了比较详细的描述,有中风候、风懿候、风口喝候、风痱候、风偏枯候等等,对中风的症脉病机预后也都一一作了论证。如风懿候记有"风邪之气,若先中于阴,病发于五脏者,其状奄忽不知人,喉里噫噫然有声,舌强不能言。发汗身软者可治。眼不及鼻人中左右上白者,可治。一黑一赤,吐沫者,不可治。汗不出,体直者,七日死"。这一段简短的文字说明了风懿候是属风邪中脏,而以神志和语言障碍为其主症,若汗不出体强直为邪热炽盛、血枯液燥而发痉,列为危候。唐代孙思邈所著《千金方》一书中指出:"中风大法有四:一曰偏枯,二曰风痱,三曰风懿,四曰风痹。"后人解之偏枯者,半身不遂;风痱者,身无痛,四肢不收;风懿者,奄然不知人;风痹者,诸痹类风状。这是中风另一种证候分类的方法。当然孙氏所述的中风应当是从广义角度去认识的风病。明代戴思恭在其所著的《证治要诀》中对中风的临床症状做了比较细致的描述。他说:"中风之证,卒然晕倒,昏不知人,或痰涎壅盛,咽喉作声,或口眼歪斜,手足瘫痪,或半身不遂,或舌强不语。"楼英在所著的《医学纲目》中提到:"其卒然仆倒者,经称之为击仆,世又称为卒中,乃初中风时如此也。"这说明猝然昏倒是起病时的主要症状。清代程钟龄在《医学心悟》一书中则按心、脾、肾三经进行分证,书中写道:"若心经不语,必昏冒全不识人,或兼直视摇头等证。盖心不受邪,受邪则殆,此败证也。若胞络受邪则时昏时醒,或时自喜笑;若脾经不语,则人事明白,或唇缓,口角流涎,语言謇涩;若肾经不语,则腰足痿痹,或耳聋遗尿,以此为辨。"由此可见中风中脏多以神志障碍和清窍失灵为主症。沈金鳌在《杂病源流犀烛》中更加明确地指出:"盖中脏者病在里,多滞九窍。……中腑者病在表,多著四肢,其症半身不遂,手足不随,痰涎壅盛,气喘如雷,然目犹能视,口犹能言,二便不秘,邪之中犹浅。"沈氏根据病变部位的浅深和病情的轻重来探讨中风证候分类的方法,这对病情的了解和预后的判断均有帮助。自古以来历代医家都认为本病是难治的病证之一。李东垣在《脾胃论》中写道:"人之百病莫大于中风。"喻昌在《医门法律·中风绪论》中阐明:"中风一症,动关生死安危,病之重大,莫有过此者。"这一切都说明了中风的严重性。至于预后方面,在《中藏经》有"中风之病,口噤筋急,脉迟者生,脉急而数者死"的记载,刘完素谓:"暴病暴死,火性疾速。"这对预后的判断都有一定的参考价值。

关于中风的治疗,历代医家积累了许多宝贵的经验,无论是治疗法则,还是组方遣药,都留下了极为丰富的遗产。尤其是对中风治则的学术争鸣,自古至今乃是中医内科学中一个突出的问题。如张山雷所著《中风斠诠》中写道:"古之中风皆是外因,治必温散解表者,所以祛外来之邪风也。今之中风多是内因,治必潜降镇摄者,所以靖内动之风阳也。诚能判别外内二因之来源去委,则于古今中风证治,思过半矣。"可见中风治则的争议是以病因学说的分歧为依据的。因此,所谓古今治疗原则的不同,仍应以金元时代为分水岭。汉代张仲景《金匮要略》一书虽列有专篇讨论中风,但篇中未指出主治方剂,其中所附的《古今录验》续命汤,为"治中风痱,身体不能自收持,口不能言,冒昧不知痛处,或拘急不得转侧"。其方是以麻黄汤为基础,增入当归、川芎以理血,人参、干姜以温中,佐以石膏抑其辛燥之性。特别在方后云,服后"当小汗,薄覆脊,凭几坐,汗出则愈,不汗更服,无所禁,勿当风"。可见续命汤所治系风邪外中之风病。而后,唐代孙思邈在《备急千金要方》中,自制小续命汤以治中风,其方仍是仲景麻桂二方加入人参、附子、黄芩等味。这一时期的医家,治猝然昏仆之中风,多首推小续命汤。直至刘河间每谓中风中经络者,认为多有六经形证,故通以小续命汤加减主治,且有桂枝续命、麻黄续命、葛根续命等方,按六经外证加减。总之,太阳中风虽与猝仆中风浑然不同,但金元以前的医家对猝仆中风因持外风入中之说,故治疗法则是以祛外风为主。验之今日临床,内风动越之证必不以外风治,故续命诸方已用之极少。金元以后的各家医书,对中风的治疗都有阐述,唯清代尤在泾《金匮翼》一书中立有中风八法,较为完备。八法者,一曰开关,二曰固脱,三曰泄大邪,四曰转大气,五曰遂瘫痪,六曰除热气,七曰通窍燧,八曰灸俞穴。尤氏十分强调按病期、分阶段进行辨证论治。例如开窍法,开窍清心适用于闭证:"卒然口噤目张,两手握固,痰壅气塞,无门下药,此为闭证。闭证宜开,不开则死。"固脱法回阳救逆,适用于脱证:"猝然之候,但见目合、口开、遗尿、自汗者,无论有邪无邪,总属脱证。脱则宜固,急在元气也。"除了开窍与固脱外,起病的初始阶段还要祛邪和益气血。关于祛邪的重点,则因各家所持病因学说的不同也各有所侧重,或息风,或逐痰,或清热,或活血。后世医家多综合前人之说,依临床辨证而灵活运用滋阴潜阳、平肝息风、通腑化痰、活血通络、清热除痰、健脾利湿、益气养血等治法。但在实际运用中,由于实践经验的不同,处方选药的差异较大。然而活血化瘀的治法,为清代王清任以后的许多医家共同推崇,近代运用活血化瘀治法治疗本病总结出不少的好经验,使活血化瘀法发展到了一个新的水平。

从中医学的发展史来看,对于中风病因、证治的认识,也经历了一个由简单到复杂,由浅入深,不断提高的过程。在学术争鸣上始终贯彻了立足于"整体",体现于"恒动",着眼于"辨证"的观点,这不仅对我们掌握本病的辨治规律有好处,而且对学习中医学也有很大的启发。

本病与现代医学所称脑卒中的含义大体相同。脑卒中包括出血性脑血管病和缺血性脑血管病两大类,在出血性脑血管病中主要有高血压性的脑出血;在缺血性的脑血管病中主要有脑血栓形成、脑栓塞和暂时性脑缺血发作。对上述疾病的中医药治疗均可参考本篇进行辨证论治。但应说明,诸如椎-基底动脉血栓形成或供血不足,它是以眩晕、共济失调等为主要临床表现的,而大脑后动脉血栓形成以偏盲为主要临床表现者,未列入本节讨论的范围。

【病因病机】

中风的病因,与风、火、痰、气、血有关,其中尤以肝风为主。从病位来说,当是主病在肝,而与心脾肾又有密切关系。通常是在肝、心、脾、肾四经之阴阳失去平衡的情况下,由于忧思恼怒,或饮酒饱食,或房室所伤,或劳累等诱因,以致阴陷于下,肝阳暴张,阳化风动,气血逆乱,夹痰夹火,横窜经脉,蒙蔽心窍,而发生猝然昏仆、半身不遂诸症,是一种上实下虚、阴阳互不维系的危急证候,其病机转化迅速、多变、复杂。中风的致病原因,虽然是以风为主,但亦兼有其他的综合因素,兹分述如下:

(一)主因

1. 风　风分外风与内风。关于外风入中。外风是六淫邪气之一,《素问·骨空论》说:"风者,百病之始也","风从外入"。《素问·太阴阳明论》又说:"故犯贼风虚邪者,阳受之";"故伤于风者上先受之"。可见风邪实为外感诸病的先导。风邪从皮毛侵入,或逗留于肌肉腠理之间,或游走于经络之中。风邪侵袭人体常先入阳经,病从上部开始。一般是因为正气不足,脉络空虚,卫外不固,风邪乘虚直中脉络而成。其风邪中人较浅,病情亦轻,多以阳经、头面受病为主,临床见症主要是口眼歪斜,或肌肤不仁,可兼半身不遂,但症状较轻。

关于内风动越,内风则因脏腑阴阳失调而生。《素问·阴阳应象大论》谓:"风气通于肝也",以肝为厥阴风木之脏,而主内风。《中风斠诠》写道:"五脏之性肝为暴,肝木横逆则风自生,五志之极皆生火,火焰升腾则风亦动,推之而阴虚于下,阳浮于上,则风以虚而暗煽,津伤液耗,营血不充则风以燥而猖狂。"张氏在这里明确提出了火极可以生风,而血虚液燥可以动风。风为阳邪,风的特点是善动不居,变化不定,若遇忧郁恼怒触动内风,可使肝阳暴张,内风随之旋转,此时必气火俱浮,迫血上涌,也可兼夹痰浊、瘀血窜扰经络,上壅清窍,更有甚者,气之与血并走于上,而逼迫血液离经,终成大厥之危候。本病由内风旋动而成者最多,其病情亦重。

2. 火 火有心火、肝火、肾火。心肝之火多由五志过极而来,肾火系因房劳过度,阴虚火旺而成。《素问玄机原病式·火类》说:"所以中风瘫痪者,非谓肝木之风实甚而卒中之也,亦非外中于风尔;由乎将息失宜而心火暴甚,肾水虚衰,不能制之,则阴虚阳实,而热气怫郁,心神昏冒,筋骨不用,而卒倒无所知也,多因喜怒思悲恐之五志有所过极而卒中者,由五志过极,皆为热甚故也。"刘氏在这里强调了"心火暴甚"、"五志过极"可以发生卒中。实际上所谓水不制火,阴虚阳实,而热气怫郁,心神昏冒,已蕴有热极生风的意思。我们认为除心肝之火可以化风而外,由肾火伤阴导致虚风暗煽也是构成本病的发病因素之一。

3. 痰 痰分风痰、热痰和湿痰。风痰系风与痰相搏,是指内风旋动挟痰横窜脉络,蒙塞心窍而发病。关于热痰可以生风,这在金元时代朱丹溪早有论述,他在《丹溪心法》一书中写道:"由今言之,西北二方,亦有真为风所中者,但极少尔。东南之人,多是湿土生痰,痰生热,热生风也。"他在这里明确指出湿痰壅盛、痰热生风应是中风致病因素之一。还有湿痰则常由气虚而生,多在中风恢复期或后遗症时,因气虚湿痰阻络而见半身不遂、言语不利诸症。

4. 气 气包括气虚、气郁和气逆。李东垣虽有"正气自虚"之说,然其亦注重于痰,如《东垣十书》写道:"中风为百病之长,乃气血闭而不行,此最重痰。"我们认为气虚既可生痰,又能导致血滞血瘀,而痰浊、血瘀皆与中风发病有关。但应指出,痰浊、瘀血必兼有风,若无内风旋动,单纯由痰浊、瘀血致病是不可思议的。还有气郁化火,火盛则可动风。气逆可影响血行,若血随气逆,上壅清窍,则可助长肝风动越之势。所以气郁、气逆与气虚对中风发病同样有一定的关系。

5. 血 血有血菀、血瘀之分。血菀见于《素问·生气通天论》所言:"血菀于上,使人薄厥。"是指在怒之后,因气逆而阳不下行,阳逆故血积于心胸之内或清阳之府,然阴阳相搏,气血奔并,因薄厥生,故名薄厥,实指猝暴昏仆之病。关于血瘀,它对中风发病至为重要。久病由气及血,由经入络,可以形成血瘀,气为血帅,血为气母,气行则血行,气滞血亦滞,气虚可以导致血瘀,血瘀之后又能滞气,也可因血瘀而生热。因此,血瘀虽是中风致病因素之一,但更重要的是中风偏枯之后,其血瘀的见证必然更为严重,王清任所拟补阳还五汤,用益气活血之法加重剂量治疗中风半身不遂,其道理就在于此。

6. 虚 内风、痰浊、血瘀的产生多与肝肾阴虚和中气不足密不可分。依据临床的观察,导致本病的发生还与如下因素有关:①年老自然衰退,所谓年逾四旬,阴气自半。②将息失宜,不重视身体锻炼,不注意劳逸适度,以致人体阴阳气血失调。③情绪不稳定,喜怒无度,忧思忡忡,则暗耗肝阴,损伤心脾。④饮食不节,损伤脾胃。⑤久病。此外也有自幼患风湿痹证,日久脉痹舍心,而成气虚血瘀,若遇内风也能发为本病。

(二)诱因

1. 情志相激 五志过极,心火暴甚,可引动内风而发卒中。根据我们临床所见,暴怒伤肝是最为多见的诱发因素。因暴怒则顷刻之间肝阳暴亢,气火俱浮,迫血上涌,则大厥、薄厥之候必发。至于忧思悲恐、情绪紧张均可作为本病的诱因看待。

2. 烦劳过度 《素问·生气通天论》说:"阳气者,烦劳则张。"此指人身阳气,以烦劳而其势愈张,故易患阳升之病。所以,劳累不仅可致气虚,而烦劳过度则筋脉贲张,暗耗肝血,进而虚阳扰动,可以成为中风的发病诱因。

3. 饮食不节 过食肥甘醇酒,使脾失健运,聚湿生痰,痰郁化热,肝风挟痰上扰,这是中风的病因之一。而饱食、饮酒,尤其是酗酒常是本病的诱因。以饮食过饱,食滞生热可助风阳。再则醇酒辛温,助阳发散,过饮则湿热郁蒸,助阳化火故可诱发中风。

4. 气候骤变 中风于一年四季均可发病,但根据我们的临床观察,似以气节交变时较多,尤其是以入冬骤然变冷,或早春骤然转暖之时发病较多。《素问·调经论》曰:"寒独留,则血凝结,凝则脉不通……"老年人若冬季到来之时,骤然感寒,影响了血脉循行,常为中风的诱因。早春骤然变暖,此时正值厥阴风木主令,风阳暗动,内应于肝,也易发生中风。

(三)病机转化

从定义出发,本病当以猝然昏仆不遂为主症,昏仆是由心窍被蒙,不遂是由经络闭阻,故病机的主要环节是风痰、血瘀、火邪窜扰经脉和心窍。至于主因虽有风、火、痰、气、血、虚之分,其中又以内风、痰浊、血瘀致病者为多。在诱因方面,无论情志、劳累、饮食、气候的影响,总以助阳、化火、动风为转机,进而挟痰浊、血瘀窜逆于脉络心窍之间。本病初起因病位浅深和病情轻重的差异而分为中经络和中脏腑两类,其病机转化如此:若脉络空虚卫外不固之时遭受外风侵袭,可形成风中经络;有肝肾阴虚、中气不足的病理基础,由风痰、血瘀痹阻也能发生中经络之证。若肝肾阴虚,肝阳偏亢,遇有情志、气候、劳累等诱因触发,可出现内风横窜,气血逆乱的情势,如血菀于上,或气之与血并走于上,皆能导致瘀血阻络,蒙蔽心窍而中脏腑;再者肝阳暴亢,火升风动,挟风痰、热痰走窜经络,上扰清窍,也将发生中脏腑之证。

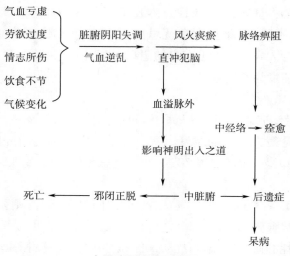

中风病因病机示意图

【临床表现】

本病多发生在中年以上,老年尤多。元代王履指出:"凡人年逾四旬气衰之际……多有此疾。"据近 20 年来的文献资料表明,中风的发病年龄有提早的趋向,30～40 岁发病的也不少,甚至有更年轻者,当然还是以 50～70 岁的年龄组发病率最高,常占病人的 60% 以上。

中风起病急骤这是一个重要的临床特点。《内经》称本病为"击仆偏枯"。"击仆"即猝倒,宛如头部被硬物所击,旋即倒地的意思。后世各家医书中也经常提到:中风之病,如矢石之中人,骤然而至也。若起病缓慢隐袭而偏瘫者,必不属中风讨论的范围。但中风起病急骤之中又有不同之处,既有暴怒之后,内风旋动,顷刻昏仆,骤急起者;也有猝然眩晕、麻木数小时后,进而半身不遂,伴见口眼歪斜,病情逐渐加重者,此虽起病急而有渐进的发展过程;还有猝发半身不遂、偏身麻木等症,历时短暂而一日三五次复发者,此起病速而好转亦速,然不及时治疗,终将中而不复。总之,本病起病急骤为一重要特征,医者不可不察。

本病发生多有诱因,诸如情志、劳累、气候、饮食等方面的原因已如上述。本病未发之前,多有先兆。如《中风斠诠》书中写道:"其人中虚已久,则必有先机,为之朕兆。或为神志不宁,或为眼目眩晕,或则头旋震掉,瘛疭纷纭,或则脑力顿衰,记忆薄弱,或则虚阳暴露,颊热颧红,或则步履之玄,足轻头重。种种情形,皆堪逆料,有一于此,俱足为内风欲煽,将次变动之预兆。"上述症状验之临床,似以眩晕为先兆者最多,还有肢体麻木也属常见的先兆症状。

本病的首发症状,重证是以突然神志昏愦、半身不遂为先导,轻证是以眩晕、偏身麻木早出现,一般多以口眼歪斜、半身不遂为首发。本病主症,也可以说是中风病人具有共性而出现较多的症状。应包括神志不清,重则不省人事,半身不遂,偏身麻木,口眼歪斜,言语謇涩诸症。本病舌象,以舌质黯有瘀点、瘀斑者居多,而舌苔变化不定。本病主脉当弦,以示主病在肝,常兼滑脉,说明痰湿内盛。若脉洪大、促疾、沉迟多是病情危重的征象。关于本病兼症、舌苔变化、兼脉虽则变化较多,然而对于辨证确很重要,此处不予赘述,详见辨证论治部分。

本病的病势发展大体可以分为三期。起病后 2 周或 1 个月左右属急性期,1 个月以上至半年左右者为恢复期,半年以上者为后遗症期。其后遗症以半身不遂最为多见,还有言语不利、抽搐发作、神志失常和痴呆等症。

【鉴别诊断】

1. 痫证　中风与痫证虽然都有猝然昏仆的见症,然而痫证属发作性的疾病,猝发仆地时常口中作声,如猪、羊啼叫,四肢频抽而口吐白沫,醒后如常人,但可再发。中风则仆地无声,一般无四肢抽搐及口吐涎沫的症状,如有神昏者需辗转治疗,方可逐渐清醒,绝不会自醒,并且多有口眼歪斜、半身不遂等症。神昏尚浅者,口眼歪斜、半身不遂可以通过检查发现;即使神昏重者,待醒后则半身不遂诸症可知。所以中风与痫证的鉴别并不困难。对于西医学所称暂时性脑缺血发作,即中风一日数发,来速去疾者,当与痫证发作而无抽搐者加以区分。中风一日数发,来速去疾者为小卒中,其证轻,多无神志障碍;痫证发作无抽搐者,必以失神或神志失常为主要表现,故两者也容易鉴别。关于中风而兼有抽搐症状者与痫证的区分,一般中风病人的抽搐多在一侧,另一侧当是半身不遂,而痫证病人多为全身性抽搐。还应该说明的是,西医学认为脑卒中可以继发癫痫,从中医角度看中风病人的抽搐发作似亦可作为痫证的一种特殊的证候类型看待,所以两者相关务须细分。

2. 痿证　中风后遗症的半身不遂,日久不能恢复者,则肌肉瘦削,筋脉弛缓,应注意与痿证加以区别。痿证一般来说起病缓慢,表现为双下肢瘫者最多见,俗称下痿,当然单肢瘫和四肢瘫者也有,惟偏瘫者极少见。但有患痿证而称偏瘫者,其实多是四肢瘫痪两侧不对称,一侧重一侧轻,故与中风半身不遂不同,医者细查便能知晓。

3. 口僻　俗称吊线风,主要症状是口眼歪斜,多伴有耳后疼痛,因口眼歪斜有时伴流涎、言语不清。多由正气不足,风邪入中脉络,气血痹阻所致,不同年龄均可罹患。中风病口舌歪斜者多伴有肢体瘫痪或偏身麻木,病由气血逆乱,血随气逆,上扰脑窍,而致脑髓神机受损,且以中老年人为多。

4. 厥病　都有猝然昏仆的见症。而厥病常伴有四肢逆冷,一般移时苏醒,醒后无半身不遂、口舌歪斜、言语不利等症。

5. 痉病 以四肢抽搐,项背强直,甚至角弓反张为主症。病发亦可伴神昏,但多出现在抽搐以后,无半身不遂、口舌歪斜等症状。

【辨证论治】

中风之发生,总不离乎在本为阴阳偏胜,气血逆乱,在标为风火交煽,痰浊壅塞,瘀血内阻,形成本虚标实、上盛下虚的证候。但病位有浅深,病情有轻重,证候有寒热虚实,病势有顺逆的不同,因此掌握临床辨证的要点是很重要的。

（一）辨证要点

1. 辨病位浅深和病情轻重 中风急性期大抵可分中经络与中脏腑两类证候。《金匮要略》中说:"邪在于络,肌肤不仁;邪在于经,即重不胜;邪入于腑,即不识人;邪入于脏,舌即难言,口吐涎。"中络是以肌肤麻木、口眼歪斜为主症,其麻木多为偏身或一侧手足,此证邪中最浅,病情最轻。中经是以半身不遂、口眼歪斜、偏身麻木、言语謇涩为主症,无昏仆,此证比中络为重,但皆由病邪窜扰经络而成,故可归为一种,统称中经络。中腑是以半身不遂、口眼歪斜、偏身麻木、言语謇涩而神志不清为主症,但其神志障碍较轻,一般属意识朦胧思睡或嗜睡。中脏是以猝暴昏仆而半身不遂者,其神志障碍重,甚至完全昏愦无知;或以九窍闭塞突出,如目瞀,视一为二、视长为短、目不能瞬,言语謇涩,吞咽困难,尿闭便秘等。此证邪中深病情重。清代沈金鳌认为:"盖中脏者病在里,多滞九窍······中腑者病在表,多着四肢。"中腑中脏其病位一表一里,因两者皆有神志障碍故并为一种,统称为中脏腑。从病期来看中经络与中脏腑均属急性期的见证。若病延半年以上仍有症状则属后遗症。作者认为中经络、中脏腑、后遗症的证候分类,可以辨别中风病情的浅深轻重。临床上运用这种分证方法进行动态观察,还可掌握病情的发展过程,对预后估计也有一定的帮助。如起病时嗜睡而半身不遂,经治神志转为清醒,是先中腑后转为中经,病情转轻,预后亦好;倘若神志障碍和半身不遂加重,渐至昏迷,是先中腑而转为中脏,病情逆转,多预后不良。

2. 辨闭证与脱证 中脏腑的主要临床表现为突然昏仆、不省人事、半身不遂等,但有闭证和脱证的区别。闭证是邪闭于内,症见牙关紧闭,口噤不开,两手握固,大小便闭,肢体强痉,多属实证,急宜祛邪。脱证是阳脱于外,症见目合口张,鼻鼾息微,手撒遗尿,后世医家认为这是五脏之气衰微欲绝的表现,多属虚证,急宜扶正。闭证和脱证均为危急重证,治法不可混同,因此临床上必须分辨清楚。在闭证中,又有阳闭与阴闭之分。阳闭是闭证兼有热象,为痰热闭郁清窍,症见面赤身热,气粗口臭,躁扰不宁,舌苔黄腻,脉象弦滑而数。阴闭是闭证兼有寒象,为湿痰闭阻清窍,症见面白唇黯,静卧不烦,四肢不温,痰涎壅盛,舌苔白腻,脉象沉滑或缓。关于阳闭与阴闭的辨别,临床上常以舌诊、脉诊为主要依据,阳闭苔黄腻,阴闭苔白腻;阳闭舌质偏红,阴闭舌质偏淡;阳闭脉数而弦滑,且偏瘫侧脉大有力,阴闭脉缓而沉滑。阳闭和阴闭可以相互转化,其证的变化也可依靠舌象和脉象的观察,结合症状的改变来判定。

3. **辨病势的顺逆** 先中脏腑,如神志渐渐转清,半身不遂未再加重或有恢复者,病由中脏腑向中经络转化,病势为顺,预后多好。若属风中脏腑的重证病人,如神昏偏瘫症状在急性期病情波动或加重,多由痰热内盛或正气不足而成,其病势发展仍属顺境。如见呃逆频频,或突然神昏、四肢抽搐不已,或背腹骤然灼热而四肢发凉及至手足厥逆,或见戴阳证及呕血证,均属变证,病势逆转,虽经积极救治,但能挽回生命者很少。其呃逆频频者,是痰热郁闭,渐耗元气,胃气衰败的表现。其突然神昏,四肢抽搐不已,是由内风鸱张,气血逆乱而成。有背腹骤然灼热而四肢发凉、手足厥逆,或见戴阳之证,皆由阴阳离决所致,病入险境。至于合并呕血、便血者,是由气分邪热猖獗,迫伤血络而成,亡血之后气随血脱,多难挽救。

4. **明辨病性** 中风病性为本虚标实,急性期多以标实证候为主。若素有头痛、眩晕等症,突然出现半身不遂,甚或神昏、抽搐、肢体强痉拘急,属内风动越;若病后咯痰较多或神昏,喉中痰鸣,舌苔白腻,属痰浊壅盛为患;若面红目赤,口干口苦,甚或项背身热,躁扰不宁,大便秘结,小便黄赤,则以邪热为主;若肢体松懈瘫软而舌质紫黯,说明阳气不足,瘀血较甚。恢复期及后遗症期,多表现为气阴不足,阳气虚衰。若肢体瘫痪,手足肿胀,口角流涎,气短自汗,多属气虚;若兼有畏寒肢冷,为阳气虚衰的表现;若兼有心烦少寐,口干咽干,手足心热,舌红少苔,多属阴虚内热。

(二)证治分类

1. 中经络

(1) 络脉空虚,风邪入中

证候:素常头晕眩晕,易躁易怒,心烦口苦,躁汗频出而受外风,突然偏身麻木,进而一侧手足不遂,可兼表证但不明显,舌苔薄黄,脉细弦而数。

分析:素常头晕眩晕,易躁易怒而心烦口苦者,是肝有郁热。如因躁、怒逼迫内热蒸表则躁汗频出,此时外风乘人体阴阳失调而偏中于脉络,使气血行涩,失于温煦濡养,故偏身麻木,重则一侧手足不遂。本证以外风为诱发因素而肝热为内在因素,即使有表证,当不明显。舌苔脉象均是肝经郁热之征。

偏身麻木一证属中络,如治疗及时确当,则三五日即可进入恢复期,半月左右可痊愈。若调治失当,特别是遇有情志之火相激则病情转重,由中络而成中

83

经,必见半身不遂。若因情志之火亢盛或又暴饮醇酒而复中者,则可见中脏腑之证。

（2）肝肾阴虚,风痰上扰

证候:平素头晕头痛,耳鸣目眩,少眠多梦,腰酸腿软,突然一侧手足沉重麻木,口眼歪斜,半身不遂,舌强言謇,舌质红,苔白或白腻或薄黄,脉弦滑或弦细而数。

分析:由于肝肾阴虚,肝阳偏亢,阴阳失调,血菀气逆,形成上盛下虚,故见头晕头痛、耳鸣目眩、少眠多梦、腰酸腿软等症,有的还可出现面部烘热、心中烦躁、易怒、走路脚步不稳似有头重脚轻之感等阴虚阳亢的症状。肝属厥阴风木之脏,体阴用阳,肝阴亏损,肝阳亢进而动肝风,风为阳邪,若肝风挟痰上扰,风痰流窜经络,故突然发生舌强语謇、口眼歪斜、半身不遂等症。从脉象看,弦主肝风,滑主痰湿,若弦细而数者为肝肾阴虚而生内热、热动肝风之象。舌质红为阴不足,舌苔腻是兼痰湿,苔薄黄是化热之征。

本证无神志障碍而以半身不遂为主,此属中经。常于起病后一周间变化较多。如调治得当,肝风很快平息,病情趋向平稳,而后偏瘫渐轻,约于1～2周以后即进入恢复期,此类证候预后较好。如逢重证虽用大量息风平肝药物施治,内风动越仍未平复者,则第一周内,病势渐渐恶化,非但偏瘫加重,甚而神志转为不清,此成中腑。另外在肝肾阴虚、虚风内动的急性期要注意七情六郁所伤,若本证为情志火激,即可发生复中而出现中脏之证。在治疗上先拟镇肝息风为主,若能获效,继以通络化痰,最后用大剂滋阴潜阳、补益肝肾之品以固本,杜绝内风煽动之源,促使病情向顺境发展。

（3）痰热腑实,风痰上扰

证候:突然半身不遂,偏身麻木,口眼歪斜,便干或便秘,或头晕,或痰多,或舌蹇,舌苔黄,黄腻,脉弦滑,偏瘫侧脉弦滑而大。

分析:由于肝阳素盛,平时饮食不节,嗜酒过度或劳倦内伤,致使脾失健运,聚湿生痰,痰郁化热,内风挟痰,窜扰经络,常可引起半身不遂、偏身麻木、口眼歪斜;若痰热挟滞阻于中焦,传导功能失司,升清降浊受阻,导致腑气不通而便秘,清阳不升而头晕,还可见咯痰、痰多等症。风痰阻于舌本,气血行涩,脉络不畅造成言语謇涩,舌苔黄、黄腻、脉弦滑是属痰热。脉大为病进,偏瘫侧脉弦滑而大,说明偏瘫由痰浊阻络、正邪交争所成,并且病势有进一步恶化的趋向。

本证也属中经,但痰热甚者,也可见意识朦胧思睡而属中腑证者。因此痰热腑实、风痰上扰的证候类型,可以认为是中经和中腑的移行型。如调治得当,约在2周左右即可进入恢复期。在治疗方面可以通腑化痰为先导,一旦大便得通,继之可用清化痰热活络,待痰热渐化时,予以重剂活血化瘀,以图半身不遂之症好转,然而痰热既可伤阴又能耗气,故至恢复后,其证以气虚血瘀为多见,而阴虚血瘀者较少。若本证病势循此发展演变是属顺境,预后较好。如痰热邪实重者,痰热随风阳上攻清窍,必见神昏。若气血逆乱,痰热闭郁,也可成中腑闭证。又痰热阻滞中焦,势必耗伤胃气,若病人频频呃逆不止,是胃气欲绝,病情恶化的危候,救治及时确当,尚有好转可能,一般预后不佳。

(4)气虚血瘀

证候:半身不遂,口舌歪斜,言语謇涩或不语,偏身麻木,面色㿠白,气短乏力,口角流涎,自汗出,心悸便溏,手足肿胀,舌质黯淡,舌苔薄白或白腻,脉沉细、细缓或细弦。

分析:本证所见气短、乏力、自汗出,通常被称为气虚的三大主症。面色㿠白是中气不足,不能荣华于颜面的表现;口角流涎,既因脾虚湿盛,又有气弱唇缓的缘故;心悸为心气虚,便溏为脾气虚;手足肿胀多在中风2周后出现,此因气虚血阻,手足筋脉、肌肤失于气血的温煦、濡养。舌质黯淡为气虚血瘀之象,脉沉为阳气不足的征象。

2.中脏腑

(1)闭证

①阳闭

证候:突然昏倒,不省人事,牙关紧闭,口噤不开,两手握固,大小便闭,肢体强痉,此属闭证的一般症状,还有面赤身热,气粗口臭,躁扰不宁,舌苔黄腻,脉弦滑而数。

分析:肝阳暴亢,阳升风动,血随气逆而上涌,挟痰挟火上蒙清窍则突然昏倒、不省人事,即《素问》上说的"血之与气,并走于上,则为大厥"、"血菀于上,使人薄厥"的证候。阳闭为风火痰热之邪上扰清窍而内闭,所发症见面赤、身热、气粗、口臭、口噤、便闭等症。舌苔脉象皆由邪热使然。

阳闭之证如能及时治疗抢救,于三五日内神志逐渐清醒者,其预后一般较好,一旦神志完全清醒则转为中经之证,也可于两周左右进入恢复期。若神昏日久,或因正不胜邪,或因治不及时和误治,可以转变为脱证。阳闭致脱主要是风火痰热进一步灼阴耗气而形成,这是病势逆转的表现。再者,阳闭因邪热炽盛而内闭气血,使阴阳离决,故变证亦多。如背腹灼热而四肢手足厥冷,即属邪热内闭,阻遏阳气外达,而成厥逆。如肝风与痰热搏结,屡犯心窍,则神昏而频繁抽搐。如邪热猖獗,肝胃之火灼迫血络则可大量呕血。无论厥逆、抽搐或呕血,俱是病情恶化的标志,预后多不佳。

②阴闭

证候：除阴闭证的一般症状外，还有面白唇黯，静卧不烦，四肢不温，痰涎壅盛，舌苔白腻，脉象沉滑或缓。

分析：素体阳虚阴盛，湿痰属阴，邪从阴化而成阴闭。阴闭为湿痰偏盛，风挟湿痰之邪上壅清窍而成内闭之证。所以症见痰涎壅盛，面白唇黯，四肢不温，静卧不烦等。舌苔白腻是湿痰盛，脉沉主里主阳虚，滑主湿痰重。

阴闭之证如抢救治疗措施及时而确当，于三五日内神志逐渐转清醒时，其预后尚好。神清之后当属中经之证，大约二三周后进入恢复期。阴闭日久，因湿痰壅盛消耗阳气也可转化为脱证，这是病情恶化的表现。有在阴闭之时，忽然头痛而面红连颈项，两足厥冷，脉微欲绝，此因湿痰内闭，进而形成下真寒而上假热的危重病证，即张仲景《伤寒论》厥阴病篇所记的戴阳证。根据我们的观察，戴阳证一见，目前的抢救措施多难以奏效，病人常于数小时内死亡。

(2) 脱证

证候：突然昏倒，不省人事，目合口张，鼻鼾息微，手撒肢冷，汗多，大小便自遗，肢体瘫软，舌痿，脉微或弱。

分析："脱"指正气虚脱，因虚脱而出现目合口张，鼻鼾息微，手撒遗尿等症。后世医家认为这是五脏之气衰微欲绝的征象。除上述见症外，还可见汗多不止，四肢冰冷，甚而脉微欲绝，这些都是元气衰败，阴竭于下，孤阳欲脱所造成的。

脱证常由闭证转化而来。若治疗及时，正气渐复，正邪交争也能使脱证转为闭证，这是病情向好转的方向转化。在闭、脱转化的过程中，临床上也常看到闭脱互见的证候。若闭证中出现了脱的症状，如汗出、遗尿，这是病情有转重的趋势。在治疗上，应在祛邪为主的同时，兼顾扶正，或不要伤正。若脱证经急救奏效后，再出现闭的症状，如肢体强痉，脉转弦滑，这是正气渐复、正邪相争的征象。治疗上应在固脱扶正的同时，相应地佐以祛邪。

3. 后遗症

中风半年以后，仍有半身不遂，偏身麻木，言语不利，口眼歪斜等症，或渐而痴呆，或神志失常，或抽搐发作此属中风后遗症。但神志失常、痴呆及抽搐发作，可按癫狂、痴呆及癫痫的辨证论治加以处理。现在就半身不遂和言语不利的辨证分述于后：

(1) 半身不遂

证候：无寒热及其他明显的不适，唯一侧肢体不能自主活动或活动失灵；有的偏身麻木，重则感觉完全丧失；有的肢体强痉而屈伸不利；有的肢体松懈瘫软。舌质或正常或紫黯，或有瘀斑，舌苔较腻，脉多弦滑，也有滑缓而无力者。

分析:因风痰流窜经络,血脉痹阻,经隧不通,气不能行血,不能濡,故肢体废而不用,成半身不遂。一般说患侧肢体强痉屈伸不利者,多为血不养筋而风阳内盛;瘫软无力多为血不养筋而中气不足;偏身麻木由气血失于温煦濡养,舌质黯有瘀斑是血瘀阻络。舌苔较腻是痰湿较重。脉象弦滑是风痰阻滞,而多见于患侧肢体强痉者;脉象滑缓无力是气血虚弱或蕴痰湿,而多见于患侧瘫软无力者。

(2)言语不利

证候:舌欠灵活,言语不清,或不能出声;或舌瘖不语,舌形多歪偏不正,舌苔或薄或腻,脉象多滑或尺弱。本证有的独见,有的与半身不遂同见,有的兼有意识障碍。

分析:本证又名中风不语。因心、脾、肝、肾之经络皆络于舌,心脉系于舌根,脾脉连舌本散舌下,肝脉循喉咙之后上入颃颡,肾脉循喉咙夹舌本,故言语不清、舌瘖不语是风痰、瘀血阻滞舌本脉络。如兼有意识障碍,时昏时清,喜忘喜笑者,为风痰蒙心之证。如意识清楚,唯有唇缓流涎,舌强笨拙,语言謇涩,舌苔腻,舌体胖,脉滑缓者,为湿痰、风邪伤脾之证。

(三)治疗

1. 治疗原则 中风为本虚标实、上盛下虚之证。于急性期虽有本虚之症,但常以风阳、痰热、腑实、血瘀等"标实"的症状较为突出;又因风挟浊邪蒙蔽心窍,壅塞清阳之府,故"上盛"症状也较明显。按急则治其标的原则,应以祛邪为主,治用平肝息风、化痰通腑、活血通络、清热涤痰诸法。此时邪气盛,证偏实,而得之于暂,故治无缓法,速去其病即安,但如泻热通腑必以苦寒、咸寒,又应想到本虚的一面,切勿通泻过度以防伤正。于恢复期以后,其证由实转虚,是本虚标实而侧重在"本虚",上盛下虚而侧重在"下虚",其虚可见气虚与阴虚,但以气虚为多见。按缓则治其本的原则,应以扶正为主,然而半身不遂、偏身麻木症在,是由瘀血、湿痰阻络而成,故以瘀血、痰湿为标。治疗方面最宜标本兼顾,而益气活血、育阴通络、滋阴潜阳、健脾化痰都是常用的治法。

2. 治法方药

(1)祛风通络法:适用于外风入中经络者,可选《保命集》大秦艽汤加减。本方以大队风药合养血、活血、清热之品组成。以秦艽为君,祛风而通行经络,羌活、防风散太阳之风,白芷散阳明之风,细辛、独活搜少阴之风,风药多燥,配白芍敛阴养血,复用白术、茯苓、甘草健脾益气,而黄芩、生石膏、生地凉血清热是为风夹热邪而设。若经治偏身麻木诸症月余未复,多有血瘀痰湿阻滞脉络,酌加白芥子、猪牙皂祛除经络之痰湿;加入丹参、鸡血藤、穿山甲以逐瘀活络,又符合治风先治血,血行风自灭之意。

87

（2）平息内风法：偏身麻木，一侧手足不遂，因肝经郁热，复受风邪者，以《验方》清肝散风饮加减，药用夏枯草、黄芩、薄荷、防风、菊花、钩藤、地龙、乌梢蛇、赤芍、红花、鸡血藤。方中夏枯草、黄芩可清肝热；薄荷、防风、菊花、钩藤四味皆入肝，对外风可散、内风可息；赤芍、红花、鸡血藤为活血达络之品；地龙、乌梢蛇配用即可辅助祛风，又能帮助活血。若肝热得清，风邪得散，使阴阳平复，气血循行正常，则麻木不遂之症自除。若因肝热受风而致的面瘫，运用本方治疗亦可获效。

半身不遂、偏身麻木等症，因肝肾阴虚，风痰上扰者，可选《医学衷中参西录》镇肝熄风汤加减。药用生龙骨、生牡蛎、代赭石镇肝潜阳，并配钩藤、菊花以息风清热，用白芍、玄参、龟甲滋养肝肾之阴，又重用牛膝辅以川楝子引气血下行，合茵陈蒿、麦芽以清肝舒郁，助胃和中。痰盛者可去龟甲加胆南星、竹沥；心中烦热者可加黄芩、生石膏；头痛重者可加生石决明、夏枯草。另外还可酌情加用通窍活络的药物，如菖蒲、远志、地龙、草红花、鸡血藤等。若舌苔白厚腻者，滋阴药应酌情减少。若舌苔黄腻、大便秘结，可加全瓜蒌、枳实、生大黄。

（3）化痰通腑法：适用于中经络的痰热腑实证，或由痰热内闭心窍而引起中脏腑的阳闭证。方选《验方》星蒌承气汤加减。药用胆南星、全瓜蒌、生大黄、芒硝四味。方中胆南星、全瓜蒌清化痰热；生大黄、芒硝通腑导滞。如药后大便通畅，则腑气通、痰热减，神志障碍及偏瘫均可有一定程度的好转。本方使用硝黄剂量应视病情及体质而定，一般控制在 10～15g 左右，当以大便通泻，涤除痰热积滞为度，不可过量，以免过分伤正。腑气通后应予清化痰热活络，药用胆南星、全瓜蒌、丹参、赤芍、鸡血藤。若头晕重者，可加钩藤、菊花、珍珠母。若舌质红而烦躁不安，彻夜不眠者，属痰热内蕴而复阴虚，此时治疗最难，可适当选加鲜生地、沙参、麦冬、玄参等育阴药，但不宜过多，恐有碍于涤除痰热。

（4）益气活血法：无论中经络或后遗症，凡属气虚血瘀证者皆用此法。常选《医林改错》补阳还五汤加减。方中重用黄芪以益气，配当归养血，合赤芍、川芎、红花、地龙以活血化瘀通络。若半身不遂属后遗症者，可加穿山甲、水蛭、桑枝等药加重活血通络、破瘀生新。兼有言语不利者加菖蒲、远志化痰开窍，兼有心悸而心阳不足者加桂枝、炙甘草。若以患侧下肢瘫软无力突出者，可选加补肝肾之品，如桑寄生、川断、牛膝、地黄、山萸肉、肉苁蓉等。

（5）辛凉开窍，清肝息风法：适用于中脏腑阳闭证。常选《局方》至宝丹一丸灌服或鼻饲以辛凉开窍；并用费伯雄《医醇賸义》羚羊角汤加减，以清肝息风，滋阴潜阳。方中羚羊粉可以冲服，配以石决明、生赭石、菊花、黄芩、夏枯草、钩藤清肝息风；龟甲、白芍育阴；生代赭石潜镇，丹皮凉血清热，天竺黄清化热痰，痰盛者可加竹沥、胆南星,或用竹沥水鼻饲,每次 30~50ml,间隔 4~6 小时一次。若阳闭证兼有抽搐者可加全蝎、蜈蚣,兼呕血者,酌加犀角(现已禁用)、丹皮、竹茹、鲜生地、白茅根等品。

(6) 辛温开窍,除痰息风法:适用中脏腑阴闭证。常选《局方》苏合香丸 1 丸灌服或鼻饲以辛温开窍,并用《济生方》涤痰汤加减。药用制南星、半夏、陈皮、茯苓、枳实、地龙、钩藤、石菖蒲、郁金。方中制南星、半夏、陈皮、茯苓除痰理气;地龙、钩藤息风活络,石菖蒲、郁金开窍豁痰,枳实降气和中,气降则痰消。若见戴阳证是属病情恶化,宜急进参附汤、白通加猪胆汁汤(鼻饲),以扶元气、敛浮阳。

(7) 回阳固脱法:适用于中脏腑脱证。选用《世医得效方》参附汤。药用人参 10~15g,或党参 30~60g,附子 10~15g,急煎灌服或鼻饲,也可用参附制剂静脉滴注。方中人参大补元气,附子回阳救逆,汗出不止者可加黄芪、龙骨、牡蛎、山萸肉、五味子以敛汗固脱。阳气回复后,如患者又见面赤足冷,此处面赤是因面部烘热而成,虚烦不安,脉极弱或突然脉大无根,是由于真阴亏损,阳无所附,而出现了虚阳上浮欲脱之证,可用《宣明论方》地黄饮子加减,滋养真阴、温补肾阳以固脱。

(8) 祛风除痰开窍法:适用中风不语证的治疗。常选《医学心悟》解语丹加减。药用天麻、全蝎、白附子、制南星、天竺黄、石菖蒲、郁金、远志、茯苓。方中以天麻、全蝎、白附子息风除痰兼平肝,制南星、天竺黄豁痰宁心,石菖蒲、郁金芳香开窍,远志交通心肾,茯苓健脾化湿。按《医学心悟》一书将中风不语分属于心、脾、肾三经。如病邪偏在脾者可加苍术、半夏、陈皮;如偏在心者可加珍珠母、琥珀;如偏在肾者可用地黄饮子加减。

3. 其他治法

(1) 针灸

①半身不遂:调和经脉、疏通气血。以大肠、胃经俞穴为主,辅以膀胱、胆经穴位。初病时单针刺患侧,病程日久后,可先刺健侧,后再刺灸患侧。取穴:上肢:肩髃、曲池、外关、合谷,可轮换取肩髎、肩贞、臂臑、阳池等穴。下肢取环跳、阳陵泉、足三里、昆仑,可轮换取风市、绝骨、腰阳关等穴。

对于初病半身不遂而无更多兼证,属中风中经者,可用手足十二针,即取双侧曲池、内关、合谷、阳陵泉、足三里、三阴交共十二穴。对于中风后遗症的半身不遂,其腕踝难伸、肘膝挛急者,可用手足十二透穴。此法取手足十二穴,用 2~3 寸长针强刺,并从一个穴透刺到另一个穴。这十二个穴是:肩髃透臂臑,腋缝透胛缝,曲池透少海,外关透内关,阳池透大陵,合谷透劳宫,环跳透风市,阳关透曲泉,阳陵泉透阴陵泉,绝骨透三阴交,昆仑透太溪,太冲透涌泉。手足十二针和

89

手足十二透穴,临床疗效较好,可供参考。

②中风不语:祛风豁痰,宣通窍络。取穴金津、玉液放血,针内关、通里、廉泉、三阴交等。

③中风闭证:开关通窍,泄热祛痰。用毫针强刺或三棱针刺出血。可先用三棱针点刺手十二井穴出血,再刺人中、太冲、丰隆。若手足拘挛或抽搐,可酌加曲池、阳陵泉穴。

④中风脱证:益气固脱,回阳救逆。多以大炷艾灸,如汗出、肢温、脉起者,再用毫针,但刺激要轻。取穴:灸关元、神阙,刺气海、关元、足三里。如见内闭外脱之证,可先取人中强刺,再针足三里、气海以调其气。

近年治疗中风有用头皮针和耳针方法的。运用头皮针治疗时,取穴可按《素问·刺热论》所记五十九刺的头部穴位。中行有上星、额会、前顶、百会、后顶;次两傍有五处、承光、通天、络却、玉枕;又次两傍有临泣、目窗、正营、承灵、脑空。每次取 7～9 个穴位,轮换交替使用,宜浅刺留针,留针 15～30 分钟即可。此法治中风阳闭及中经络邪实偏重之症,有较好疗效,可供参考。另外治疗中风先兆症状,可针刺或艾灸风市、足三里等穴,有预防的功效。

(2) 推拿:适用于中风急性期或恢复期的半身不遂,尤其是半身不遂的重症。其手法:推、搂、按、捻、搓、拿、擦。取穴有风池、肩井、天宗、肩髃、曲池、手三里、合谷、环跳、阳陵泉、委中、承山。部位:颜面部、背部及四肢,以患侧为重点。推拿治疗能促进气血运行,有利于患肢功能的恢复。

(3) 功能锻炼:进入恢复期的病人,其患肢尚有一定的活动能力,加强功能锻炼是很重要的。应注意早锻炼和勤锻炼,既要持之以恒,又应循序渐进,当患肢具有抗重力作用可以抬举时,宜抓紧上肢拉力和下肢支撑力的锻炼,进而练习走路,最后练习手指、脚趾的活动,以恢复患手的握力。功能锻炼既有利于偏瘫的恢复,又能够预防肢体挛缩、姿态异常的发生。因此进入恢复期以后的功能锻炼,应作为一种重要的治疗方法看待。

【转归预后】

中风的病残率和病死率均高,是难治的病证之一。急性期按照中络、中经、中腑、中脏的分证方法进行动态的观察,对于转归、预后的判断具有一定帮助。如中经络者,因痰热内闭心窍进而神昏,是病情转重而成中脏腑证。若先中脏腑,经用清心开窍之剂,痰热渐化而神志转清,是病情好转而成中经证,其预后也好。就中脏腑证来说,由闭证转为脱证是病势加重,尤其是出现了呃逆、抽搐、戴阳、呕血、便血、背腹灼热和四肢厥逆等变证,则病情逆转恶化而预后很差。反之由脱证转为闭证,是正气渐复而正邪相争,这标志着病情向好转的方向转化。中风后遗症期其证多属本虚标实而侧重在本虚,本虚可见气虚、阴虚之证,但以气虚为多见,标实则以血瘀、痰浊为主。若偏瘫肢体由松弛瘫软变为拘挛发痉,伴舌强语謇,或抽搐不已,或兼神志失常,躁扰不宁,此由正气虚乏,邪气日盛而成,说明病情转重。若头晕,偏身麻木,舌质变红,脉细弦而数,多有复中的危险,应注意预防。

【预防护理】

1. 预防　早在《素问·四气调神大论》中就明确提出了"治未病"的预防思想。像中风这种病死率、病残率很高的严重疾病,强调做好预防更为重要。为了有针对性地开展预防工作,必须加强中风先兆症状的观察,这方面历代医家积累了不少的宝贵经验,可供我们参考。如朱丹溪指出:"眩晕者,中风之渐也。"元代罗天益指出:"凡大指次指麻木或不用者,三年中有中风之患。"明代张三锡强调:"中风症,必有先兆。中年人但觉大拇指作麻木或不仁,或手足少力,或肌肉微掣,三年内必有暴病。"王清任在《医林改错》一书中以记未病前之形状为题,记录了 34 种中风病前驱症状的表现。诸如:有云偶尔一阵头晕者,有耳内无故一阵风响者,有无故一阵眼前发直者,有睡卧口流涎沫者,有平素聪明忽然无记性者,有两手长战者,有胳膊无故发麻者,有肌肉无故跳动者,有腿无故抽筋者……王氏还强调说:"因不痛痒,无寒无热,无碍饮食起居,人最易于疏忽。"所以他也主张,应该切实地做好中风的预防工作。清代李用粹在《证治汇补》书中写道:"平人手指麻木,不时晕眩,乃中风先兆,须预防之,宜慎起居,节饮食,远房事,调情志。"学习前人的经验,结合我们的实践,关于中风的预防,应从慎起居、调情志、节饮食三方面着手。所谓起居不仅生活要有规律,注意劳逸适度,更重要的是中年以上的人,应重视体育锻炼。运动的形式可以多样,散步、跑步、体操、游泳、球类均可,尤其是晨、晚做太极拳最好。六十岁以上的老年人,更要每天安排一定的时间进行锻炼,活动量不宜太大,应适于自己的体力,但要勤活动,而且要持之以恒。所谓调情志,是指经常保持心情舒畅,情绪稳定,避免七情所伤。节饮食是指饮食要以清淡为主,不可食之过饱,避免过食肥甘膏粱厚味,切忌酗酒,一旦出现先兆症状,应尽早进行治疗。若见眩晕、肉瞤、抽搐等症为肝阳偏亢、肝风欲动之象,可拟平肝息风,用钩藤、菊花、白蒺藜、牡蛎、白芍等药。若见肢体麻木、沉滞者为脉道气血行涩,可拟活血通络,用丹参、赤芍、鸡血藤等药。总之应辨证施治,对症下药,以预防中风的发生。

关于复发问题,明代秦景明在《症因脉治》中提到:"中风之症……一年半载,又复举发,三四发作,其病渐重。"清代沈金鳌在《沈氏尊生书》中记载:"若风病即愈,而根株未能悬拔,隔一二年或数年必再发,发则必加重,或至丧命,故平时宜预防之,第一防房劳,暴怒郁结,调气血,养精神,又常服药以维持之,庶乎可安。"由此可见中风容易复发,而且复发时病情必然加重,故应强调以预防为主。

2. 调护　中风急性期,重症病人多有五不会,即翻身、咳痰、说话、进食、大小便均不能自主。因此要严密地观察,精心地护理,配合抢救治疗,以促进病情向愈发展,减少后遗症。

(1) 病情观察:《素问·至真要大论》指出:"谨守病机,各司其属。"仔细地观察病情,及时而准确地掌握病情发展的顺逆,正确地体察病因,分析病机,这是确当施治最重要的环节之一。如神志由清醒到昏迷,或由昏迷到清醒;体温由正常到发烧,而发高烧者又出现躯干灼热但手足逆冷等;抽搐发作次数的多少,每次的表现形式以及时间长短;还有戴阳、呕血便血等变证的症状表现,都应该仔细地观察,做好详尽的记录。中医对脉证的相应与相反,用以辨别疾病的顺逆是很重要的。如《景岳全书·脉神章·通一子脉义》说的:"凡暴病脉来浮洪数实者为顺,久病脉来微缓软弱者为顺。若新病而沉微细弱,久病而浮洪数实者,皆为逆也。凡脉证贵乎相合,设若证有余而脉不足,脉有余而证不足,轻者亦必延绵,重者即危亡之兆。"本病如阳闭之证,脉来沉迟或见代脉,是有暴亡之可能。后遗症的半身不遂,本属气虚脉缓者,骤然脉弦动而数,多有复中之可能,所以在护理上均应细察。

(2) 饮食宜忌:中风病人的饮食总以清淡为宜。对阳闭者除鼻饲混合奶外,应每天给菜汤 200ml,可用白菜、菠菜、芹菜等性甘寒者。或饮绿豆汤、鲜果汁水亦可,皆有清热作用。对阴闭者除鼻饲混合奶之外,每天可用薏苡仁、赤小豆、生山药煮汤,而后鼻饲 200ml 左右,具有健脾化湿作用。中经络以半身不遂为主的病人,在急性期可按清淡饮食Ⅰ号配膳,至恢复期以后则可参考清淡饮食Ⅱ号配膳。其膳食原则及内容介绍如下,以做参考:

清淡饮食Ⅰ号

膳食原则:清内热,化痰湿,散瘀血。避免油腻、厚味、肥甘助湿助火之品。

膳食内容:绿豆汤、大米山楂汤、小豆山楂汤、莲子汤、豆浆、炒米粥、藕粉、藕汁、果子汁等,果汁可根据季节用西瓜汁、甘蔗汁、梨汁、荸荠汁等调配。蔬菜以白菜、菠菜、芹菜、冬瓜、黄瓜甘寒为主的菜进行调配。

清淡饮食Ⅱ号

膳食原则:以清热育阴、健脾和胃为主。比Ⅰ号有选择地增加了一些动物性食品,同时要增加蔬菜的分量。

膳食内容:稀饭和米粥、绿豆米粥、赤豆苡仁米粥、莲子粥、荷叶粥等;面片、面汤、素馅饺子、包子或馄饨亦可。蔬菜同Ⅰ号,可适当地加些猪、鸭类的瘦嫩肉和鸡蛋。但忌用鸡、牛、羊等肉类。

此外,凡中风病人必须戒酒。

(3)预防褥疮:中风急性期以风痰、瘀血横窜经脉,影响气血的运行布达,最易发生褥疮。为防止褥疮的发生,必须做到经常翻身,一般以不少于2～3小时翻一次。翻身时要做到勤、彻、平、干、揉、早。就是说要勤翻身,翻得彻底,对神昏者要检查皮肤、衣服、被单是否干燥和平整,当受压皮肤发红时,应用手掌揉擦,使之改善气血的循环,坚持早预防、早发现、早治疗的原则。

(4)功能锻炼:鼓励和辅导病人进行功能锻炼,应该是中风恢复期和后遗症期护理工作的重点。在瘫痪肢体不能自主运动时,应帮助病人被动运动,进行肢体按摩,同时做大小关节屈伸、旋转、内收、外展等活动,以促进气血的循行,增加肌力。当肢体瘫痪恢复到可以抬举时,应加强自主运动。为了帮助病人锻炼肌力,如在床尾拴上绳子,病人可以拉绳子协助坐起;脚踩踏板,锻炼小腿肌力;用手攥木棍,或揉动胡桃,可锻炼握力和手指关节的活动;当病人能立起时,则尽早搀扶病人锻炼走路,要注意行走姿势、技巧、持久力及速度,还要注意安全。此外,对中风不语者,应耐心教病人锻炼发音,逐步恢复语言功能。

【小结】

中风是一种严重危害人类健康的疾病,正如清代喻昌在所著《医门法律·中风门》中所说:"中风一症,动关生死安危,病之大而且重,莫有过于此者。"为此,本着"上工治未病"的精神,贯彻"预防为主"的方针,加强中风预报和预防的研究,做好预防工作,着实是减少病死率、降低病残率的关键。本病起病急而变化快,常于急性期病情迅速恶化,进而威胁生命。因此,必须遵照"谨守病机,各司其属"的要求,及时采取确当的救治措施,精心护理,严密地观察病情,把握病势的顺逆,这对抢救的成败是至关重要的。中风一病,论其病因多从风、火、痰、气、血立论;论其病位主在肝而与心脾肾密切相关,论其证候属本虚标实,而急性期侧重在标实,常以痰热、腑实、瘀血的症状表现突出;至恢复期以后侧重本虚,又常以气虚为多见,是属气虚血瘀证较多。对于中风的病机分析,应着眼于整体,掌握邪正的消长。治疗方面,应在辨证的基础上论治,要重视每一个案的辨证分析,做到有是证则用是药。恢复期以后的功能锻炼与瘫痪肢体恢复的好坏关系密切,此时还宜采取综合治疗措施,配合针灸、按摩,争取尽早地恢复肢体功能。应该指出:中医学治疗中风,从诊断到治疗已总结出一整套的原则和方法,积累了丰富的经验,我们应好好地学习,以便运用于临床,为患者解除病痛。但由于历史条件限制,古代医事制度多是开业行医,没有今天住院观察的条件,因此古代医籍记载多是个案报告,缺乏大宗病例的系统观察,所以对本病在辨病方面的

93

研究资料很少。今后应该大力加强中风辨病研究,近一步探讨本病的发生演变、转归预后和治疗规律,不断地总结经验,提高疗效。

【现代研究】

中医的中风病大体上相当于西医学的脑血管病。急性脑血管病又称脑卒中,是神经科最常见的一种严重威胁人类健康的疾病。现从辨证论治、活血化瘀治法及其他疗法、中风预报和预防三个主要方面分述于后:

1. 辨证论治方面的研究　依据症状、舌象、脉象的观察资料,按照中医理论进行辨证分析,据证立法,依法组方,其目的是为了探求本病辨证论治的规律,以提高治疗效果。

北京中医学院东直门医院内科对中风 120 例属急性缺血性脑血管病进行了临床疗效观察。其方法是按辨证论治采取口服汤药治疗,全部病例均未用扩血管药及抗凝西药。按中经、中腑、中脏的分证方法做了统计分析:属中经者 98 例,中腑者 17 例,中脏者 5 例。是以中经证最多。关于症状、舌、脉象的观察见下表。

临床表现		中风中经证 98 例（百分率）	中风中腑证 17 例（百分率）	中风中脏证 5 例（百分率）
症状	神志不清	0	17(100)	5(100)
	半身不遂	93(94.9)	17(100)	4(80)
	口眼歪斜	68(69.4)	13(76.5)	3(60)
	感觉障碍	54(55.1)	10(58.8)	3(60)
	言语謇涩	43(43.9)	14(82.4)	5(100)
	吞咽困难	12(12.2)	3(17.6)	4(80)
	便秘或便干	53(54.1)	11(64.7)	1(20)
	痰多或咯痰	27(27.5)	4(23.5)	1(20)
	头晕或眩晕	47(47.9)	6(35.5)	2(40)
	烦躁失眠	5(5.1)	2(11.7)	1(20)
舌象	舌质正常	52(53.1)	10(58.8)	1(20)
	舌质红	29(29.6)	6(35.3)	3(60)
	舌质黯红	17(17.3)	1(5.9)	1(20)
	舌苔白及白腻	29(29.6)	3(17.6)	1(20)
	舌苔黄及黄腻	65(66.3)	11(64.7)	3(60)
	无苔	4(4.1)	3(17.6)	1(20)

临床表现		中风中经证98例（百分率）	中风中腑证17例（百分率）	中风中脏证5例（百分率）
脉象	脉弦滑	43(43.9)	8(47.0)	4(80)
	脉弦滑偏瘫侧兼脉大	14(14.3)	3(17.6)	
	脉细弦滑	26(26.5)	3(17.6)	1(20)
	脉细滑	7(7.1)	1(5.9)	
	脉沉细	8(8.2)	2(11.8)	
	兼结代脉	6(6.1)	2(11.8)	1(20)

注：表内数字为例数,括号内数字为症状出现的百分率。

从上表的临床资料统计看出,缺血性脑卒中的中风病例,除半身不遂、偏身麻木、口眼㖞斜、言语謇涩外,是以便干或便秘、头晕、痰多为多见,舌象以黄苔和黄腻苔为多见,脉象以弦滑为多见。资料说明,便干便秘、黄苔黄腻苔、弦滑脉均占全部病例的半数以上,从临床观察看,中风急性期,脉多弦滑有力而且偏瘫侧脉大,是以脉大为病进,说明邪气亢盛,舌苔多在短时间由白转黄,约有五分之一的病例在数小时至一天内即变黄苔或黄腻苔。通过120例的临床观察,可知缺血性脑卒中的急性期大致有三种主要的证候：

（1）风痰上扰,痰热腑实：症见半身不遂,偏身麻木,或口眼㖞斜,或舌謇,便干或便秘,或头晕,或痰多,舌苔黄、黄腻,脉弦滑或偏瘫侧弦滑而大。

（2）气虚血瘀：症见半身不遂,瘫软无力,偏身麻木,或口眼㖞斜,或舌謇口流涎,自汗,乏力,气短,或便溏,或心悸,或手足胀,下肢肿,舌苔薄白或薄白腻,脉细滑或细弦滑。

（3）阴虚风动：症见半身不遂,偏身麻木,或口眼㖞斜,或言语謇涩,烦躁失眠,头晕或眩晕,耳鸣,或手足心热,舌质红、红绛、黯红、尖边红,脉细弦或细数。

这120例中,属风痰上扰、痰热腑实证者89例,属气虚血瘀证17例,属阴虚风动证14例。可以看出,风痰上扰、痰热腑实证是在中风起病的急性期为数最多。在治疗方面,依据辨证分析,属风痰上扰、痰热腑实证,治用化痰通腑法,以全瓜蒌、胆南星、生大黄、芒硝等药随症加减；属气虚血瘀证,治用益气活血法,以黄芪、太子参、丹参、赤芍、鸡血藤等药随症加减；属阴虚风动证,治用育阴息风法,以生地、玄参、麦冬、珍珠母、生牡蛎等药随症加减。其治疗结果：本组120例按临床诊断分别于治疗15天（包括治疗不足15天者在内）和出院时统计治疗效果,并进行了比较,见下表。

95

诊断	总例数	治疗 15 天				出院时			
		基本痊愈	显著好转	好转	无效	基本痊愈	显著好转	好转	无效
中风中经证	98	24	23	31	20	27	39	23	9
中风中腑证	17	2	3	9	3	2	5	5	5
中风中脏证	5※		1	2	2	1	1	2	1
风痰上扰痰热腑实	89	21	24	27	17	25	36	18	10
气虚血瘀	17	3	2	8	4	3	6	6	2
阴虚风动	14	2	1	7	4	2	3	6	3

※：有 2 例治疗 15 天后又复发中风。

本组总疗效：120 例于治疗 15 天统计疗效，基本痊愈 26 例（21.7％），显著好转 27 例（22.5％），好转 42 例（35％），无效 25 例（20.8％），有效率为 79.2％；出院时统计疗效，基本痊愈 30 例（25％），显著好转 45 例（37.5％），好转 30 例（25％），无效 15 例（12.5％），有效率为 87.5％。无效 15 例中，病情恶化死亡者 7 例，均死于严重并发症。有效病例的住院时间为 6～114 天，平均 25 天。

上述 120 例全部是住院病人，临床观察表明其病机演变是有一定规律的。比如风痰上扰、痰热腑实证的患者，经治腑气已通，痰热渐化，则易于转为阴虚风动。又多在月余之后转变为气虚血瘀证。本病多为本虚标实之证，急性期虽有本虚，但常以痰热、腑实、瘀血等标实的症状为主，至恢复期则多由实转虚，以气虚证多见，也有部分病例为阴虚证。从舌、脉、症状的变化来说，以脉象变化的规律最为显著，如原是弦滑、偏瘫侧脉大有力的患者，至恢复期偏瘫侧脉渐无力，最后出现脉滑而缓，或沉缓，或沉细的脉象，与此同时还常见气短、乏力、偏瘫侧自汗等症状。总之，急性期是本虚标实而侧重在标实，标实以痰热腑实为多，恢复期以后则演变为本虚标实而侧重于本虚，本虚又以气虚为多见，标实以血瘀阻络为主。

此外国内许多单位按照中医理法方药对本病进行辨证论治，已取得了初步的疗效。在开展中西医结合治疗观察方面，多数单位运用中西医双重诊断，将神经系统症状、体征和中医舌、脉、症状紧密结合起来进行观察、分析，这是开展中西医结合治疗本病的有效方法。今后应着眼于中医辨病规律的探讨，我们认为这是提高疗效的关键之一。

2. 活血化瘀治法和其他治疗方面的研究　缺血性脑卒中在中医学中属于"瘀血证"的范围，属血行不畅而瘀滞。因此，运用活血化瘀治法治疗本病，早为

96

许多医家所共同推崇,也取得了一定的成绩。

首都医院神经科与东直门医院内科协作,对急性闭塞性脑血管病(即缺血性脑卒中)95例进行了以活血化瘀为主的治疗观察。是以活血方为主结合辨证、随症加减进行治疗。活血方组成:赤芍15g,草红花10~15g,桃仁10g,葛根15g,鸡血藤30g。西医方面以4‰碳酸氢钠静脉滴注为主。治疗结果:半个月的总有效率达78.9%;3个月的总有效率达93.6%,其中基本痊愈和显著进步者达64.2%。首都医院1958年单用4‰碳酸氢钠治疗脑血栓形成的有效率为80%,二者加以比较,证明以活血化瘀为主的中西医综合治疗的疗效比用西药单一治疗的效果好。他们还对治疗前后的甲襞微循环、脑电图及脑血流图三项指标进行了分析,实验室检查指标结果表明,治疗后均比治疗前有所改善,认为这些改善与疗效是相一致的。本篇在讨论中作者提出了活血方的使用应与辨证论治相结合的问题。如系风痰上扰痰热腑实证,则不能单用活血方;若便秘不通又必须加用生大黄,或配用番泻叶冲茶饮;痰多壅盛时则必须加用竹沥、瓜蒌等化痰清热的药物;某些病例在治疗过程中若出现胃失和降,呃逆不止,或阴虚、气虚的证候时,继续给服活血方则疗效欠佳,必须及时辨证论治改用他方,促使呃逆、阴虚等症状得以改善,而使偏瘫症状也有所进步。

近年来专题报告较多,如上海用丹参,北京用川芎,哈尔滨用卫茅、川芎和红花,四川用川芎有效成分阿魏酸钠,或制成片剂,或制成注射液肌内注射或静脉注射,临床观察表明:单用这些活血化瘀药治疗本病也有一定的疗效。在实验研究方面,尤以血液流变学指标的研究观察较多,其结果及意义详见瘀血证的现代研究。

针灸治疗方面:针刺治疗本病应用较广,国内许多单位都有相关总结报告。关于体针的取穴和针灸法已写在其他治疗项内,此不赘述。这里就头针治疗中风作一介绍。中医研究院针灸研究所神经科总结了针刺治脑血管疾病273例的初步实验观察,其头针取穴:下肢瘫痪针对侧头部运动区上五分之一,上肢瘫痪针对侧头部运动区中五分之二,面部瘫痪针对侧头部运动区下五分之二,伴有感觉障碍者针对侧感觉区。其手法分手捻法和电针法。其疗程为急性期每周针6次,慢性期每周针3次,10次为一疗程。疗效结果:总有效率为89.6%,其本痊愈率13.92%。北京中医学院东直门医院对偏瘫100例运用针刺头部穴组进行了临床观察。其头部取穴:上星、百会、五处、承光、通天、络却。每穴针刺2~4寸深,捻转1分钟,留针30分钟,隔日1次,10次为一疗程。治疗结果:本组100例偏瘫中,基本痊愈26例,显著好转24例,好转40例,无效10例,总有效率为90%。

97

3. 中风预报及预防方面的研究　上海市中风预防协作组于 1979 年全国中医学术会议上报告了血瘀理论对缺血性中风预报及预防的初步探讨。报告指出：近年来对中医"血瘀"本质及"活血化瘀"治则的研究表明，血瘀证与血液流动性的下降，黏滞性的增高，血细胞间聚集性的增高、分散性的下降，血液凝固性增加及浓稠性的变化，即所谓血液流变学上的"浓、黏、凝、聚"的改变密切相关。而缺血性脑卒中在这一点上变化尤为突出。当应用"活血化瘀"方药对缺血性脑卒中患者进行治疗后，其血液流变学指标中，不少项目明显改善。这些资料表明了中医血瘀理论与活血化瘀治法的科学性。上海第一医学院报道 91 例缺血性脑卒中及 277 例老年人高血压患者的血液流变学检查结果支持了上述的观点，并发现少数高血压老人，当血液流变学多数指标明显地增高，不久患者便发生缺血性脑卒中或心肌梗死。这些结果启示我们运用中医血瘀理论动态地观察血液流变学变化，可以作为对缺血性脑卒中的预防方法之一。当发现患者客观指标有明显的又多项目的异常时，应立即用活血化瘀治法进行治疗以达到预防的目的。自 1978 年 6 月至 1979 年 3 月，中风预防协作组分期分批对 355 例 40 岁以上高血压病患者进行中风预报的观察随访和防治。病人每隔 2～4 周来院随访检查一次。大部分对象都进行心电图、胸部 X 光透视、血脂检查、眼底检查，有的还做了脑血流图检查。血液流变学的观察指标有血球压积、全血比黏度、全血还原黏度、血浆比黏度、红细胞电泳时间、纤维蛋白原、血沉、血沉方程 K 值总计 8 项。对 355 例预报对象的探索说明，年龄 40 岁以上的高血压病 Ⅱ 期以上，特别是合并有短暂性脑缺血发作、冠心病、糖尿病以及中医血瘀证候比较明显者，作为预报对象是有一定的预防作用的。通过 1 年左右的观察，355 例中无一例发生中风或心肌梗死，其中 19.4％ 的对象表现为血液的浓黏和凝集状态，表明都与血瘀有关。根据"活血化瘀"的治法和"治风先治血"、"血行风自灭"的理论，采用了丹参或复方丹参液静脉滴注的方法进行预防性治疗，有效率达 89.7％，初步显示了血瘀本质及活血化瘀原理和血液流变学变化对缺血性中风预报和预防的作用。当然这仅仅是中风预报和预防的一个方面。

福州神经精神病防治院神经科，回顾了近 20 年来该院 370 例脑血栓形成住院病人的病史，从中发现 34 例病人（9.2％）在中风前有过短暂性脑缺血发作史。其症状表现为对侧肢体无力、单瘫、偏瘫、麻木或轻浮感、失语、惊厥、头痛、头晕等，个别病例可见心神不安、无故失笑、无目的乱走等精神症状。还有眩晕、视物模糊、一时性失明、发音困难、跌倒发作等。虽然见症纷繁，但许多症状与王清任《医林改错》所记载的中风先兆相同。作者观察了短暂性脑缺血首次发作至中风发作的时间，最短为 17 小时，最长者 3 年。其中 41％ 的病例在 1 周内发生中风，

64.7％在1月内发生中风。作者明确提出了短暂性脑缺血发作可以作为中风的预报讯号。

上海二医附属瑞金医院针灸科报告了疤痕灸防治"高血压病暴发中风"的临床探讨。文中援引了《针灸大成》的记述："但未中风时,一二月前或三四月前,不时足胫上发麻重酸,良久方解,此将中风之候也,但宜急灸三里、绝骨四处各三壮,用生姜、薄荷、桃树叶煎汤淋洗,灸令祛逐风气,自疮口出,如春交夏时,夏交秋时,俱宜灸,常令两足有灸疮为妙,但人不信此法,饮食不节,酒色过度,而猝然中风矣。"作者认为艾灸治疗高血压病,并防止中风的发生是有科学根据的。其方法为取穴足三里、悬钟,用酒精棉球进行穴位消毒。趁酒精湿润时,将艾炷置于穴位上,燃火灸治之,每烧尽一炷,谓之一壮,每穴连灸3～7壮,以灸穴发生小水疱为度,贴以2cm²大小的胶布一块,目的促成灸疮形成后,每天用温开水洗净疮口脓液,换上新胶布,约4～6个星期,灸疮能自然愈合。每季度灸治一次,必须持之以恒。治疗结果:54例高血压患者经过疤痕灸治疗后,在17年中仅有5例发生中风,中风发生率为9％,而对照组的12例患者中,竟有4例发生中风,中风发生率为33％,两组差别显著,这说明疤痕灸疗法对治疗高血压病和防止中风发生均有比较满意的疗效。观察资料表明,疤痕灸治疗后血压明显降低,全身有轻松感,而且全血黏度比灸前有所下降。作者认为此疗法似有提高血管弹性、降低外周阻力、增加脑血流量的作用。

江西医学院第二附属医院神经内科报道了脑血管疾患发病与灾害性天气的关系,通过对657例病人在发病时气温、气压和湿度的分析,作者提出中风的发病与气象,尤其是气温和气压有一定的关系。因此加强气象卫生学的宣传和教育,对预防中风也会有帮助。

90年代以降,国家攻关课题等一系列研究指出:将临床上部分脑卒中患者不以半身不遂等五大症状为主要表现,而以突发眩晕,或视一为二,或言语不清,或不识事物及亲人,或步履维艰,或偏身疼痛,或肢体抖动不止等为主症,可称为类中风,亦属中医中风病范畴。中风病的临床诊治首先应在客观、准确、全面地采集患者四诊信息的基础上,判断证候要素。中风病常见的证候要素有风、火、痰、瘀、气虚、阴虚,临床中以二三证候要素组合为多,如风和痰,痰和瘀,气虚和血瘀等。中风急性期多以风、火、痰、瘀为主,恢复期和后遗症期多演变为气虚、阴虚或兼有痰、瘀。常见证候要素的主要临床特征分别为风证:起病急骤,病情数变,肢体抽动,颈项强急,目偏不瞬,头晕目眩等;火热证:心烦易怒,躁扰不宁,面红身热,气促口臭,口苦咽干,渴喜冷饮,大便秘结,舌红或红绛,舌苔黄而干等;痰证:口多黏涎或咯痰,鼻鼾痰鸣,表情淡漠,反应迟钝,头昏沉,舌体胖大,舌苔腻,脉滑等;血瘀证:头痛,肢痛,口唇紫黯,面色晦黯,舌背脉络瘀张青紫,舌质紫黯或有瘀点、瘀斑等;气虚证:神疲乏力,少气懒言,心悸自汗,手足肿胀,肢体瘫软,二便自遗,脉沉细无力等;阴虚证:心烦不寐,手足心热,盗汗,耳鸣,咽干口燥,两目干涩,舌红少苔或无苔等。辨证论治是在证候要素、应证组合基础上,据证言病,病证结合,方证相应,而达到理法方药的完整统一。中风病急性期证候演变迅速,具有动态时空性特征,应在病程进展的不同时点,判断证候要素及其组合特征,继而遣方用药,方随证变。如:中脏腑痰热内闭清窍者以清热化痰、醒神开窍为法,可以鼻饲安宫牛黄丸,伴有腑气不通者应及时通腑泻热,也可静脉滴注清开灵注射液或醒脑静注射液;痰湿蒙塞心神者以涤痰开窍为主,可以鼻饲苏合香丸合涤痰汤,此阶段常常兼有气虚,可表现为额头微汗出,肢体松懈瘫软,脉沉细无力或结脉,需及时扶助正气,防止向脱证转化,可选用生脉注射液或参麦注射液。中经络者当风证或火热证不明显,而渐显正气不足时,宜尽早选用甘平益气之品如太子参、茯苓等以扶助正气。临床发现约有 40%～50% 的中风急性期患者出现痰热腑实证,应注意及时运用化痰通腑法。中医古籍中,有下法治疗中风病的记载,如金元医家刘河间所著《素问病机气宜保命集》中,应用三化汤"治中风二便不通"。朝鲜许浚著的《东医宝鉴》中使用三化汤"治脏腑俱中风,便尿阻隔不利"。1986 年王永炎等运用化痰通腑法对 158 例脑梗死患者进行治疗观察,有效率达 82.3%(Ⅰb 级证据)。推荐方药为星蒌承气汤(经验方):全瓜蒌 30g,胆南星 6g,生大黄 10～15g(后下),芒硝 6～10g(冲服)。方中大黄、芒硝的用量需根据病人的体质和腑实程度而定,以大便通泻为度,不宜过量,防止耗伤正气;若采用星蒌承气汤治疗而仍腑气不通时,可改用大柴胡汤,或在星蒌承气汤中加入厚朴、枳实等行气之品;年老患者,舌苔剥脱,舌质红或红绛,加生地、麦冬、玄参。中风后遗症期患者多遗留有半身不遂,还常见吞咽障碍、尿潴留、尿失禁、肩-手综合征,以及伴有语言、情感、认知等障碍,中医治疗可采用中药、针灸、推拿等方法,并注意与现代康复理论和技术有机结合,其中针对偏瘫的康复训练应以"松"与"静"为原则,并要循序渐进。"松",首先是精神的放松,然后是偏瘫侧肢体,包括健侧肢体局部的放松,令肢体充分伸展,松解关节。"静",更强调的是心静气宁,克服焦躁、压抑的情绪,心无旁骛,神情专注,还要避免误动、盲动。在针灸和推拿方法的实施中,宜选择拮抗肌侧的经穴,强化、诱发拮抗肌的活动,以抑制肌痉挛,达到"松"的目的。同时注重健侧经穴的选择,体现对侧互补,整体观念。此外,尚需选择一些调畅气机的经穴,以调畅情志,调和心境。中风后 3～6 个月,或反复出现小中风者,易出现近事遗忘等症状,多由于痰瘀日久化生浊毒,损伤脑络,神机失用所致,临床需注意早发现早治疗,给予益肾化浊、解毒通络之法,以求控制病情进展,防止向痴呆转化。对中风病的预防要做到"未病先防"和"既病防变"。对于素有心悸、眩晕、消渴、头痛等病证者应积极治疗,预防中风病的发生。若患者出现阵发眩晕、一过性视物不清、言语不利、手足麻木或无力、口角流涎等视为中风先兆,应及时诊治,避免发展为中风。风痰阻络者以息风化痰、活血通络;肝风内动者以平肝息风、活血通络。也可选用活血化瘀的中药注射液静脉滴注。中风病一旦发生应及早治疗,防止病情的恶化,同时应根据患者的病史、病变性质、中医证候特征等制订个体化的预防方案,防止复中风。若患者再次出现眩晕、头痛、肢体麻木等症状时,应及时予平肝息风法治疗,可选用镇肝熄风汤。

附:口僻

口僻俗称吊线风,其主要症状表现为口眼歪斜,历代医家都将其归入风门中,可为中风中络。明代楼英在其所著的《医学纲目》中提到:"凡半身不遂者,必口眼歪斜,亦有无半身不遂而歪斜者。"可见他所观察到的有单纯口眼歪斜而不伴偏瘫者,此应是口僻证。口僻证多相当于西医所称面神经麻痹,是属周围性面瘫,其表现为一侧鼻唇沟变浅,口角歪向另一侧,若口歪重的则口角流涎,咀嚼时食物滞留在患侧齿颊之间,又因面瘫口歪则说话口齿不清。

【病因病机】

本证是由正气不足,络脉空虚,外卫不固,风邪乘虚入中脉络,气血痹阻而发生。如《金匮要略》书中所说:"络脉空虚,贼邪不泻,或左或右,邪气反缓,正气即急,正气引邪,㖞僻不遂。"这里指出受邪一侧面肌弛缓瘫痪,相对使健侧面肌拘急,故牵引口角向健侧歪斜。《诸病源候论》也记有:"偏风口㖞是体虚受风,风入于夹口之筋也。足阳明之筋,上于夹口,其筋偏虚,而风因乘之,使其经筋偏急不调,故令口㖞僻也。"可见古人多认为本证是由络脉空虚受风而得,但有感受风寒、风热的不同,也可见到肝经郁热而感受外风的,还有风痰瘀血阻滞脉络的,均能导致口僻。

【辨证论治】

证候:突然口眼歪斜,可伴有恶风寒,发热,汗出或无汗,肢体拘紧,肌肉关节酸痛,耳下有压痛等兼症,舌苔薄白,或薄黄,脉浮数,浮缓或浮紧,也有见细弦脉者。

若兼有恶风寒发热,肢体拘紧,肌肉关节酸痛,脉浮者,是风邪侵入正邪相争所出现的表证。其中有无汗出应当仔细分辨,如气虚卫表不固则自汗出,多兼恶风发热,舌苔薄白而脉象浮缓;如因内热蒸表汗出者,舌苔可见薄黄,脉象浮数或

101

细弦;如表实无汗当兼恶寒发热,肢体拘紧,酸痛,脉浮紧。无论表虚表实诸症都可兼耳下有压痛,此属脉络阻痹气血循行不畅而成。

转归:主要病变在口眼面部,表现为口眼歪斜是风中经络,病邪尚浅,如果治疗及时、确当是比较容易治愈的。一般经治2~3个星期以后即可开始恢复,于1~2个月可以完全恢复,若经治2个月仍不见恢复者,则病久由气滞而气虚,气虚生痰和气虚血滞,因痰浊血瘀壅塞脉络,而增加了治疗上的困难,这样的病人恢复较慢。若经治6个月以上尚不能恢复的,则日后完全恢复的可能性较小,但也并非绝对不能恢复。

治法:祛风通络,养血和营。

方药:选用《杨氏家藏方》牵正散为主方加减。"牵正"其意是将已歪斜的口眼部肌肉恢复如初。本方用全蝎、僵蚕、白附子三味药以祛风化痰。一般在急性期不用散剂而改用汤剂。药物组成可在原方基础上,再加入羌活、防风、当归、赤芍、香附五味药。用羌活、防风帮助散风祛邪。用当归、赤芍养血活络,是治风先治血、血行风自灭的意思。香附是气中血药既可理气又能和血。

本方对表实属风寒入中者最为适宜。如因表虚自汗者,可去羌活,加入桂枝、黄芪;如内热蒸表汗出,舌苔薄黄者去羌活,加入夏枯草、黄芩、菊花。若经治两个月以上未能恢复者,多有痰浊血瘀阻滞脉络,可去防风、羌活加入水蛭、鬼箭羽、穿山甲以逐瘀血,再加白芥子、猪牙皂、制南星以涤除经络中的顽痰。有病久口眼歪斜而面肌瞤动者,可去羌活、防风、白附子,加入天麻、钩藤、生石决明、白芍、木瓜以平肝息风、和血舒筋。

本证其他治疗有用贴膏药的方法,也有以针灸治疗为主的方法,现简要地加以介绍。如南京神经精神病防治院使用中药面瘫膏治疗面神经麻痹。其处方:天南星50g,马钱子100g,松香450g,蜂蜡135g,花生油150ml。膏药用时先稍加热烘软,剪成两片,一片贴患侧耳后翳风穴,一片贴患侧耳前方下关穴至颊车穴区域,每隔3~5天更换一次。该院治疗观察50例,痊愈32例(64%),显著进步10例(20%),进步2例(4%),终止治疗6例(12%)。治疗过程中仅有2例出现局部皮肤反应,无其他不良副作用,有反应者也无需特殊处理。作者指出用此法治面神经麻痹急性期效果较好,而且有止痛消肿作用。在针灸治疗方面近年来临床报道较多,均能取得比较好的疗效。如湖北中医学院附属医院对面神经麻痹101例进行了针刺治疗的疗效观察。本组101例以青壮年居多,其治疗主穴取地仓、颊车、攒竹、丝竹空、人中、承浆、曲池、合谷、内庭。配穴取迎香、睛明、瞳子髎、颧髎、阳白、翳风、风池、下关、听会。应用时按病情需要,以患侧主穴为主酌加配穴,每次轮流选用6~8个穴。手法:面部穴位以轻刺激或中度刺激为宜,待有针感后留针 15 分钟。每日或隔日针一次。治疗结果:痊愈 42 例 (41.6%),显效 25 例(24.8%),进步 18 例(17.8%),无效 16 例(15.8%)。据观察病程短者治愈率高,本组病程在 6 个月以上者,未见 1 例痊愈。

第二节 胸痹心痛

【概述】

胸痹心痛是由心气血不足,阴寒、痰浊、瘀血等邪气留踞胸中,郁阻脉络而致胸闷,胸膺、背、肩胛间痛,两臂内痛,短气等为特征的一种常见的心胸病证。轻者仅膻中或胸部憋闷、疼痛,可伴有心悸,称为厥心痛;重者心痛彻背,背痛彻心,疼痛剧烈而持续不能缓解,四肢厥逆,面色苍白,冷汗淋漓,脉微欲绝,旦发夕死,夕发旦死,称为真心痛。

"心痛"之病名最早见于马王堆汉墓出土的《五十二病方》。其后《灵枢·五邪》也有心痛之病名,又有"卒心痛""厥心痛"(《素问·缪刺论》),"真心痛"(《素问·厥论》)。"胸痹"首见于《金匮要略》。《内经》对本病的病因、临床表现均有记载。《素问·脏气法时论》曰:"心病者,胸中痛,胁支满,胁下痛,膺背肩胛间痛,两臂内痛。"《素问·厥论》曰:"真心痛,手足青至节,心痛甚,旦发夕死,夕发旦死。"《金匮要略》胸痹心痛短气病篇指出"胸痹缓急"(心痛时发时缓)为本病的特点,其病机以阳微阴弦为主,以辛温通阳或温补阳气为治疗大法,并创瓜蒌薤白白酒汤等 9 张方剂,为后世医家所宗法。唐·孙思邈《备急千金要方》对胸痹的证候特征也有论述,并提出"胸痹引背时寒,间使主之",强调针灸治疗。金元时代丰富了本病的治法,组方配伍多以芳香、辛散、温通之品,每与益气、养血、滋阴、温阳之品相互为用。明以前医家多将心痛与胃脘痛混为一谈,如《丹溪心法·心脾痛》所言:"心痛,即胃脘痛。"明·王肯堂《证治准绳》首次明确对心痛与胃脘痛作了鉴别,并强调用大剂的桃仁、红花、降香、失笑散等活血化瘀药物治疗死血心痛,开活血化瘀治疗心痛之先河。清·陈念祖《时方歌括》以丹参饮治疗心腹诸痛,《医林改错》以血府逐瘀汤治疗胸痹心痛,至今沿用不衰。

本病与西医学中的冠状动脉粥样硬化性心脏病、心肌梗死多相当,其他如心包炎、风湿性心瓣膜病、梅毒性心脏病、病毒性心肌炎、心肌病、二尖瓣脱垂综合征等疾患,出现以胸闷、短气、心背彻痛等为主要临床表现者,均可参照本篇进行辨证论治。

【病因病机】

《金匮要略》胸痹心痛短气病篇云："阳微阴弦，即胸痹而痛。""阳微"即本虚，"阳虚知在上焦"，为心之阴阳气血的虚损。"阴弦"即标实，为邪气郁阻脉络。兹将本病的病因病机叙述如下。

1. 病因

（1）素体虚损：先天禀赋不足，或年迈体虚，或劳倦内伤，或久病耗损，脏腑功能失调，致使心之气、血、阴、阳不足，脉络受损，均易发生本病。

（2）外邪侵袭：气候骤变，风、寒、暑、湿、燥、火六淫邪气均可首先犯肺，逆传心包诱发或加重心之脉络损伤，发生本病。然尤以风冷邪气最为常见，寒主收引，既可抑遏心阳，所谓暴寒折阳，又可使心之脉络血行瘀滞，从而发为本病。

（3）饮食失节：过食肥甘，或饮食生冷，或饥饱无度，或嗜酒成癖，损伤脾胃，运化失司，气血生化乏源，心之脉络失养；水湿不运，聚湿生痰，上犯心胸清旷之区，清阳不展，气机不畅，心之脉络闭阻，遂致心痛；痰浊留恋日久，可致痰热互结，痰瘀交阻，蕴而化毒，毒损心络使病情缠绵难愈。

（4）情志失调：指喜、怒、忧、思、悲、恐、惊七情致病因素。盖情志失调，气机失和，伤及脏腑，造成脏腑功能紊乱，而气机失和日久，又易产生瘀血痰浊停阻心之脉络，致心之脉络不畅，发为心痛。

本病之病因有以上几种，临床上常两个或两个以上病因同时存在，长期为患，终可导致本病的发生。此外素有旧疾之人，外邪侵袭、饮食不节、情志失调又常为本病重要的诱发因素。

2. 病机

（1）发病：心主血脉的功能与人体的经络系统有非常密切的关系。经直行，主气，在里；络横行，主血，表里皆有。从经脉别出的络脉干线部分为大络，从大络别出的细小分支为孙络，浮现于体表的络脉为浮络，浮络显露于皮肤的微细脉络为血络，至络末亦有缠络之谓。络脉网络全身，无处不到。心主血脉即是指在心气的鼓动下，经脉气血通过络脉系统而营养人体组织器官、四肢百骸，从而维持人体的正常生理机能。反之经脉、络脉系统失常，亦能影响到心。大凡情志、劳逸、饮食、感邪、内虚等外有所触，内有所发，致使病邪郁阻心之经脉，深入其络脉，心之脉络受损，气血痹阻可发为本病。亦可邪客心之络脉，渐损其经脉，心之脉络受损，气血痹阻而发为本病。日久痰浊、血瘀、气结、热郁、寒凝等病邪蕴结成毒，内生毒邪，损耗脉络，败坏形体，从而使病情不断加深，缠绵难愈，反复发作。

（2）病位：本病病位在心及心之脉络，并涉及肝、脾、肾三脏。

（3）病性：属本虚标实、虚实夹杂之证。本虚常为心气、血、阴、阳不足；标实常为痰热、痰浊、毒热、阴寒、瘀血、气滞等病邪郁阻脉络。

（4）病势：总的趋势是由标及本，由轻转剧。寒邪伤及阳气，痰亦耗气伤阳，留瘀日久，气阳痹遏，新血不生，气虚不复，阳亦衰微，心阴不复，阴损及阳。心肾阳伤，根本不固，心阳既脱，阴阳离决，危在旦夕。

（5）病机转化：病之早期，多以邪实为主，病之后期多为本虚标实，虚实夹杂。痰浊痹阻胸阳，久郁不解可郁而化热，蕴而成毒，形成痰热瘀毒壅阻胸膈，或病延日久，耗气伤阳损阴，向心气不足或阴阳并损证转化；阴寒凝结，气失温煦，暴寒折阳，阳气受损，病向心肾阳微转化；瘀阻脉络，气血运行不畅，水停脉外，聚湿成痰，痰瘀互结，瘀血不去，新血不生，日久可转化为心气血不足；心气不足，鼓动无力，易致气滞血瘀，瘀血阻络；心气血不足，日久伤及阴阳，可致阴阳并损之证；心肾阳微，易为风冷阴寒邪气所伤，致阴寒凝结等等。总之各证候之间在一定条件下，常可互相转化或兼夹，临证时必须细审。

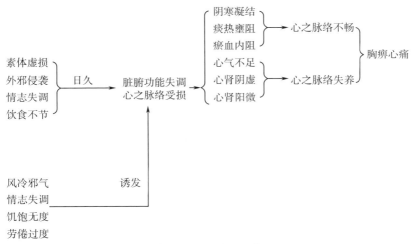

胸痹心痛病因病机示意图

【临床表现】

本病多发于40岁以上的中老年人，表现为胸骨后或左胸发作性闷痛，不适，甚至剧痛向左肩背沿手少阴心经循行部位放射，持续时间短暂，常由情志刺激、饮食过饱、感受寒冷、劳倦过度而诱发，也可在安静时或夜间无明显诱因而发病。多伴有气短乏力，自汗心悸，甚至喘促，脉结、代。多数患者休息或除去诱因后症状可以缓解。其疼痛主要以胸骨后或心前区发作性闷痛为主，也可表现为灼痛、绞痛、刺痛或隐痛、含糊不清的不适感等，持续时间可以为数秒钟至15分钟之内。若疼痛剧烈,持续时间长达 30 分钟以上,伴有面色苍白,汗出,肢冷,甚至旦发夕死,为真心痛的证候特征。本病舌象表现有舌淡红、淡胖,或舌有瘀点、瘀斑、舌下瘀筋,苔薄白或白腻、白滑、苔剥等,其脉可呈现沉紧、沉细迟、细弦、弦涩、细缓、结、代、促、滑等。

【鉴别诊断】

1. 悬饮 悬饮、胸痹心痛均有胸痛。悬饮之痛,痛在胸胁,痛势持续,常因呼吸、咳嗽、体位改变而增剧,可伴有咳嗽等肺系症状,检查可见病侧肋间隙饱满。胸痹心痛,痛在胸前,可向左肩或左臂内侧放射,常因受寒、饱餐、情绪激动、劳累而突然发作,经用药、休息可迅速缓解迥异。

2. 胃脘痛 胸痹心痛之痛在胸前,呈发作性,常伴有胸闷、气短,与胃脘痛不难鉴别。但胸痹心痛之不典型者,其疼痛可在胃脘部,而易与胃脘痛混淆。胃脘痛多伴有嗳气呃逆,泛吐酸水或清涎,疼痛剧烈而全身状况尚好,且常有饮食损伤、情志不遂史,必要时查心电图有助于鉴别。

3. 类心胸痛 类心胸痛是指由于颈椎病压迫交感神经或副交感神经引起的类似心胸痛的病证。可因转颈等缓解或加重。心电图多正常,颈椎正侧位 X 光片可帮助诊断。

4. 脾心痛 脾心痛是一种常见的急腹症,发病急骤,左上腹或整个上腹部剧烈疼痛,痛如刀割,可伴有恶心呕吐、发热等,多发于青壮年。与胸痹心痛以心胸、背、肩胛间痛,多见于中老年人有别。必要时心电图和血、尿淀粉酶动态检查有助于诊断。

【辨证论治】

(一) 辨证要点

1. 辨病位 病位在心及心之脉络,涉及肝、脾、肾三脏。胸闷,膺背肩胛间痛,短气,此病在心及心之脉络;病由暴怒、忧思而起,胸闷膺痛,尚有胸胁支满,胁下痛,此病位在心肝,以心为主;病因饮食无度而起,胸闷心痛,尚有形丰、脉滑、苔腻等症,此病位在心脾;病甚者,心痛彻背,喘不得卧,此心病及肺,病位在心肺;病情危急,汗出肢冷,脉微欲绝,此心肾元阳暴脱,病位在心肾。

2. 辨病性 年壮初痛者多实证。胸闷心痛,脘闷纳差,形体偏胖,苔腻脉滑者,属痰浊;胸闷如窒息而痛,气短口苦,痰多而黏,形体偏胖,舌质红,舌苔黄腻,脉滑数者,属痰热;胸闷心痛,心痛彻背,形寒肢厥,唇青面白,脉弦紧者,属风冷;痛如针刺,入夜痛甚,舌黯紫,有瘀斑瘀点,脉涩者,属瘀血甚瘀毒;久病年老者多虚证,胸闷心痛歇息稍瘥,气促自汗,脉濡弱或结代者,属气虚;胸闷胸痛,虚烦不寐,口干便难,舌红少苔或有剥裂,脉细数者,属阴虚;胸痛彻背,形寒肢冷,舌淡胖,苔白滑,脉沉细者,属阳虚。

（二）治则治法

胸痹心痛之发病机理,以心之气血阴阳虚损为本,痰、瘀、风冷、毒热等邪气为标,临证每多虚实夹杂。初病年壮者,实证居多,治以豁痰、散寒、疏瘀、解毒等祛邪为主;久病年高者,虚证居多,治以益气、养阴、生血、温阳为主;虚实夹杂者,须权衡标本,分清孰轻孰重,孰急孰缓,或急者治标,缓者治本,或标本兼顾。

（三）分证论治

1. 阴寒凝结

证候:心痛彻背,喘不得卧,遇寒痛剧,得暖痛减,面色苍白,四末欠温,舌淡,苔薄白,脉弦紧。

分析:诸阳受气于胸中而转行于背,寒邪内侵,郁遏心阳,胸阳不振,气机阻痹,故见心痛彻背,喘不得卧,遇寒痛剧,得暖痛减;阳气不能布达于外,则见面色苍白,四末欠温;舌淡,苔薄白,脉弦紧,亦为阴寒凝结之象。

治法:辛温散寒,温振心阳。

方药:枳实薤白桂枝汤合乌头赤石脂丸加减。药用薤白、枳实、桂枝、乌头、炮附子、细辛、干姜、赤石脂。方中薤白辛温通阳、宽胸散结,枳实下气破结、消痞除满,桂枝通阳散寒、降逆平冲,三药合用则通阳散结之力益强,共为君药;臣以乌头、附子、细辛、干姜辛温雄烈,散凝寒而振心阳;赤石脂性温,《本草纲目》谓其有补心血之功,为佐药。全方重在辛温散寒,温振心阳,散结止痛。

兼见痰湿内盛,胸痛伴有咳唾痰涎,可加生姜、橘皮、茯苓、杏仁等以行气化痰;若兼见唇甲青紫,脉小涩者,加川芎、姜黄活血通脉;若症见心痛彻背,背痛彻心,痛剧而无休止,身寒肢冷,喘息不得卧,脉象沉紧,此为阴寒极盛之胸痹重证,宜合苏合香丸以开胸止痛,或合用冠心苏合丸治疗。

据现代药理分析:赤石脂含有丰富的镁离子,能启动钠-钾泵,从而加强心肌收缩力。中医认为它能补心血,养心气,可酌情辨证加入,以提高疗效。

2. 瘀阻脉络

证候:胸部刺痛,固定不移,入夜更甚,甚则痛彻背膂,或见心悸不宁,口唇紫绀,舌质紫黯,或边有紫斑,脉象沉涩。

分析:瘀血内停,络脉不通,心脉瘀阻,不通则痛,故见胸部刺痛,固定不移;血属阴,夜亦属阴,故入夜痛甚;瘀血阻塞,心失所养,故心悸不宁;口唇紫绀,舌质紫黯,或边有紫斑,脉象沉涩,均为一派瘀血内停之征。

治法:活血化瘀,通络止痛。

方药:血府逐瘀汤加减。药用当归、赤芍、川芎、桃仁、红花、北柴胡、枳壳。

107

方中当归、赤芍、川芎、桃仁、红花均为活血祛瘀之品,为治病之君药;臣以柴胡疏肝,枳壳理气,一升一降,调整气机,取气为血帅,气行则血行之意。

若胸痛甚者,可酌加降香、郁金、延胡索以活血理气止痛;若夹痰浊者,加薤白、石菖蒲。

若痛势剧烈,唇紫脉涩,可用通经逐瘀汤。若久病入络,一般活血化瘀治疗不效者,可加入全蝎、地龙、蜈蚣、水蛭、虻虫等虫类药,以搜剔经络瘀阻。本证可配合静脉滴注复方丹参注射液 20～40ml,每日 1 次。

3. 痰热壅塞

证候:胸闷如窒息而痛,或痛引肩背,气短口苦,痰多而黏,形体偏胖,舌质红,舌苔黄腻,脉滑数。

分析:饮食不节,损伤脾胃,运化失司,聚湿生痰,郁而化热或情志不遂,气郁化火,炼液成痰,痰热壅塞心之脉络,脉络气血运行不畅,故胸闷如窒而痛,或痛引肩背,气机痹阻,则见气短;痰热内蕴,故见口苦,痰多而黏,舌红苔黄腻、脉滑数为痰热所致。

治法:清化痰热,宣通脉络。

方药:黄连温胆汤合瓜蒌薤白半夏汤加减。药用全瓜蒌、黄连、半夏、竹茹、胆南星、天竺黄、陈皮、茯苓、枳壳、菖蒲、郁金、薤白。方中瓜蒌味甘微苦性寒,导痰热下行,黄连清热泄火,二药合用,清化痰热为君;竹茹、枳壳、胆南星、天竺黄清化痰热,半夏、陈皮、茯苓涤痰化浊,共为臣药;菖蒲、郁金化痰宣通,薤白味辛气温体滑,气辛则通,体滑则降,故能宣通心之经脉,宽胸下气,共为佐使药。

热盛大便秘结者,则重用全瓜蒌,可加生大黄:痰盛苔厚腻者,可去黄连,加薏苡仁、白蔻仁;若热不显而痰浊壅塞者,可用二陈汤合瓜蒌薤白半夏汤加减。

痰瘀同源,故临床常痰浊瘀血并见,且久蕴化热而成痰热瘀阻之证。治疗时需有所兼顾,若痰热夹瘀则清热化痰同时宜加入桃仁、琥珀、失笑散等活血散瘀通络之品。

4. 心气不足

证候:胸痛隐隐,时作时休,动则气促,自汗心悸,面色㿠白,声息低微,舌边有齿痕,苔薄,脉濡弱或结代。

分析:心气不足,鼓动血液无力,心脉失养,故胸痛隐隐,时作时休,动则气促,心悸;汗为心液,心气不足则自汗出。面色㿠白,声息低微,舌边有齿痕,苔薄,脉濡弱或结代,均为一派气虚之象。

治法:补益心气,养心通脉。

方药:生脉散合保元汤加减。药用人参、麦冬、五味子、黄芪、桂枝、炙甘草。

方中人参甘温,益气养心怡神为君药,臣以麦冬甘寒,养心血而生脉,五味子收敛耗散之精气,引气归根,黄芪甘温,大补元气,更得人参、炙甘草之助,中气能鼓舞,心气能充沛,血脉自然流行。妙在桂枝一味,入血通脉,人参得桂枝之行导,心气能鼓舞,桂枝得甘草之和平,温心阳而和血脉。

兼见血瘀者,加失笑散;若气虚血少,血不养心所致,可合炙甘草汤以养血益气、滋阴复脉。

若药后痛势未见轻瘥,可予生脉注射液静脉滴注。实验证明,生脉注射液有正性肌力作用,可增加冠状动脉血流量,改善心肌缺血状况,减少心肌耗氧量。

5. 心肾阴虚

证候:胸痹心痛日久,胸闷且痛,心悸盗汗,心烦不寐,腰膝酸软,耳鸣头晕,舌红,苔光或有剥裂,脉细数或结代。

分析:病延日久,耗伤心肾之阴,气血运行不畅,痹阻心脉,故见胸闷且痛;心阴虚,虚火扰神则见心悸盗汗,心烦不寐;肾阴虚,故见耳鸣,腰膝酸软;水不涵木,肝阳偏亢,则见头晕;舌红,苔光或脱剥,脉细数均为阴虚有热之象。

治法:育阴潜阳,养心安神。

方药:加减复脉汤加减。药用炙甘草、生地、麦冬、阿胶、火麻仁、人参、生龙骨、生牡蛎。方中生地、麦冬、阿胶、生龙骨、生牡蛎育心肾之阴而潜摄浮阳,滋肾水而养心血,共为主药;辅以人参、火麻仁、炙甘草益心气养心血以安神;甘草又能调和诸药为使。

若少寐心悸者,加柏子仁、炒枣仁;血枯肠燥者,加当归、何首乌;若入夜痛甚,刺痛,痛处不移者,加赤芍、丹皮等凉血活血而不伤阴之品。

据报道,复脉汤有减低心脏异位起搏点兴奋性和调节心脏传导的作用,胸痹心痛而合并心律失常者,用之尤为合拍。

6. 心肾阳微

证候:胸闷气短,甚则心痛彻背,心悸自汗,形寒肢厥,面色苍白,腰酸乏力,唇甲淡白或青紫,舌淡白或紫黯,脉沉细或沉微欲绝。

分析:阳气虚衰,胸阳不运,气机痹阻,血行瘀滞,故见胸闷气短,甚则胸痛彻背;心阳不振,则心悸汗出;肾阳虚衰,故见畏寒肢冷,腰酸乏力;面色苍白,唇甲淡白或青紫,舌淡白或紫黯,脉沉细或沉微欲绝,均为阳气虚衰、瘀血内阻之征。

治法:益气温阳,活血通络。

方药:轻者用冯氏全真一气汤加减:药用炮附子、人参、麦冬、五味子、熟地、当归、牛膝。方中炮附子大辛大热,温振元阳为主药,辅以熟地、当归、牛膝滋阴养血活血,人参、麦冬、五味子益心气而养心脉,心肾兼顾。重者有陶氏回阳救急汤:药用炮附子、肉桂、干姜、人参、麦冬、五味子、炙甘草、人工麝香。方中附子、肉桂、干姜温振心肾阳气为君药;臣以人参、炙甘草益气生脉,麦冬养阴生脉,五味子收敛耗散之精气,引阳归根;人工麝香助参、桂、姜、附速建殊功,为佐使药。

若舌苔浊腻者,加薤白、石菖蒲;大便秘结者,加肉苁蓉。

临床若见唇甲面色青紫,大汗出,四肢厥冷,脉沉欲绝者,乃心阳欲脱之危候,可重用红人参、附子,并加用龙骨、牡蛎以回阳救逆固脱,不得延误,必要时中西医结合抢救。若肾阳虚衰,不能制水,水气凌心,症见心悸喘促,不得平卧,小便短少,肢体浮肿者,宜用真武汤加防己、猪苓、车前子以温阳行水。

(四)应急措施

1. 胸闷气促,心痛彻背,喘息不得卧者,可急选下列药物以止痛:

(1)心脉瘀阻者,可选用麝香保心丸,2粒,舌下含服;或速效救心丸,5~10粒,舌下含服。

(2)寒痰凝络者,可选冠心苏合丸,1丸含化,或嚼碎后咽服。

2. 真心痛而面白唇青,汗出肢冷,脉微欲绝者,宜静脉滴注参附注射液,并以参附龙牡汤频频灌服。经治病情仍无好转者,宜积极中西医结合抢救,不得延误。

(五)其他疗法

1. 针灸疗法

(1)体针:取心俞、巨阙、膻中、内关,厥阴俞、神门、郄门等穴。以标实为主时行泻法,以本虚为主时行补法并可加灸。要求有酸、麻、胀、沉、走窜等得气感,并留针20分钟。每日1次,10~12天为1个疗程。疗程间休息3~5天,一般观察3个疗程。

(2)耳针:取心、肾、小肠、交感、神门、皮质下、肾上腺等耳穴。任取其中3~4个穴,一般留针30分钟左右,每日1次,两耳交替针刺。10次为1个疗程。

(3)穴位注射:多选用背部俞穴为主,如心俞、厥阴俞、肾俞,或以阳性反应点为注射穴位,一般在四肢以经络之原、合、络、郄穴等而找到阳性反应穴位。每次取3~4个穴,选5%当归注射液、10%丹参注射液、10%玄参注射液、20%栀子注射液中任一种,每次注入0.5~1ml,隔日1次,10次为1个疗程。

2. 外敷法

(1)通心膏(徐长卿、当归、丹参、王不留行、鸡血藤、葛根、延胡索、红花、川芎、桃仁、姜黄、郁金、参三七、血竭、椿皮、穿山甲、乳香、没药、樟脑、冰片、木香、人工麝香、硫酸镁、透骨草),敷心俞、厥阴俞或膻中。24小时换一次,连续2周。

(2)取伤湿止痛膏,七厘散少许撒其上,敷贴膻中、鸠尾穴。24小时换一次,连续2周。

3. 气功疗法

每日做2~4次内养功,1周后多见效。

4. 单验方

(1) 阴邪壅滞:治宜辛温通阳,益气活血。药用瓜蒌30g,薤白9g,桂心5g,枳壳10g,丹参15g,太子参30g,白术15g,茯苓15g,干姜6g,白酒60g,炙甘草6g。

(2) 气滞血瘀:治宜行气散结,活血化瘀,温通络脉。药用瓜蒌30g,薤白9g,桂枝4.5g,当归9g,丹参15g,枳壳9g,赤芍12g,川芎6g,檀香6g,桃仁9g,红花9g,鸡血藤30g,天仙藤12g,甘草4.5g。

(3) 阴虚阳亢:治宜滋肾柔肝,育阴潜阳佐以通络。药用生石决明30g,珍珠母30g,钩藤15g,夏枯草15g,菊花12g,白蒺藜12g,瓜蒌30g,半夏9g,生白芍15g,麦冬12g,女贞子15g,生地15g,旱莲草15g,地龙9g,桑寄生30g。

(4) 气阴两虚:治宜益气养阴,辛温通阳。药用太子参30g,沙参15g,麦冬12g,五味子9g,丹参15g,远志9g,生地15g,柏子仁9g,炙甘草9g,鸡血藤30g,丝瓜络9g,桂心5g。

(5) 肾虚:治宜滋阴补肾,疏气通脉。药用黑桑椹30g,瓜蒌30g,薤白12g,半夏9g,旱莲草12g,肉苁蓉12g,郁金9g,降香6g,丹参15g,鸡血藤30g,枸杞子12g,菖蒲12g,远志9g,柏子仁12g。

【转归预后】

本病属本虚标实之证。标实的痰浊、寒凝、气滞、血瘀、热毒等可互相兼夹和转化。本虚的心之气、血、阴、阳不足亦可互相影响,且可涉及脾、肝、肾多脏。标实日久可损伤正气,导致本虚,本虚气血阴阳失调,可因虚致实,往往临床多形成实中夹虚或虚中夹实之虚实夹杂之证。痰热壅塞证者,多见于胸痹心痛早期。治之得法,病可减轻;若失治或治不得法,痰湿不去,气机阻遏,久则致瘀血内阻,形成痰浊瘀血阻滞脉络,使病情逐渐加重。阴寒凝结证多属胸痹心痛之重证,若能及时温散阴寒,病可减轻或缓解;若失治误治,寒凝血滞,或寒邪折阳,致心肾阳虚,则病情加重。瘀阻脉络证可由气郁、寒凝、邪滞或久病入络引起,兼夹于诸多证候中。治之得法,病能减轻。若只用辛香活血化瘀之品而不治本,虽可收片时之效,但瘀血之因未除,则瘀血不得尽化,心之脉络仍旧不畅,心失所养,日久损及心气、心阳和心之阴血,病可向心肾阴虚转化。心气不足证,宜补益心气,脉络自和,病多轻减。若浪投豁痰破血之品,诛伐太过,而犯虚虚之戒,徒伤正气,气虚无力鼓动血脉,反致瘀阻脉络,气虚日久,阳亦衰微,可转化为心肾阳微证。

心肾阳微证应阴阳并治,治之得法,患者尚可带病延年。若治之不确,或病重药轻,可向心肾元阳暴脱转化,致厥脱并见,危殆立至。

本病是一种可防可治之病。早期发现,早期治疗,配合科学的调摄,病可向愈,或不再发展,带病延年。反之病延日久,病机复杂,病情缠绵,此时虽经积极治疗,仍难以康复如初,但积极有效治疗,合理调摄,仍可延缓病情发展。若仍治不及时,加之调摄失宜,病情可不断加重,若见心肾元阳暴脱,喘、汗、肢厥、脉微欲绝,甚厥脱者,危及生命,预后极差。

【预防护理】

胸痹心痛较轻,发作周期较长者,可适当活动;若短期内发作频繁,心痛彻背,喘息难以平卧,更见心悸汗出者,应卧床休息接受治疗;若见唇甲青紫,面色苍白,喘、汗、肢厥,脉微欲绝者,应予绝对卧床,吸氧,记 24 小时出入量,并监测呼吸、血压、脉搏变化,有条件者应予心电监护。应进低盐低脂饮食,多吃蔬菜及水果,切忌过饱;保持大便通畅,便秘者应予导泻,切忌临厕努争;应戒烟酒,避免厚味炙煿及辛辣、刺激食物,消除紧张、恐惧心理,使其树立早日康复的信念,安心静养,避免焦躁及情志过激,避免劳累。保持病室安静和室内空气新鲜,避免风寒外侵。

【小结】

胸痹心痛病位在心,病机表现为本虚标实。其急性发作期以标实表现为主,或寒凝心脉,治以祛寒活血,宣阳通痹;或气滞心胸,治以疏调气机,和血舒脉;或痰浊闭阻,治以通阳泄浊,豁痰开结;或瘀血痹阻,治以活血化瘀,通脉止痛;缓解期多表现为本虚,或心气不足,或心阴亏虚,或心阳不振。但胸痹心痛多表现为虚实夹杂,如寒凝心脉,既可表现为寒凝气滞血瘀,又可见阳虚感寒或寒伤阳气;气滞心胸可兼见气郁化火,或脾胃气滞;痰浊闭阻,可见化热、化火、化风,又可痰瘀交阻;瘀血痹阻可由气虚、阳虚、阴虚所致,又有由气滞、寒凝、痰浊致瘀;心气不足可兼气滞、血瘀、痰浊,又有心脾两虚、气阴两虚之别;心阴亏损可兼阴虚火旺、阴阳两虚、心肾阴虚、阴虚阳亢,或兼痰火、气滞等;心阳不振可兼心肾阳虚、水饮内停上凌心肺、阳虚欲脱等。因此临床治疗本病必须严密观察病情,辨证论治,必要时中西医结合抢救。

【现代研究】

东直门医院廖家桢认为冠心病心绞痛的基本病机是气虚血瘀,基本治则为益气活血,方药为党参、黄芪、黄精、赤芍、丹参、川芎、益母草、红花;兼痰浊则加用瓜蒌、薤白、半夏;兼痰热则加用瓜蒌、黄连、黄芩、半夏;兼寒凝,加用荜茇、细辛、桂枝、石菖蒲;兼气滞,加用柴胡、香附、郁金、川楝子等;兼阳亢,加珍珠母、生龙牡、磁石、牛膝;兼阴虚,加麦冬、五味子、枸杞子、女贞子等;兼阳虚,加菟丝子、淫羊藿、补骨脂等。并指出在久病者中应补气与补肾同用,从桑寄生、女贞子、补骨脂、菟丝子等药物中选用一二味,即"欲养心阴,必滋肾阴,欲温心阳,必助肾阳",同时还要注意心绞痛伴有明显脾胃症状时,可心胃同治,选用半夏、陈皮、枳壳、苏梗、生姜、肉豆蔻等。另外,针灸有一定疗效,可选用心俞、巨阙、心平(少海穴下二寸)、厥阴俞、内关等。

张志雄认为胸痹心痛主要分为两型:瘀浊型与气阴两虚型。瘀浊型主要表现为胸闷憋气,心前区绞痛或隐痛,脘腹胀痛,喉中痰阻,舌体胖而质润带紫,苔面满布垢腻,白腻或黄腻,舌下青筋暴露,脉沉弦,结代互见,强弱不一,治以宣痹通阳,豁痰化浊,方药桂枝、丹参、川芎、益母草、半夏、瓜蒌、苍术、厚朴;气阴两虚证表现为心前区不定时隐痛,胸闷憋气,有时在睡眠中憋醒,心慌气短,虽入秋冬,仍喜开窗摇扇,口干,全身乏力,舌体微胖有齿痕,舌偏淡红,苔净少津或中剥,脉细数无力,有结代出现,治以益气养阴,化瘀通络,方药为沙参、麦冬、五味子、生地、桂枝、益母草、丹参、川芎等。

赵文全则将胸痹心痛的治疗方法总结为4法:豁痰理气法,方药为半夏10g、陈皮20g、茯苓20g、瓜蒌25g、薤白25g、沉香10g、乌药10g、百合25g、降香10g、荔枝核25g、木香5g、炙甘草25g;活血化瘀法,方药为丹参10g、郁金5g、桃仁8g、红花5g、瓜蒌10g、薤白10g、檀香5g、泽泻5g、木香5g;益气养心法,方药为人参30g、白术20g、茯苓20g、炙甘草25g、当归20g、黄芪15g、炒枣仁15g、远志15g、木香10g、桂圆15g、菖蒲15g、牡蛎20g、百合20g;清肝化瘀法,方药有川芎20g、当归20g、细辛5g、白芷15g、黄芩15g、决明子20g、夏枯草15g、桃仁20g、羌活10g、茯苓20g、秦艽20g、茺蔚子15g、丹参25g、杜仲10g、菖蒲15g、夜交藤15g、白术20g、石决明50g。

毛德西认为胸痹治疗需要五点注意:一辨部位,胸阳痹阻,瓜蒌薤白宣痹通阳,方药选用全瓜蒌15g、薤白12g、半夏10g、赤芍10g、郁金10g、秦艽10g、桂枝6g、生姜3g;二辨体质,气阴两虚,桂枝生脉益气养阴,方药选用太子参15g、麦冬15g、五味子10g、桂枝10g、炒白芍10g、黄精10g、大枣5个、炙甘草15g、生姜3g;三辨病之本,心肾阳虚,参附姜汤温心肾之阳,方药选用炮附子6g、党参15g、干姜6g、炒白术10g、生黄芪15g、丹参15g、当归10g、赤芍10g、薤白10g、桂枝6g;四辨病情,痰瘀相兼,方药选用丹参15g、赤芍10g、降香10g、红花6g、川芎6g、茯苓12g、桂枝6g、半夏10g、炒白术10g、炙甘草10g、苏梗6g,同时配三七粉3g、沉香粉3g、冰片1g;五辨脉象,结代同见,生、炙甘草养心泻火,方药选用炙甘草30g、生甘草10g、党参15g、麦冬15g、五味子10g、甘松 10g、桂枝 10g、炒枣仁 15g。

从新世纪以来的研究看,冠心病心绞痛基本可归入胸痹心痛范畴。但二者并非绝对相当,胸痹心痛概念的涵盖面更广。临床上如急性心肌炎、肋间神经痛等以胸部痞闷疼痛为主要临床表现的疾病也可归入胸痹心痛范畴,按此论治有确效。关于《金匮要略》胸痹心痛短气病篇中"阳微阴弦"的临床指导意义,传统上大多数医家认为,阳微指上焦阳气虚,即胸阳不振;而阴弦则指阴邪痹阻。弦脉主寒、主痛、主痰饮,故此阴邪主要是阴寒及痰饮水湿之邪。因阳虚则寒,易形成痰浊水湿内停,寒、痰等阴邪痹阻胸阳后,不通则痛,从而形成胸痹心痛病证。且根据《金匮要略》治疗胸痹病的方药来看,也多着重在宣痹通阳散寒、豁痰理气方面,典型代表是瓜蒌薤白系列方及乌头赤石脂丸等。所以通常认为,《金匮要略》论胸痹心痛的病机是以胸阳不振,阴寒、痰浊痹阻为主。当然具体病情有偏实与偏虚之分,一般急性期发作期多偏实,而慢性期、缓解期则偏虚。《金匮要略》胸痹心痛短气病篇第 5 条原文中枳实薤白桂枝汤即治胸痹偏实者,而同一条原文所出人参汤即治胸痹偏虚者,所谓同病异治是也。随着医学的发展,历代医家对胸痹心痛的病因病机认识及治法方药又有了很大发展。广义的"阳微阴弦"应指正虚邪实,即强调了胸痹心痛是本虚标实之证。结合临床,我们可以发现,这种理解仍有很高的指导价值。就胸痹心痛而言,阳微即正虚,可包括气虚、血虚、阴虚、阳虚,而阴弦即痹阻之阴邪或实邪,主要指寒、痰、瘀,还可兼有气滞、热毒。冠心病心绞痛的辨证论治,仍以本虚标实为基础。就目前临床冠心病的辨治状况而言,这种认识还是比较全面且准确的。高等中医药院校统编教材《中医内科学》(第六版)将胸痹心痛辨证分型为:寒凝心脉,气滞心胸,痰浊痹阻,瘀血痹阻,心气不足,心阴亏损,心阳不振等七型。这种分类属比较典型的分类,但不加理解地生背硬记多难以掌握,且临床上病情相对要复杂,往往见虚实错杂者多,所以强调《金匮要略》的"阳微阴弦"还是很有必要的。故而,在治疗上既要顾及胸痹心痛"阳微"即正虚的一面,又要顾及其"阴邪"即邪实的一面,才不至于顾此失彼。如路志正教授从脾胃入手论治胸痹,强调调理脾胃以安五脏的学术思想,通过调理脾胃,使脾胃健旺则气血化生,脾运行则痰湿自化,瘀血消,脉道畅,胸阳展而痹自除。廖家桢教授认为冠心病心绞痛的基本病机是气虚血瘀,以益气活血为基本治则,标本兼治,收到较好疗效。邓铁涛老先生提出冠心病的"心脾相关""痰瘀相关"学说,认为痰是瘀的初期阶段,瘀是痰的进一步发展。邓老认为,心阴心阳亏损是冠心病的内因为本,痰与瘀构成冠心病的继续发展为标,故冠心病是标实而本虚之证。邓老强调补益心气重在健脾,喜用温胆汤加参。邓老冠心方基本方:橘红、枳壳各 6g,半夏、竹茹、豨莶草各 10g,茯苓、丹参各

2g,甘草5g,党参5g。方中用党参补气扶正,丹参活血化瘀,温胆汤除痰利气,条达气机。因本病属标实本虚之证,只顾通阳,并非久宜,故加参益气固本,标本同治。近年来,随着现代病理及药理研究的进展,活血化瘀法在心血管系统疾病治疗中受到广泛的关注,一类以活血化瘀为主的中成药在临床得到大量运用,具有代表性的如丹参注射液、丹参片、丹参滴丸、麝香保心丸等等,的确收到很好的临床疗效。药理研究也证实上述药物多有扩张冠状动脉,增加冠状动脉血流量,及改善血液流变学和改善心肌缺血,降低心肌耗氧量等作用。但是,一味用活血化瘀治疗冠心病心绞痛也会产生一定副作用,这是临床医生需要注意的。任继学老教授在全国性的名老中医经验学习班上曾就临床滥用丹参注射液提出过批评,指出活血还会耗气,应当在活血的同时注意补气,否则会出现出血倾向等副作用,给人留下深刻印象。同样,虽然现代医学技术突飞猛进,在心内科已有血管内支架、冠状动脉搭桥等先进疗法,但面临一大难题就是血管通畅后的再堵塞,这也是治标未治本的体现。因胸痹心痛的病机根本还是"阳微阴弦",单纯活血化瘀或者用现代技术打通堵塞的血管,也是只顾及"阴弦"方面,不免有失偏颇,疗效也会受影响。若浪投豁痰破血之品,诛伐太过,而犯虚虚之戒,徒伤正气,气虚无力鼓动血脉,反致痹阻加重。因此,只有结合临床辨证,全面考虑,把握"阳微阴弦"的程度,在祛邪的同时适当给予益气血、养阴、温阳,方可收到理想的疗效。

第三节　心　悸

【概述】

心悸包括惊悸和怔忡,是指由气血阴阳亏虚,心失所养,或痰饮瘀血阻滞心脉,邪扰心神所致,引起的以病人自觉心中悸动,惊惕不安,甚则不能自主的一种病证。心悸发作时常伴有气短、胸闷,甚则眩晕、喘促、晕厥,脉象或迟、或数、或节律不齐。其中因惊恐、劳累而发,时发时止,不发时如常人,病情较轻者为惊悸;并无外惊,每由内因引起,自觉终日心中惕惕,稍劳即发,病来虽渐,但全身情况较差,病情较为深重者为怔忡。惊悸日久不愈者,可发展为怔忡。

《内经》虽无心悸或惊悸、怔忡之病名,但已对心悸的病因作了描述,认为其有因虚而作者,如《素问·平人气象论》中说"左乳之下,其动应衣,宗气泄也";有因惊而作者,如《素问·举痛论》说:"惊则心无所倚,神无所归,虑无所定,故气乱矣";有因外感及血瘀而发者,如《素问·痹论》曰:"脉痹不已,复感于邪,内舍于心"，"心痹者，脉不通，烦则心下鼓"；有因火而发者，如《素问·至真要大论》曰："诸病胕肿，疼酸惊骇，皆属于火。"张仲景在《伤寒论》太阳病篇和《金匮要略》痰饮咳嗽病篇阐述了心悸病因是发汗过多与痰饮内停，他说："发汗过多，其人又手自冒心，心下悸……"，"水在肾，心下悸"，认为发汗过多，气随汗泄，心之气阳不足，鼓动无力，心神不定，水饮内停，上凌于心，均可导致心悸。《备急千金要方》、《圣济总录》等著作中不少内容认为惊悸是因虚所致。《重订严氏济生方·惊悸怔忡健忘门》也认为惊悸是"心虚胆怯所致也"，曰："或因事有所大惊，或闻虚响，或见异相，登高涉惊，惊忤心神，气与涎郁，遂使心悸。"朱丹溪则提出了血虚致病的理论，他认为惊悸是由血虚所致，并强调了痰的致病作用，在《丹溪心法·惊悸怔忡》中他说："惊悸者血虚，惊悸有时"，"怔忡者血虚，怔忡无时，血少者多；有思虑便动，属虚；时作时止者，痰因火动"。成无己在《伤寒明理论·卷中·悸》认为悸惊的发生不外"气虚""停饮"两端。刘河间则另辟蹊径，他认为火热上扰是惊悸发生的主要原因，他在《素问玄机原病式·六气为病》中说："惊，心卒动而不宁也，火主于动，故心火热甚也。"周慎斋《慎斋遗书·惊骇》则认为："此乃内气先虚，而猝遇危险怪异之物，以致心肾不交而惊骇也"，他认为正气不足、心肾不交是发病主要机理。

张仲景在心悸的治疗方面创制了不少方剂。他用桂枝甘草汤辛甘化阳、振奋心阳而止悸，《伤寒论》太阳病篇说："发汗太多，其人又手自冒心，心下悸欲得按者，桂枝甘草汤主之"；他用小建中汤滋阴和阳，充足气血而治心悸，《金匮要略》血痹虚劳病篇说："虚劳里急，悸，衄，腹中痛，梦失精，四肢酸疼，手足烦热，咽干口燥，小建中汤主之"；他用真武汤温阳化水而定悸，《伤寒论》太阳病篇说："太阳病发汗，汗出不解，其人仍发热，心下悸，头眩，身瞤动，振振欲擗地者，真武汤主之"。对于血虚导致的惊悸，古人治疗有用归脾汤者，有用养心汤者，其中用朱砂安神丸者最多，如《医学正传·怔忡惊悸健忘证》中说："惊悸者属血虚，用朱砂安神丸最好"；《丹溪心法·惊悸怔忡》中也说："惊悸者血虚，惊悸有时，以朱砂安神丸"。对于惊悸治疗大法，古代医家也有不少论述，李梴在《医学入门·惊悸》中说："治之之法，怔忡者，与之逐水消饮之剂；惊悸者，与之豁痰定惊之剂"。张景岳认为益气养心是治疗大法，他在《景岳全书·杂证谟·怔忡惊恐》中说："惊悸宜安养心神，滋培肝胆，当以专扶元气为主。"《医碥·杂症·惊》中则分析了心悸的有关证治："惊则气上，以重坠之药镇其浮越，丹砂、龙骨之类。由于火盛而血虚者，甘寒滋润之剂以泻心补血。惊则心神舍空，液入成痰，拒其神不得归，而惊不能已，十味温胆汤、养心汤、寿星丸。……热郁有痰，寒水石散。气郁有痰，加味四七汤。睡卧不安，时时惊觉者,温胆汤加枣仁、莲肉。"王清任认为心悸多与血瘀有关,大凡用归脾、安神方药治之无效者,用血府逐瘀汤每多获效。龚廷贤在《寿世保元·惊悸》中论述了惊悸的症状、病机与治疗方药,他认为心血虚者宜补心汤,心神不安宜安神镇惊丸,心气虚者宜益气安神汤,血虚火旺者宜朱砂安神丸,气血两亏者宜四物安神汤。林珮琴在《类证治裁·怔忡惊恐论治》中对惊悸的证治作了比较全面的概括,他说:"心脾气血本虚,而致怔忡惊恐,或因大惊猝恐,神志昏乱者,七福饮,甚者大补元煎。如肾水亏,真阴不足致怔忡者,左归饮。如命门衰,真阳不足致怔忡者,右归饮。如三阴精血亏损,阴中之阳不足,而致怔忡惊恐者,大营煎或理阴煎。如水亏火盛,烦躁热渴而为怔忡惊悸者,二阴煎或加减一阴煎。如思虑郁损心营,而为怔忡惊悸者,逍遥散或益营煎。如痰火盛,心下怔忡者,温胆汤加炒黄连、山栀、当归、贝母。如寒痰停蓄心下而怔忡者,姜术汤。如痰迷心窍惊悸者,温胆汤,甚者朱砂消痰饮。"

西医学中各种原因引起的心律失常,如心动过速、心动过缓、过早搏动、心房颤动或扑动、房室传导阻滞、病态窦房结综合征、预激综合征以及心功能不全、部分神经官能症等,凡具有心悸表现者,均可参照本篇辨证论治。

【病因病机】

(一) 病因

1. 感受外邪　风寒湿邪,侵袭体表,痹阻经脉,脉络受损,内舍于心,发为心悸。

2. 情志所伤　恼怒伤肝,肝气郁滞,日久化火,气火扰心则心悸;若气滞不解,久则血瘀,心脉瘀阻,亦可心悸;忧思伤脾,阴血亏耗,心失所养则心悸;突受惊恐,心神慌乱,不能自主亦可发为心悸。

3. 饮食失调　过食肥甘醉酒,损伤脾胃,运化失司,湿聚成痰,痰浊阻滞心脉,或气血生化乏源,心失所养,均可心悸。

4. 劳欲过度　房劳过度,损耗肾精,精血亏虚,心失所养;或烦劳不止,劳伤心脾,心气受损,均可发生心悸。

5. 他病失养　咳喘日久,心肺气虚,或肺虚及肾,心肾虚衰可引发心悸;水肿日久,或中阳不运,水饮内停,继而水饮凌心而心悸;温热病邪,稽留不除,扰乱心神,可致心悸;急性大出血或长期慢性失血均可致心血亏虚、心失所养而引起心悸。

6. 药物中毒　药物过量或毒性较剧,损及于心,引起心悸,如附子、乌头,或西药锑剂、洋地黄、奎尼丁、肾上腺素、阿托品等,当用药过量或不当时,均能引发心动悸、脉结代一类证候。

(二) 病机

1. 发病　因外感、惊恐、失血等引发者,一般发病较急,其他则发病较缓,遇诱因常反复发作。

2. 病位　主要病位在心,由于心神失养或不宁,引起心神动摇,悸动不安。但其发病还涉及肝、脾、肺、肾诸脏。如肝气郁滞,气滞血瘀,或气郁化火,致使心脉不畅,心神受扰,亦可进而引发心悸。如脾不生血,心血不足,心神失养则动悸。肺气亏虚,不能助心以治节,心脉运行不畅则心悸不安。脾失健运,痰湿内生,扰动心神,或肾阴不足,不能上制心火,肾阳亏虚,心阳失于温煦,均可发为心悸。

3. 病性　主要有虚实两方面。但以虚为主,本虚标实。本虚主要为气、血、阴、阳不足,心失所养;标实为气滞、血瘀、痰浊、水饮、火热毒邪等扰乱心神。临床表现多为虚实夹杂。

4. 病势　早期主要是心之气血阴阳亏虚,气滞、血瘀、痰浊、热毒等实邪阻滞心络,扰乱心神,日久心病可及脾、肺、肾等其他脏腑,病机复杂,病情加重。

5. 病机转化　心悸以虚为主,其病机转化主要与脏腑气血阴阳亏虚的程度有关。如心气虚可进一步发展为心阳虚,心血虚可进一步发展为心阴虚,心阴虚日久致心肾阴虚,心阳虚日久可致肾阳虚等等;阴损及阳或阳损及阴,又可致气血不足,气阴两虚,阴阳俱损等。由于脏腑功能失调,水饮、痰浊、瘀血内生,阻滞脉络,或郁而化热,扰乱心神等,都可因虚致实,形成虚实夹杂之证。至晚期五脏俱损,心阳暴脱,可出现厥脱、抽搐等危候,甚至死亡。

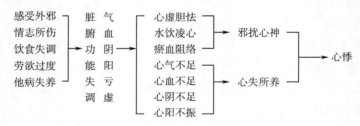

心悸病因病机示意图

【临床表现】

心悸的基本证候特点是自觉心慌不安,心跳剧烈,神情紧张,不能自主,或一过性、阵发性,或持续时间较长,或一日数次发作,或数日一次发作,常兼见胸闷气短,神疲乏力,头晕喘促,甚至不能平卧,以至出现晕厥。其脉象表现或数或迟,或乍疏乍数,并以结脉、代脉、促脉、涩脉尤为常见。

【鉴别诊断】

1. 胸痹心痛　胸痹心痛虽有胸中窒闷不舒、短气,但以心痛为主要症状,心电图上多有 ST-T 改变。而心悸仅以自觉心跳剧烈,胸中不适,惊惕不安,不能自主为特征,心电图上多有心律异常。

2. 奔豚　奔豚发作时亦觉心胸躁动不安,但发自少腹,向上冲逆;而心悸系心跳异常,发自于心。

【辨证论治】

(一) 辨证要点

1. 辨惊悸与怔忡　惊悸与怔忡同属于心悸,但二者有区别。惊悸常由外因而成,偶受外来刺激,或因惊恐,或因恼怒,均可发病,发则心悸,时作时止,病来虽速,但全身情况较好,病势浅而发作持续短暂,以实证居多,但也有内虚的因素存在;怔忡每由内因引起,并无外惊,自觉心中惕惕,稍劳即发,病来虽渐,但全身情况较差,病情较为深重,以虚证居多。但两者又有密切关系。惊悸日久可发展为怔忡;怔忡患者,又容易受外惊所扰,而使病情加重。

2. 辨标本虚实　心悸属本虚标实之病,而以本虚为主。凡心悸气短,神疲乏力,自汗出,易感冒者属气虚;心悸头晕而面色不华者,属血虚;心悸盗汗,口干潮热者属阴虚;心悸肢冷,畏寒气喘者属阳虚;心悸胸闷,胁腹胀气,遇情志波动,症状加重者属气滞;心悸唇黯,舌有瘀斑,脉结代者为血瘀;心悸体丰,恶心纳呆,舌苔腻者属痰湿;心悸舌苔水滑,或肢肿而浮,尿少者属水饮。

(二) 治则治法

由于心悸的主要病机为气血不足、阴阳失调、气滞血瘀、痰浊水饮等,故益气养血、滋阴温阳、行气化瘀、化痰涤饮以及养心安神、重镇安神等均为心悸的治疗大法。虚当补之,实当泻之。若久病,虚实夹杂,病机复杂者则宜标本兼顾,攻补兼施。若出现心阳暴脱的厥脱、抽搐等危候应积极采取中西医结合抢救措施。

(三) 分证论治

1. 心虚胆怯

证候:心悸不宁,善惊易恐,坐卧不安,少寐多梦而易惊醒,恶闻声响,舌苔薄白或如常,脉细略数或虚弦。

分析:惊则气乱,心神不能自主,故发为心悸;心不藏神,则心中惕惕,善惊易恐,坐卧不安,少寐多梦易醒,恶闻声响;脉数或虚弦为心神不安、气血逆乱之象。本型病情较轻者,时发时止;重者怔忡不宁,心慌神乱,不能自主。

治法:益气养心,镇惊安神。

方药:平补镇心丹加减。药用人参、麦冬、五味子、怀山药、生地黄、熟地黄、肉桂、炙远志、磁石、生龙骨、生牡蛎、酸枣仁、茯神、炙甘草。病由心胆气虚而心悸易惊,故当益气养心壮胆治其本。方中人参、麦冬、五味子益气养心壮胆,是为君药;山药、生熟地、肉桂调补阴阳,辅君药益心壮胆扶正为臣药;生龙骨、生牡蛎、磁石重镇安神定惊,酸枣仁、远志、茯苓养心壮胆以安神定惊,共为佐药;炙甘草调和诸药为使药。

若心气虚者,加黄芪;心阴不足者,重用酸枣仁、五味子,并加柏子仁;痰浊蕴热见心悸而烦,善惊痰多,食少泛恶,舌苔黄腻,脉滑数者,可用黄连温胆汤,或加味温胆汤加安神养心之品。

本证亦可用安神定志丸。方中龙齿、琥珀、磁石镇惊宁神,朱砂、茯神、菖蒲、远志安神定志,人参益气养心。在药物治疗同时当配合心理治疗,并避免不良精神刺激。

2. 心气不足

证候:心悸气短,头晕乏力,动则心悸,静则悸缓,自汗,舌淡红,苔薄白,脉细弱。

分析:心气不足,不能鼓动血液正常运行,心失所养,则心悸气短,脉细弱;清窍失养,则头晕乏力;气虚而表卫不固,则自汗。舌淡红、苔白均为心气不足之征。

治法:补益心气,养心安神。

方药:五味子汤加减。药用五味子、黄芪、人参、麦冬、玉竹、沙参、酸枣仁、柏子仁、合欢皮、炙甘草。心气不足,鼓动血脉无力,心之脉络失养,故须补益心气治其本。方中人参、五味子、黄芪补益心气为君药;麦冬、玉竹、沙参补心益阴,合君药可使心之气血阴阳和调为臣药;心主神,心气虚,神不守舍,故用酸枣仁、柏子仁、合欢皮宁心安神以定悸为佐药;炙甘草既可益心气,又能调和诸药是为使药。

本证亦可用炙甘草汤加减。由于心气不足者常有不同程度的心功能减退,可加人参皂甙片、福寿草甙片或用生脉注射液、人参注射液缓慢静脉注射,或重用黄芪至30g;气虚症状明显者,可用肉桂或附片3~5g,取少火生气之意,增加益气药物的效应。

3. 心脾两虚

证候:心悸气短,头晕目眩,面色不华,神疲乏力,或纳呆腹胀,便溏,舌淡红,苔薄,脉细弱。

分析:脾胃虚弱,运化失司,则纳呆、腹胀、便溏;气血生化乏源,气虚血亏,周身失养则倦怠乏力、头晕目眩、面色不华;心血失养,血不养心,心神失守则见心悸气短;舌淡红、苔薄、脉细弱亦为血亏之征。

治法:益气健脾,补血安神。

方药:归脾汤加减。药用炙黄芪、人参、白术、生甘草、当归、龙眼肉、酸枣仁、茯神、远志、木香。脾胃虚弱,气血生化乏源,心血不足,心神失养,神不守舍而成心悸,故当补益脾胃,养血益心以安神。方中黄芪、人参、白术益气健脾,补益后天之本,鼓舞气血生化之源,故为主药;当归、龙眼肉、酸枣仁助主药补养心血而安神为辅药;茯神、远志宁心安神以定悸,木香行气悦脾,以防补养药壅滞碍胃为佐药;甘草既可健脾益气,又可调和诸药,是为使药。

纳呆腹胀者,加陈皮、谷麦芽、神曲、山楂、枳壳、鸡内金;乏力、气短、神疲者,重用人参、黄芪、白术、甘草,少佐肉桂,取少火生气之意;失眠多梦者,加合欢皮、夜交藤、五味子、柏子仁、莲子心。

本证多由思虑劳倦过度,脾虚气血生化乏源以及心血暗耗所致,临床常为功能性心律失常,因此起居有节,劳逸有度,睡前避免不良刺激,为辅助治疗措施。

4. 心阴亏虚

证候:心悸易惊,心烦失眠,五心烦热,口干盗汗,或头晕目眩,耳鸣腰酸,舌红少津,苔少或无苔,脉细数。

分析:肾阴不足,水不济火,阴血不能上济于心,以致心阴亏虚,心火内动,扰动心神,故心悸易惊,心烦失眠;阴亏于下,则见腰酸,阳扰于上,则头晕目眩耳鸣;五心烦热、口干盗汗、舌红少津、苔少或无苔、脉细数均为阴虚火旺之征。

治法:滋养阴血,宁心安神。

方药:天王补心丹加减。药用生地黄、玄参、麦冬、天冬、丹参、当归、人参、酸枣仁、柏子仁、五味子、远志、桔梗。心阴血不足,心失所养,神不守舍而成心悸,故宜滋养阴血、养心阴安心神。方中生地黄、玄参滋阴填精固本以制虚火为君药;麦冬、天冬助君药以养心阴,丹参、当归养血助阴,人参、五味子益气以生阴,共为臣药;酸枣仁、柏子仁、远志养心宁神以定悸为佐药;桔梗载药入心为使药。

若兼口干口苦,咽燥心烦者,为阴虚内热较甚,加黄连、栀子、淡竹叶、朱砂以清心火、宁心神,或用朱砂安神丸治之;盗汗者,加山萸肉、乌梅滋阴敛汗;若心肾不交者,可合用黄连阿胶汤以交通心肾,滋阴补肾,清心降火。

临证应辨阴虚与火旺孰轻孰重,从而确定以滋阴为主,还是以清心降火为主,或滋阴降火并重。

121

5. 心阳不振

证候：心悸不安，胸闷气短，面色苍白，形寒肢冷，舌淡苔薄，脉象虚弱或沉细而数。

分析：久病体虚，损伤心阳，心失温养，故心悸不安；胸中阳气不足，故胸闷气短；心阳虚衰，血液运行迟缓，肢体失于温煦，故形寒肢冷，面色苍白；舌淡苔薄，脉象虚弱，或沉细而数，均为心阳不足、鼓动无力之征。

治法：温补心阳，安神定悸。

方药：桂枝甘草龙骨牡蛎汤合参附汤加减。药用桂枝、煅龙骨、煅牡蛎、炙甘草、人参、炮附子、黄芪、玉竹、麦冬。心阳不振，无以温养心神，心神不守而成心悸，治宜温振心阳为主。方中桂枝、附子为辛热之品，峻补元阳以温振心阳，为君药；人参、黄芪益气助阳，玉竹、麦冬滋阴以助心阳，有阳得阴助则生化无穷之意，为臣药；龙骨、牡蛎重镇安神以定悸为佐药；炙甘草益气养心，调和诸药为使药。

形寒肢冷者，重用人参、附子、黄芪、肉桂；大汗出者，重用人参、黄芪及煅龙骨、煅牡蛎，加用山萸肉，或用独参汤煎服；兼见水饮内停者，加葶苈子、五加皮、车前子、泽泻等；夹瘀血者，加丹参、赤芍、桃仁、红花。

对兼有肾阳不足症状者，应以温补心肾为主，可选用麻黄附子细辛汤加减治疗。

6. 水饮凌心

证候：心悸眩晕，胸脘痞满，形寒肢冷，小便短少，或下肢浮肿，渴不欲饮，恶心吐涎，舌苔白滑，脉象弦滑。

分析：水为阴邪，赖阳气化之，今阳虚不能化水，水邪内停，上凌于心，故见心悸；阳气不能达于四肢，不能充于肌表，故形寒肢冷；饮阻于中，清阳不升，则见眩晕；气机不利，故胸脘痞满；如气化不利，水液内停，则渴不欲饮，小便短少或下肢浮肿；饮邪上逆，则恶心吐涎；舌苔白滑、脉象弦滑亦为水饮内停之象。

治法：温阳化饮，宁心安神。

方药：苓桂术甘汤合真武汤加减。药用炮附子、桂枝、茯苓、白术、猪苓、泽泻、五加皮、葶苈子、防己、甘草。

脾肾阳虚，水湿泛滥，上凌心脉，发为心悸，故须温运脾肾阳气以化水饮为主。方中附子大辛大热之品，峻补元阳，温运脾肾，故为君药；桂枝助君药温振心阳为臣药，茯苓、白术、猪苓健脾利水，泽泻、五加皮、葶苈子、防己皆能通调水道以利水，共为佐药；甘草甘缓和中，且能调和诸药为使药。

恶心呕吐者，加半夏、陈皮、生姜皮；尿少肢肿者，重用泽泻、猪苓、茯苓、防己、葶苈子,加大腹皮、车前子;兼有肺气不宣者,加杏仁、前胡、桔梗;兼见瘀血者,加当归、川芎、刘寄奴、泽兰叶、益母草。

本证多见于各种原因引起的心功能不全而伴有浮肿、尿少、夜间阵发性咳嗽或端坐呼吸之时,治应温阳利水。对病情危重者,可反复、大量应用独参注射液、生脉注射液静脉滴注。

7. 心脉瘀阻

证候:心悸不安,胸闷不舒,心痛时作,或见唇甲青紫,舌质紫黯或有瘀斑,脉涩或结代。

分析:心主血脉,心脉瘀阻,心失所养,故心悸不安;血瘀气滞,心阳被遏,则胸闷不舒;心络挛急,则心痛时作,脉络瘀阻,故见唇甲青紫;舌质紫黯或有瘀斑,脉涩或结代,均为瘀血蓄积、心阳阻遏之征。

治法:活血化瘀,理气通络。

方药:血府逐瘀汤加减。药用桃仁、红花、川芎、赤芍、川牛膝、当归、生地黄、北柴胡、枳壳、炙甘草。病在血分,瘀血阻滞心络,气血运行不畅,心失所养而成心悸,故宜活血化瘀通络治其本。方中桃仁、红花、川芎、赤芍、川牛膝活血化瘀通络,共为主药;当归、生地养血活血,使诸药活血通络而不伤正,为辅药;炙甘草调和药性为使药。柴胡、枳壳行气以活血通络,取气为血帅之意。

气滞血瘀者,重用柴胡、枳壳,加香附、郁金、延胡索、陈皮;因虚至瘀者,去柴胡、枳壳,加党参、黄芪;血虚者,加何首乌、枸杞子、熟地;阴虚者,加麦冬、玉竹、女贞子、旱莲草;阳虚者,加附子、肉桂、淫羊藿、巴戟天;心悸明显者,加龙骨、牡蛎、琥珀、磁石。

本证病在血分,为瘀血阻络。治宜在上方基础上配合丹参注射液 20～40ml 加入 5％～10％葡萄糖注射液中静脉滴注,每日 1 次。

(四)其他疗法

1. 中成药

(1)生脉注射液:适用于缓慢型心律失常而有气阴两虚见证者。本品 40～60ml 加入 5％葡萄糖注射液 250ml 中静脉滴注,每分钟 40～60 滴,每日 1 次,10～15 天为 1 个疗程。

(2)参附注射液:适用于心阳不振所致心悸。肌内注射,每次 2～4ml,每日 1～2 次;静脉滴注,每次 10～20ml,以 5％或 10％葡萄糖注射液 250～500ml 稀释后使用;静脉推注,每次 5～20ml,用 5％或 10％葡萄糖注射液 20ml 稀释后使用。或遵医嘱。

(3)参麦注射液:适用于心阴亏虚证心悸。肌内注射,每次 2～4ml,每日 4

次;静脉滴注,每次 10~60ml 加入 5‰葡萄糖注射液 250~500ml 稀释后应用。或遵医嘱。

(4) 滋心阴口服液:适用于心阴不足证心悸。每次 1 支(10ml),每日 3 次口服。

(5) 补心气口服液:适用于心气不足证心悸。每次 1 支(10ml),每日 3 次口服。

2. 针灸

(1) 针刺内关、三阴交、通里。

(2) 取手厥阴心包经、手少阴心经、足太阳膀胱经穴为主,可交替进行。

(3) 耳针取心、神门、皮质下、胸区、交感,每次 2~3 穴,留针 20 分钟。

3. 单验方

(1) 甘草 30g,水煎服。

(2) 苦参 20g,水煎服,适用于心悸而脉数或促的患者。

(3) 紫石英 10~15g,水煎服。

(4) 定心汤:龙眼肉 30g,酸枣仁 15g,山萸肉 15g,炒柏子仁 12g,生龙骨 12g,生牡蛎 12g,生乳香 3g,没药 3g,水煎服。

(5) 养心镇惊汤:白茅根 15g,天竺黄 9g,龙骨 9g,牡蛎 12g,钩藤 9g,煅磁石 12g,生白芍 15g,忍冬藤 9g,茯神 9g,朱砂 5g,菖蒲 10g,水煎服。

【转归预后】

心悸仅为偶发、阵发者,一般易治,或不药而解;反复发作或持续不缓解者较为难治。若气血阴阳虚损程度轻,病损脏腑较少,未见瘀血、痰饮之证,脉象变化不大者,及时治疗,多能好转或痊愈。若气血阴阳严重虚衰,且兼有瘀血、痰饮内停,脉象过迟、过数、结代或乍疏乍数者,治疗颇为棘手,容易产生变证、坏证,预后极差,必要时宜采取中西医结合救治,部分病人如得不到及时抢救,可以猝死。

【预防护理】

患者应保持乐观情绪,避免忧思恼怒惊恐等不良刺激,劳逸有度,饮食有节。轻证患者可作适当体力活动,以不觉劳累为度,避免剧烈运动;重证者应卧床休息,进食营养丰富且易消化饮食,忌过饱、过饥,忌烟酒,饮茶不宜过浓,避免风寒外袭。对于病情重者应密切观察病情变化,凡出现冷汗出、肢厥、心悸动不安,甚至抽搐、昏迷者,应及时抢救,以免延误病情。

心悸患者在恢复期多表现为心气未复,可进行自我推拿,具有益气养心、活血定悸之功效。具体手法及取穴为:拿内关、外关;掐、揉神门;拿、按合谷;按、揉足三里;按、揉脾俞、心俞;揉膻中;擦胸胁;擦大椎。心悸气短者,加揉气海;胸闷、喘促、心悸者,加揉、按肺俞,揉气海,按、揉三阴交,擦、揉命门。病情允许者可适当地参加体育锻炼,如太极拳、太极剑等,亦可配合气功练习,以增强体质。还可用耳穴压豆,取心、下屏尖、神门、交感等,促进康复。

【小结】

心悸由感受外邪,劳伤过度,久病失养,情志所伤,导致心、脾、肺、肾气血阴阳不足,心神失养,或气郁、痰浊、血瘀、水饮扰动心神而发病。病位在心,根据病证的临床表现,应分辨病变有无涉及脾、肺、肾、肝,是病及一脏抑或病及多脏;还要根据病史及病证的演变过程,判断是心病累及他脏,或为他脏病变影响及心。心悸有属气、血、阴、阳亏损,心神失养之虚证者;有属气滞、血瘀、痰浊、水饮扰动心神之实证者。其虚者,或补气血之不足,或调阴阳之盛衰,以求气血调和,阴平阳秘,心神得养;其实者,或行气祛瘀,或化痰逐饮,使邪去正安,心神得宁。心悸因虚者,常配以养心安神之品;因实者,多配用重镇安神药物,故益气养血、滋阴温阳、化痰逐饮、行气化痰与养心安神、重镇安神为心悸的主要治法。心悸的证候在一定的阶段表现为具有相对稳定性的特定的证候类型,但在疾病的发展演变中则病位、病性变化复杂,而形成证候的交叉或转化。因此,临床上必须因人、因时、因证而异,采用不同的治疗方法。

【现代研究】

有人总结《伤寒论》中有关心悸的原文,指出《伤寒论》中心悸以虚证为多,包括:①心阳虚心悸,治以温通心阳,以桂枝甘草汤为主方;兼烦躁者,以桂枝甘草龙骨牡蛎汤治疗;兼狂乱者,以桂枝去芍药加蜀漆牡蛎龙骨救逆汤治疗。②心阴阳两虚心悸,治以小建中汤和炙甘草汤,前者在和营益气中扶助中焦阳气,后者在滋阴和阳中化生阴液。另外,还有水饮类心悸,包括:①水饮停蓄心悸,分别以温胃化饮的茯苓甘草汤和和解少阳的小柴胡汤去黄芩加茯苓治疗。②阳虚水泛心悸,治以温阳利水的真武汤治疗。③气郁类心悸,治以疏肝解郁的四逆散加桂枝汤。综上,《伤寒论》治疗心悸主要病因不外心阳虚和水饮,治疗上一加桂枝,一加茯苓。

有人总结了223例主诉心悸的患者中医辨证与辨病的关系,发现循环系统164例,占73.5%,其中风心病59例,高血压病46例,冠心病42例,先心病10例,心肌炎7例;呼吸系统6例均为肺心病;神经系统32例,其中神经官能症21例,更年期症候群11例;血液系统15例均为贫血;内分泌系统6例,其中甲亢5例,嗜铬细胞瘤1例。中医辨证分型共6型:①心神不宁35例,其中神经官能症17例,高血压病8例,更年期症候群6例,甲亢4例。治以镇惊定志、养心安神,

125

方以安神定志汤加减。结果:显效 11 例,有效 14 例,无效 10 例。②心血不足 35 例,其中贫血 15 例,风心病 9 例,冠心病 6 例,心肌炎 5 例。治以益气补血、养心安神,方以归脾汤加减。结果:显效 11 例,有效 15 例,无效 9 例。③阴虚火旺 36 例,其中高血压病 17 例,风心病 11 例,冠心病 4 例,更年期症候群 2 例,甲亢 1 例,嗜铬细胞瘤 1 例。治以滋阴清火、养心安神,方以天王补心丹加减。结果:显效 12 例,有效 14 例,无效 10 例。④心脉瘀阻 39 例,其中风心病 19 例,冠心病 12 例,先心病 8 例。治以化瘀通络、镇惊安神,方以桃仁红花煎加减。结果:显效 12 例,有效 18 例,无效 9 例。⑤气阴两虚 47 例,其中高血压病 17 例,冠心病 16 例,风心病 5 例,神经官能症 4 例,更年期症候群 3 例,心肌炎 2 例。治以益气养阳、安神定悸,方以炙甘草汤加减。结果:显效 13 例,有效 19 例,无效 15 例。⑥心阳虚衰 31 例,其中风心病 15 例,肺心病 6 例,冠心病 4 例,高血压病 4 例,先心病 2 例。治以温阳化水、安神定悸,方以参附汤或真武汤合五苓散加减。结果:显效 10 例,有效 14 例,无效 7 例。全部病例中舌紫黯或瘀斑者 61 例占 27.3%,脉象结代者 69 例占 30.7%,包括室性早搏 48 例,室上性早搏 14 例,房颤 7 例。

有人采用冬青生脉汤(党参 15g、麦冬 15g、茯苓 15g、炙甘草 15g、瓜蒌皮 15g、五味子 10g、桂枝 10g、远志 10g、菖蒲 10g、白术 12g、薤白 12g、毛冬青 30g、丹参 30g)治疗 45 例心悸。其中肝阳偏亢加太子参去党参,桂枝减量,加钩藤、珍珠母;血虚加当归、阿胶、黄芪;纳呆加鸡内金、山楂;肾阴虚加熟地、山萸肉、枸杞子;五心烦热加丹皮、地骨皮、鳖甲、龟甲胶;胸闷疼痛加延胡索。结果 41 例心慌症状消失,23 例心电图异常改变者有 7 例恢复正常,效果满意。

近年研究发现惊悸是焦虑症的常见症状,系植物神经功能紊乱所致,属功能性疾病,预后良好。其原因由内因和外因共同作用引起。内因多见性格内向、孤僻、胆小、害怕、依赖性强,对外界刺激耐受性差,适应环境、应付挫折的能力不足;外因多有长期精神压力,如家庭纠纷、恋爱挫折、事业失败或人际关系紧张,持久的脑力劳动,睡眠不足,对生活环境有不安全感;在此基础上,临床常见患者听说或目睹他人突然患心梗、心律不齐等重病,甚至死亡而诱发。患者常突然出现心悸,心率快,伴有气短窒息、濒死感,极度恐惧,乏力头晕、多汗失眠、烦躁焦虑、多疑多怒、坐立不安、心神不定等症状。常常频繁做心脏检查,甚至做多次冠状动脉造影无异常,仍不放心,反复去急诊就医,长期按冠心病治疗不效。这是由于中枢神经高度兴奋,引起植物神经系统功能紊乱所致。中医辨证多为肝郁化火、心胆气虚,治以疏肝泻火或补益心气,佐以安神为法,同时可配合言语疏导、导引、太极拳、静功等愉悦情志以治其本。怔忡多属器质性疾病,病程缠绵,病情较重。中医病机多以心气虚、心阴亏、心阳衰为本，以痰瘀闭阻为标。初起表现为心气不足者常选用补气之品，以炙甘草汤为基本方，可少佐温阳之剂，如肉桂或附子，取其少火生气之意。同时加用健脾渗湿之品，以资后天气血生化之源，增加益气药物的效力；气虚血瘀者用补阳还五汤加生脉散为基本方，气滞血瘀用血府逐瘀汤加生脉散为基本方；心阳不振者用真武汤加黄芪、桂枝、菖蒲、远志为基本方，随症加减；心阴虚者滋补阴血为主，如甘麦大枣汤、天王补心丹、黄连阿胶汤等，应在养阴药中酌加温通心阳之品，如桂枝、瓜蒌皮、薤白等，以补而不腻，滋阴通阳；同时注意辨证论治基础上还需加用养血安神或重镇安神之品，以护养心神。

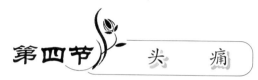

第四节 头 痛

【概述】

头部疼痛谓之头痛，是临床上常见的自觉症状，其头痛部位有正头痛、偏头痛、眉棱骨痛、巅顶痛等。其疼痛性质有钝痛、跳痛、胀痛、刺痛、空痛；有痛无休止，有乍痛乍止，有定时而痛等。可见于多种急慢性疾病之中。本篇所讨论的头痛主要是内科杂病范围内，以头痛作为主要症状者，若为某一疾病过程中所出现的兼症，则病去头痛症状自除者，不在本节讨论范围。

《素问·风论》所言："风气循风府而上，则为脑风"，"新沐中风则为首风"，有"脑风""首风"之名。脑风为风气循风府而上，首风为新沐中风，风舍于头，均以头痛为主症，均为外感风邪所致。风邪自风府或风池而入，如风寒、风湿之邪，所以保护风池、风府，防风邪侵袭上窜清窍是很重要的。

《伤寒论》中太阳病、阳明病、少阳病、厥阴病均提到头痛，然其以六经分证而后治之，如太阳病见头痛者，有"太阳病，头痛、发热、汗出、恶风者，桂枝汤主之"，也有"太阳病，头痛、发热、身痛腰痛、骨节疼痛，恶风无汗而喘者，麻黄汤主之"。两证均为太阳头痛，受风汗出表虚用桂枝汤，另一受寒无汗表实用麻黄汤，其他的阳明、厥阴、少阳都有头痛，而未提及太阳、少阴头痛，太阳、少阴头痛是后世补充上。

《东垣十书》将头痛分为内伤头痛和外感头痛两大类。按病因分，外感头痛有伤寒头痛、湿热头痛；内伤头痛分气虚头痛、血虚头痛、气血俱虚头痛。按头痛部位有偏头痛，为一侧额颞部头痛。按轻重分为真头痛、厥逆头痛。作者认为真头痛为头痛剧烈难忍，连脑户尽痛，手足发冷至肘膝关节以上，相当于颅内占位性病变如脑瘤,以脑为髓海真气所聚,若脑户受邪(瘀血、积痰)必痛不可忍,此为头痛中危重症。厥逆头痛又称脑逆头痛,因寒邪犯脑所致,症见头痛连及齿痛(《兰室秘藏》《世医得效方》)。

从而看出引起头痛可以是阴邪(痰湿瘀血),另外引起头痛不但在阳经也可在阴经(太阴、少阴经),此头痛症重,称脑逆头痛。《东垣十书》补充了太阳头痛和少阴头痛,开始有了头痛的分经用药。清·陆以恬《冷庐医话》云:"太阴、少阴二经虽不上头,然痰与气逆壅于膈,头上气不得畅而作痛"。

《丹溪心法》提出了痰厥头痛和气滞头痛之名。

《普济方·头痛附论》提出厥头痛的证名,书中写道:"若人气血俱虚,风邪伤于阴经,入于脑中,则令人头痛也,又有手三阳之脉,受风寒而伏留不去者,名厥头痛。"

《证治准绳》讨论了头痛的病证名。其论:"医书多分头痛、头风为二门,然一病也,但有新久去留之分耳。浅而近者名头痛,其痛卒然而至,易于解散速安也。深而远者为头风,其病作止不常,愈后遇触复发也,皆当验其邪所从来而治之。"可见头风实指慢性复发性头痛。

头痛可见于神经内外科,内、外、五官科各科疾病中以头痛为主症的病或综合征。如神经内科里有神经性头痛,血管性头痛(一侧额颞部痛,又称偏头痛),组胺性头痛(又称过敏性头痛,常为鼻粘膜有过敏灶引起的),均是以头痛为主的综合征。其他如感染性发热性疾病,如病毒性脑炎的早期可能头痛为主症,早期可无发烧而有头痛,所以早期可不放在热病讨论而放在头痛篇来讨论。在内科高血压病,有些原发高血压病以头痛为主症;颅内疾患如肿瘤、脑囊虫等;神经官能症均可有头痛,而以头痛症状重而突出,可作为主症。以上各类头痛的中医药治疗均可参考本节辨证论治的方法加以处理。

治疗头痛中医有特点,疗效较突出,西医对外感头痛可用解热镇痛药,内伤脏腑功能失调引起的慢性复发性头痛,重时可给吗啡、维生素C、谷维素等。人群中只有5%的人无头痛病。中医学本身有其特点,对头痛有较好的疗效,故要掌握好头痛的辨证论治。

【病因病机】

头为"诸阳之会",即手足之阳经和主一身之气的督脉皆上至头部,另外足厥阴肝经亦上会于巅,使脏腑的气血均可上荣于头部。头为"清阳之府",头颅为髓海所在,凡五脏精华之血,六腑清阳之气皆上注于头,脑为髓海,人的灵机、记性、情志活动均清阳之府所主,与髓海健旺有关,所以髓海尤其需依赖肝血肾阴的营养。凡六淫外袭,上犯巅顶,邪气留稽,阻抑清阳,如寒遏络脉、热扰清空、湿浊上犯均使清阳受阻而发头痛。内伤诸疾,气血逆乱,如肝火上冲,肝肾阴虚,虚阳上亢,瘀血阻络,也可使清阳受阻,还有气血俱虚,不能上荣脑髓,清窍失养也可发生头痛。

总观头痛之因是多方面的,但不外乎外感和内伤两大类别。

1. 外感头痛　感受外邪可以多方面的,但引起头痛病机是清阳受阻。外邪以风邪为主,所谓"高巅之上,惟风可到","伤于风者,上先受之",在机体虚弱的情况下,外邪于起居不慎时汗出当风,侵扰经络,上犯巅顶,清阳受阻而致头痛。临床风邪多兼寒邪、湿邪、热邪三类:如风寒并邪,风性走窜,寒性凝涩,寒凝脉络,清阳受阻;风热并邪,二阳相合,阳邪向上,上蒸清窍;风夹湿邪,湿浊阴邪下行,并风则湿浊上蒙清窍。单纯阴邪而无风者是存在的,但少见。后世观察提出寒厥头痛、厥逆头痛、脑逆头痛等总称厥头痛,总括起来如下:①厥指气不顺,清浊升降失常。②这类头痛在感邪性质上是属阴邪,包括痰湿、血瘀、寒。③就部位有二种看法,一些人认为阻于胸膈,如寒食并邪或寒湿并邪,使清阳升降失常,浊阴瘀阻;另一为阴经受阻,寒邪侵手足三阳逆于清窍。所以明清有人认为太阴少阴也可受邪而头痛,如清代《冷庐医话》所言:"太阴少阴二经虽不上头,然痰与逆气壅于膈,头上气机不得畅皆可发生头痛。"临床上厥头痛比真头痛轻而比一般头痛重,如《伤寒论》吴茱萸汤证比一般芎芷石膏汤头痛要重。

2. 内伤头痛　分虚实,临床以下虚上实多见。

实证:郁怒伤肝,肝郁化火,肝火上扰,清阳受阻;外伤头痛(脑震荡、挫伤、血肿术后等)瘀血阻络,脉络不通而痛。临床多见下虚上实,阴虚阳亢,阳升风动,干扰清阳之府。阴虚常来自肝肾,来自肝者更多,而肝又与情志有关,特别是生闷气后暗耗肝阴,肝阴不足到一定程度则动用肾精;因于肾者多房事不节,阴亏火旺为多;因脾虚气虚者表现虚实夹杂;脾肾阳气不足则有痰有饮,痰湿水饮阻窍或阻于络,浊气上犯清阳受阻,清窍不利而头痛。

虚证:脑髓不充,是气血俱虚不能上荣脑髓,清窍失养而头痛。如操劳过度,病后体虚,使脾胃虚弱,生化乏源;或失血之后,营血亏虚,禀赋不足,肾精匮乏,脑髓空虚,清窍失养而致。总之头痛为巅疾,至高之位,外感头痛多由脉络受邪,内伤头病主病在肝,涉及脾肾。实证多见于外感头痛,虚证多见于内伤头痛或虚中夹实、虚实夹杂。清代《临证指南医案》总结:"头为诸阳之会,与厥阴肝脉会于巅,诸阴寒邪不能上逆,为阳气窒塞,浊气得以上据,厥阴风火乃能逆上作痛,故头痛一证,皆由清阳不升,火风乘虚上入所致。"临床所见内伤头痛确以肝肾阴虚,肝阳上亢,或肝阳兼夹湿浊上蒙清窍者为多见。

129

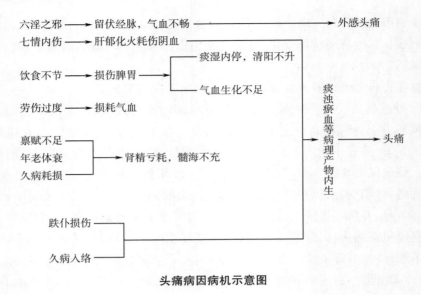

头痛病因病机示意图

【临床表现】

自觉头部包括前额、额颞、顶枕部位疼痛是其共同的证候特征。根据头痛的久暂、性质、特点和部位的不同，有外感与内伤两大证类。外感头痛，以突然而作，其痛如破，痛无休止为特征，其痛多以掣痛、跳痛、灼痛、胀痛或重痛为主；内伤头痛，以缓慢而病，痛势绵绵，时痛时止，长久不愈为特征，其痛多以空痛、隐痛、昏痛，遇劳或情志刺激而发作与加重为主。

【鉴别诊断】

1. 类中风　多见于 45 岁以上，眩晕反复发作，头痛突然加重时，为风痰壅盛引起，常兼半身肢体活动不灵，或舌謇语涩。

2. 真头痛　多呈突然剧烈头痛，常表现为持续痛而阵发加重，甚至呕吐如喷不已，以致肢厥、抽搐。

3. 雷头风　二者均以头痛为主症。雷头风起病急骤，头痛如雷鸣，头面部起核块，红肿热痛，常伴恶寒发热、大便燥结等，多为湿热或痰火上冲所致。

【辨证论治】

（一）辨证要点

1. 辨外感头痛与内伤头痛　临床将头痛分为外感头痛与内伤头痛两大类。外感头痛一般发病急，病势较剧，多掣痛、跳痛、灼痛、胀痛、重痛，发无休止，因外邪致病，常以风邪为主，夹寒、湿、热邪，多实证，治宜祛风散邪为主。内伤头痛一般起病缓慢，病势较缓，多隐痛、空痛、昏痛、痛势悠悠，疲劳则剧，时作时止，多虚证,治宜补虚为主。在临床上所见内伤头痛多虚中夹实,兼痰浊、瘀血而致头痛。

2. 辨头痛的循络及引经药　太阳头痛为头后部下连项或全头痛,引经药为羌活。阳明头痛为前额及眉棱、目眶、牙齿,引经药为葛根、白芷。少阳头痛为头之两侧连之耳部,引经药为柴胡、川芎。厥阴头痛为巅顶连目系,引经药为藁本、吴茱萸。

3. 辨头痛的病邪性质　从病邪性质上看痰浊头痛见沉重痛、钝痛,兼恶心呕吐;火邪头痛见胀(向外)欲裂;瘀血头痛见固定部位的刺痛、跳痛,常有外伤史或其他慢性病;久病入络,一些古怪病如由静到动,或由动到静时痛,常与瘀血有关;有定时而发病如子时醒头痛,头发凉需戴帽子,是子时阴气或阳气衰脉瘀不通,活血化瘀有效。

(二)治疗原则

中医认为眩晕、头痛二证多虚实夹杂,然而眩晕偏虚,头痛偏实,二证皆可用清、滋、潜三法,而眩晕当以滋阴潜降为侧重,头痛以清热镇逆为先导。然头痛的各类证候还应据其临床特点结合整体情况辨证分析而后投治。

(三)分证论治

1. 外感头痛

(1) 风寒头痛

证候:全头痛连项背,为重痛、紧痛,痛无休止(可有时轻时重,如午时阳气盛有祛邪之势头痛可轻),多在受凉吹风时加重,常喜裹头,恶风寒,口不渴,或兼有鼻塞、流清涕、身酸重,苔薄白,脉浮紧。

分析:风寒侵袭太阳膀胱经脉,上至巅顶,下循项背,因邪迫清阳之气,故发头痛,寒主收引,凝滞脉络,使卫阳不能宣达,故头痛为重痛、紧痛而恶风寒。寒为阴邪,病在足太阳经,则口不渴,此与阳明有热加以区别,舌脉及兼症皆属风寒在表卫。

治法:疏散风寒通络。

方药:选《局方》川芎茶调散加减,方中川芎、荆芥、防风、羌活、白芷、细辛为辛温上行疏散风寒以治头痛,川芎—少阳,白芷—阳明,羌活—太阳,细辛—散太阴(肺)之游风,搜少阴(肾)之伏风,其中以川芎行血中之气,祛血中之风,上行头目为临床治外感头痛之要药,其味辛温,辛窜力强,对风寒痛最好。细茶一撮,苦丁茶解热作用可反佐上药过于刚燥。如兼郁热,薄荷必须同用(内热外寒)。原系散剂,每次10g清茶调服,也可改汤剂服,效较快。若中于寒邪,其证属太阳病而头痛重者,也有适用麻桂二方者,如兼表寒证,常加宣肺药如麻黄、杏仁类,若风寒化热可加栀子、黄芩,若青壮年新患头痛,可用纯方重剂,寒邪散而愈。但只

131

一二剂,因大队辛温散风之品,久服可致伤阴化热,若三至五剂疏散风寒而头痛不愈,可酌加活血通络药如赤芍、丹参,是治风先治血、血行风自灭之意,预防大队风药用多则见刚燥之流弊。

若寒邪侵犯厥阴经脉,引起巅顶头痛,干呕吐涎沫,甚则四肢厥逆,苔白脉弦,"澄澈清冷皆属于寒",治当温散厥阴寒邪,用吴茱萸汤加减,重用吴茱萸10～15g(可用24g,但配寒水石等佐之),去人参、大枣加半夏、藁本、川芎。(或当归四逆加减:当归、桂枝、白芍、细辛、生姜、甘草。)

若风邪从风府穴上入于脑,头痛脑后觉冷,颈背恶寒名为"脑冷"或"脑风",治用神圣散(干葛根、麻黄、细辛、藿香)。

(2)风热头痛

证候:头胀痛如裂,遇热及太阳晒时头痛加重,发热恶风,面目发红,口渴喜冷,或溲黄,或便秘,苔薄黄,脉浮数,脑炎初期病在卫分或卫气并病时常属本证。

分析:外感风热上扰清窍,侵入阳明经络,热为阳邪,其性上炎上蒸,故头胀痛,甚至如裂,面目发红,发热恶风为风热之邪犯卫,热邪灼伤津液,故见口渴欲饮,热移膀胱则尿黄,热迫大肠则便秘,苔黄为阳明蕴热,舌红有伤阴之象,脉浮数为表热。

治法:疏风散热。

方药:选《医宗金鉴》芎芷石膏汤加减。方用川芎、白芷、菊花、生石膏为主药,疏风清热,川芎、白芷、白芷性偏温味辛主散,菊花微苦寒,然而质地可散外风,也可熄内风,生石膏辛大寒,既可清热,又可解肌,主入阳明。方中羌活、藁本对热甚不利者可去之,酌加黄芩、薄荷、栀子以辛凉清热;舌红少津口渴加石斛、芦根、花粉,疏解风热还可加蔓荆子(辛平疏风清头目)、连翘(苦寒清热散结),一苦一辛清热散风,两药相配相得而益彰。

若外热兼内热,头痛重,便秘腑气不通,口鼻生疮治用釜底抽薪法如硝、黄通腑,但同时必加散风药,否则易使部分外邪内陷,也可用黄连上清丸。

风热袭表,受自口鼻,在卫分停留短暂传入阳明而卫分余邪未尽,此可为感受风热毒邪,也可外热内热相合,蕴而成毒,如病毒性脑炎以头痛为主症而不以发热为主症,用通腑给邪以出路。病邪在表勿攻其里,恐表邪乘虚入里;病邪在于里,勿虚其表,恐汗多亡阳。

(3)风湿头痛

证候:头痛如蒙如裹,头重不举,逢阴天更甚,颈项沉滞不舒,肢体困重,纳呆胸闷,小便不利,大便稀溏,苔白腻,脉濡滑。

分析:风湿外邪上犯头巅,清窍被蒙,清阳不升,湿为阴邪,性黏滞,故头痛如

132

蒙、如裹,头重不举,逢阴雨天加重,湿滞脉络则颈项沉滞,肢体困重,甚至发麻发木。湿困脾则生内湿,纳呆胸闷,小便不利,大便溏薄皆内湿脾弱之症。舌脉为湿盛之征。

治法:祛风胜湿。

方药:选《内外伤辨惑论》羌活胜湿汤加减。羌活、独活、防风、川芎、蔓荆子、藁本等辛温药祛风胜湿,为治头痛主药;若外湿兼内湿,纳呆胸闷加苍术、厚朴、枳实、陈皮以燥湿宽中;若恶心呕吐加生姜、半夏以降逆止呕;若外湿困脾,脾运力薄可加薏苡仁、省头草、白豆蔻芳化醒脾。

若头痛发生在暑湿季节,症见身热汗出、口渴胸闷,治宜清暑化湿,用(讲义用《类证活人书》黄连香薷饮:黄连、香薷、厚朴、白扁豆,或去扁豆加藿香、佩兰、蔓荆子、荷叶之类)鲜藿香、佩兰、鲜荷叶、西瓜翠衣、六一散、薏苡仁、白豆蔻、黄芩、车前草治之。

2. 内伤头痛

(1) 肝阳头痛(此类最多见)

证候:头痛而眩,两侧痛重或偏头痛,性急易怒,目干涩,夜睡不实,腰酸腿软,舌红,脉细弦或细弦数。

分析:肝体阴用阳,肝性刚喜柔,风阳或内风动,因多忧过思,耗伤肝血,肝为藏血之脏,所以肝阴亏损,肝阳偏亢,故头痛而眩,性急易怒,目干涩为肝体不足,肝用虚亢,肝阳扰动心神,故夜睡不实,舌脉皆为阴虚肝旺之象。

治法:平肝潜阳,少加育阴。

方药:选《杂病诊治新义》天麻钩藤饮加减。药用天麻、钩藤、生石决明、牛膝、桑寄生、杜仲、栀子、黄芩、益母草、茯神、夜交藤。方中天麻、钩藤、石决明均有平肝息风之效,共为君药。山栀、黄芩清热泻火,使肝经不致偏亢,是为臣药。益母草活血利水,牛膝引血下行,配合杜仲、桑寄生能补益肝肾,夜交藤、朱茯神安神定志,俱为佐使药。

临证经验:平肝——钩藤、菊花、白蒺藜;清肝——黄芩、龙胆草;凉肝——丹皮、白薇、赤芍;息风——天麻、全蝎、僵蚕;活血——川芎、赤芍、牛膝;潜镇——石决明、磁石、龙骨、牡蛎(牛膝);化痰——天麻、胆南星、半夏;育阴——二至丸、桑叶、黑芝麻、玄参、生地。

另肝火头痛不为少见,缘郁怒伤肝化火,火扰清空则头痛或偏头痛,痛无休止,并见舌红目赤、耳鸣耳聋诸症。肝气郁滞,故两胁胀痛,肝胆火盛波及膀胱、大肠则溲黄便秘,苔黄、脉弦数皆肝火之征,治用清肝泻火,选龙胆泻肝汤加减。方中龙胆草不可过重,过重则恶心、气短、心中发空,生地一味是恐伤阴应护阴,

133

勿使过分苦寒直折;郁火宜发,应加散风凉血,如薄荷、防风、丹皮;川牛膝以引血下行。

(2) 肾虚头痛

证候:头痛且空,指头顶空痛,或头脑虚胀,时轻时重,时有时无,常兼眩晕,腰酸腿软,神疲乏力,遗精或带下,耳鸣失眠,舌红少苔,脉沉细尺脉弱。

分析:肾主藏精生髓,脑为髓海,其主在肾。肾虚精髓不足,不能上营于脑,脑海空虚,故头脑空痛,眩晕耳鸣。肾虚精关不固而遗精,女子带脉不束则带下,其他兼症、舌脉皆肾阴肾阳不足之征。

治法:补肾养肝。

方药:选《景岳全书》大补元煎加减,方中熟地、山药、山萸肉、枸杞子滋补肝肾之精,人参、当归双补气血,杜仲益肾强腰,重在滋补肾阴。也可用杞菊地黄汤。若肾阳不足,头痛畏寒,四肢不温,脉沉细用右归丸,在补肾阴的基础上温补肾阳。

(3) 气血亏虚

证候:头痛头晕,遇劳则甚,神疲乏力,心悸怔忡,食欲不振,面色㿠白,舌淡苔薄白,脉细弱无力。

分析:中气不足,清阳不升,清窍不利,肝血不足,血亏不能上荣于脑,皆可致头痛、头晕,兼症舌脉皆为气血亏虚之象。

治法:补养气血。

方药:《正体类要》八珍汤加减。本证治疗除以补养气血为主,常宜酌加钩藤、菊花、蔓荆子、茺蔚子等平肝活血散风之药,或竹茹、清半夏等降浊之品,忌用辛散药。

(4) 痰浊头痛

证候:头痛昏蒙,胸脘闷满,呕恶痰涎,舌苔白腻,脉滑或弦滑。

分析:痰浊上扰,阻塞经络,清阳不得舒展,故头痛如蒙且胀,痰浊素盛,痰阻胸膈,故胸脘满闷,上逆则呕恶痰涎,白腻苔,脉弦滑均属痰湿内停。

治法:化痰降逆。

方药:选《医学心悟》半夏白术天麻汤加减。方用半夏、白术、茯苓、陈皮、生姜健脾化痰降逆止呕,天麻平肝息风为治头痛眩晕之要药。尚可加厚朴、蔓荆子、白蒺藜行气燥湿,散风平肝。若痰湿郁久化热,痰黄黏不易咯出、口苦、苔黄腻、便秘,加黄芩、竹茹、枳实清热化痰,必要时加大黄。

(5) 瘀血头痛

证候:头痛经久不愈,痛处固定不移,痛如锥刺,夜晚加重,或有头部外伤史,舌质紫,脉细或细涩。

分析:病久邪入于络,以致血行不畅而成瘀,故痛有定处,病久正气不足,阳衰不能推动血行,则夜晚痛重。由头颅外伤以后,瘀血停着,阻塞脉络,故头痛经久不愈,舌脉均系瘀血内阻而成(多见于脑震荡及脑挫伤之后)。

治法:活血通窍。

方药:选《医林改错》通窍活血汤加减。方用桃仁、红花、赤芍、川芎活血化瘀,生姜、老葱能通阳,麝香辛平化瘀,开窍回苏,活血散结。重度脑外伤,如有颅骨骨折昏迷的脑挫伤,有渗血,进一步可有颅内血肿,需外科手术,但术后必有疤痕灶,比脑挫伤轻的是脑震荡,用此方治疗,疗效较好。但必有麝香,用量1g(绢包),因用其芳香辛窜来开窍回苏,故要后入,二三沸即可,绢中药仍可入丸药用(通窍全凭好麝香)。在临床有体会,如唐山地震中,颅脑挫伤很多,后遗症顽固头痛,头痛重蒙(朦朦胧胧、晕晕糊糊),有麝香和无麝香不一样,当然不治也可自然好转,但病人要求治疗,促进快愈,治与不治是一样的。对头痛重,阵阵加重,发则不能坚持工作,坐卧不安者,加搜风药全蝎、僵蚕、地龙、穿山甲等。若瘀血化热,热郁可以化风,病表现在肝经,肝经热,气血分皆有热,故加平肝清肝之品如钩藤、蒺藜、夏枯草、白薇、丹皮、黄芩等。血瘀耗气,日久见气血不足,以气虚更多见,故补气加人参、黄芪,养血加当归等,在汤药收功时,最后配丸药,用药不能太偏寒或热,要以化瘀止痛为主,全面照顾,麝香3~6g,再加补气养血,平肝潜阳,健脾和胃等药。若川芎、麝香类香窜药多,为防香窜力太过可加牛膝、黄柏类,防滋腻碍胃可加砂仁、佛手等,但总方义是活血化瘀、通络止痛。

关于头风,有头痛如雷鸣,头面起核或肿痛红赤,名曰"雷头风",其痛剧烈,属发作性,与天气变化有关,多因风、湿、热郁结三阳。临床观察为组织胺过敏性头痛,与过敏因素有关如油漆、山岚瘴气、烟尘等,过去称湿热酒毒挟痰上冲;今观常风阳、毒热挟痰上扰,见肿痛红赤,头面起核(为内有毒热),头昏蒙响为有痰热,苔白腻脉弦滑。治用《素问病机气宜保命集》清震汤(升麻、苍术、荷叶),合《证治准绳》载东垣方普济消毒饮(黄芩、黄连、连翘、玄参、板蓝根、马勃、牛蒡子、僵蚕、升麻、柴胡、陈皮、桔梗、甘草、薄荷)加减。

还有偏头痛属慢性复发性头痛,多为血管神经性头痛,表现为一侧额颞部疼痛,痛有搏动感,常有视幻觉等先兆,病重则恶心呕吐,证属风阳挟痰浊、瘀血上攻清窍。治用平肝散风、化痰活络,重用川芎,药如川芎、赤芍、牛膝、钩藤、菊花、白蒺藜、薏苡仁、佩兰、白豆蔻、珍珠母、生龙牡、竹茹等。

【转归预后】

外感头痛一般起病较急、病程较短,经祛邪治疗后,头痛多迅速好转、消失;若头痛进行性加重,伴颈项强直,呕吐频频,甚至神昏、抽搐者,病情危重、凶险。

135

内伤头痛一般起病缓慢,病程较长,常反复发作,大多数经治疗后,病情可逐渐好转,乃至痊愈;若头痛呈进行性加重,或伴颈项强直,或伴视力障碍,鼻衄耳鸣,或口舌㖞斜,一侧肢体不遂者,病情凶险,预后不良;若头痛伴眩晕,肢体麻痹者,当注意中风先兆,以防发生中风。

【预防护理】

外感头痛与感受外邪有关,故宜适寒温,防外感。

内伤头痛与内伤积损有关,故宜调情志,避情志刺激,保持情绪稳定和乐观;调饮食,忌过食肥甘厚味,戒烟酒;防过劳,避免劳欲过度。

若头痛剧烈、呕吐频频者,当及时作相应诊疗,以防意外。

注意鉴别一般外感发热性头痛与颅内感染性头痛;血管性、紧张性头痛与颅内占位性病变头痛,以防延误诊断,危及生命。

【小结】

头痛病位在头,但与气、血、经络、肝、脾、肾诸脏密切相关。临证时首当分清外感与内伤。一般来说,外感头痛多为风邪所致,但风为六淫之首,常与寒、热、湿合而为患。内伤头痛则有虚实之分,虚常为气、血、肝、脾、肾不足;实多为痰浊、瘀血为患。但虚与实常常交错互见,如气虚血瘀、阴虚阳亢、肝阳夹痰热等,临证不可不辨。头痛的治疗,当遵循"通则不痛"的原则,虚者以补虚而达到通,实者以祛邪而达到通。一般来说,属外感者,当以祛邪为急;属内伤者,当以扶正为先;虚实夹杂者,视其起重缓急,或标本同治,或先祛邪、继固本,或先扶正、后祛邪。总之,头痛的治疗,当审证求因,审因论治,方能药到病除,避免虚虚实实之戒。

【现代研究】

对头痛治疗的研究,仍以分型论治为主,也有辨病论治的。

在分证论治方面,解放军总医院对头痛的中医辨证论治分为:外感头痛、肾虚头痛(多见于神经官能症性头痛)、血瘀头痛(多见于脑震荡后遗症)、肝阳上亢头痛(多见于高血压)、肝风头痛(多见于神经血管性头痛)、营血亏虚性头痛(多见于贫血、病后和神经官能症等)。北京市鼓楼中医院从临床实际出发,将头痛归纳为 11 个证型,风寒头痛、风热头痛、湿郁头痛、湿热头痛、寒湿头痛、痰浊头痛、气虚头痛、血虚头痛、肝火头痛、瘀血头痛、头风。

在辨病论治方面,河北医学院附属三院中医科用血府逐瘀汤进行治疗,收到较满意的效果,并按其头痛的部位适当加入引经药,如前额头痛加白芷,后头痛加羌活,巅顶痛者加藁本等,以引药达其病所。若有其他兼证,另作加减。认为凡是具备以下情况之一者,均可用血府逐瘀汤治疗。①凡头痛无明显表证、里热证、气虚痰饮等病因可查者。②头痛时间较长、头痛时作时止,或持续性疼痛,或阵发性疼痛者。③头痛部位比较固定,或在巅顶,或在前额,或偏于一侧者。④头痛剧烈,其痛如锥刺、刀割,发作时伴有恶心、呕吐者。头部有外伤病史者。头痛久治无效者。其体会是:①在使用本方时,重用川芎和丹参,两药用量均在15g以上,以加强活血化瘀之作用。②本方治疗瘀血头痛,只要辨证确切,大都有效。见效时间短者服药两剂可使头痛显著减轻,收效快的服药五剂则愈,病程长的收效较慢,服药七八剂开始见效,二十余剂痛消失。③血府逐瘀汤所治之瘀血头痛,头痛愈剧烈,病程愈短者,效果愈好。头痛严重者往往伴有恶心、呕吐,服药后头痛减轻,呕吐亦停止。④关于虫类搜剔药的应用问题,一般医生在治疗顽固性头痛时,往往加些虫类药物如全蝎、僵蚕、地龙之属,其目的在于活血搜风、通络,就他们治疗的一些病例来看,此类药物对本病作用不大,用与不用效果并无明显差别。乌梅丸是《伤寒论》中治疗厥阴病寒热错杂证的主方,古今医家在临床上多用治疗蛔厥和久利。辽宁中医学院附属医院认为无论外感或内伤,凡具有寒热错杂,能归属于厥阴范围以内的病证,皆可用本方辨证加减治之,灵活地扩大乌梅丸治疗范围,运用乌梅丸加减(乌梅20g,当归15g,附子15g,干姜15g,党参20g,黄连5g,黄柏10g,细辛5g,桂枝15g,吴茱萸10g,川芎10g,木通10g)治疗头痛效果满意。

中医治疗头痛的疗效特点与疗效评价,一直是近年研究的热点和重点问题。针对头痛本身复发缓解的特点,头痛的疗效指向主要是两个方面,即止痛与防止复发。中药的止痛作用存在,但目前研究结果看,止痛效果不能直接取代西药的止痛药物。针灸可以取得较好的直接止痛效果。中药的主要作用在整体效应,在减少发作频度,防止复发。西医偏头痛多相当于中医"头风病",由国家中医药管理局脑病急症协作组起草,建立了"头风病诊断与疗效评定标准"[北京中医药大学学报,1993,16(3):69],并在全国初步推广应用。国家"十一五"支撑计划中医药常见病项目偏头痛辨证治疗方案与疗效评价体系的研究(2007BAI20B053),应用川芎定痛饮治疗偏头痛,前瞻、随机、双盲、安慰剂对照的临床试验,完成治疗组86例,对照组42例,两组头痛发作次数比较,在治疗12周和4周随访期,治疗组优于对照组。

第五节　眩晕

【概述】

眩晕,病证名。头眩见《素问·至真要大论》。

眩:眼前发黑发花;晕:头旋。眩与晕常兼见,故并称眩晕。别称眩冒、冒眩、眩运。明代《医学疏旨》云:"眩者玄也,谓忽然眼见黑花昏乱,少顷方定。晕者运也,谓头目若坐舟车而旋转也,甚有至于卒倒而不知者"。眩晕指头晕重而眼视物发黑,自觉旋转摆动,走路欲倒的证候。重证如坐舟车,如登云雾,旋转不已,以致不能站立,伴有恶心呕吐。轻者闭目即止。

眩晕是以眼花、头旋为主要症状表现,症状表现虽见于头,但其根与内脏有关,多与肝、肾、心、脾脏腑功能失调有关,为风、火、痰、浊、瘀上扰清窍而致的常见肝系病证;此外尚与外感六淫、七情、饮食、劳倦有关。

《素问·至真要大论》还有"掉眩"一词与本证为一类,其指眩晕而头摇、肢体震颤,由肝风内动而成,甚则不能直立,步履即倾斜跌倒(共济运动失调——小脑病变)。临床有一般头晕也有真性眩晕,以头晕多见,眩晕掉眩虽不少见,但较头晕为少。

本病证的病因学说,历代医籍论述较多,按朝代将有代表性的简要介绍如下:

《素问·至真要大论》曰:"诸风掉眩,皆属于肝"。

《灵枢·海论》曰:"脑为髓之海","髓海不足则脑转耳鸣,胫酸眩冒,目无所见,懈怠安卧"。

按《内经》所述,肝风和脑髓不足为本病主因。

《灵枢·口问》记有:"上气不足,脑为之不满,耳为之苦鸣,头为之苦倾,目为之眩。"此处"上气"是指巅顶上部的元气。"不足"一是说元气少,一说为邪气在。同篇上段称:"凡此十二邪者,皆奇邪之走空窍者也。故邪之所在,皆为不足。"可见头颅,即清阳之府为浊邪所阻,或元神之气不充,都可导致眩晕的发生。

《金匮要略》言:"膈上有痰饮,胸胁支满,目眩……",痰浊阻于胸膈,清浊升降失常,可致眩晕。

刘河间在《素问玄机原病式·五运主病》中指出:"眩晕概由风火所致","风火皆属阳,多为兼化,阳主乎动,两动相搏,则为之旋转"。

《丹溪心法·眩运》云:"一切眩运之病,靡不因痰,但寒热虚实为辨。"力主"无痰不作眩",提出"治痰为先"的方法。

《景岳全书·杂证谟·眩运》云:"眩运一证,虚者居其八九,而兼火、兼痰者不过十中一二耳",强调"无虚不作眩",认为"当以治虚为主"。

陈修园《医学从众录·眩晕》综合各家所说,阐明了以上几方面因素的关系,据临床实践,认为一般属于虚者居多,阴虚则肝风内动,血少则脑失濡养,精亏则髓海不足,均易导致眩晕。当今临床肝肾不足,肝阳上亢者最多,在 60%～70%

以上,此外亦有因痰浊壅遏,风火上攻清窍所致者。治疗应以平肝潜阳、养血补脾、滋肾填精为原则;如因痰因火,宜参以涤痰降火之法。

高血压病、脑动脉硬化症、椎-基底动脉供血不足、血栓形成、小脑出血、内耳迷路水肿、美尼尔氏病、颈椎病、植物神经失调、贫血等以眩晕为主症者,其中医药的治疗均可参照本篇的辨证论治加以处理。

【病因病机】

眩晕为本虚标实之证,在本为虚,因肝、肾、心、脾功能失调导致的津液、血液、精、髓的虚亏;在标为实,主要是风火痰瘀阻遏清窍,也因痰浊中阻,清气不升而浊气上扰所成。主病在肝。

(一)病因

1. 肝阳上亢　肝体阴用阳,性刚喜柔,主疏泄,忌抑郁,其性刚劲,包涵着主动、主升、易旋转而化风,风气通于肝,或者说风为肝脏本气。如素体阳胜肝旺,肝阳偏亢可发眩晕。或长期忧郁恼怒,气郁化火,火动阴伤,另有久郁肝阴暗耗,皆由阴虚阳亢,上扰清窍,亦发眩晕。《临证指南医案·眩晕门》华岫云按:"经云诸风掉眩,皆属于肝,头为诸阳之首,耳目口鼻皆系清空之窍,所患眩晕者,非外来之邪,乃肝胆之风上冒耳,甚则有昏厥跌仆之虞。"

2. 肾精不足　肾为先天之本,藏精生髓,若先天不足(遗传基因),房室失制或惊恐伤肾,均使肾阴亏耗,精虚髓少,髓海不足,脑目失养而眩晕。此外肾阴不足有两个转归,一是阴虚,肝失涵养,致使肝阳上亢;二是阴损及阳,肾阳亦虚,失其蒸腾温煦功能,则脾阳不运,痰湿中阻,清阳不升,均可发生眩晕。

3. 气血两虚　脾为后天之本,主运化,如思虑劳倦伤及心脾,心虚则血行不周,脾虚则生化乏源以致气血两虚,不能充养头目,发为眩晕。当然,久病不愈或失血过多病人气血两亏,也可发生眩晕。

4. 痰浊中阻　因饮食不节,伤及脾胃,脾运力薄,则湿聚痰生,痰湿中阻,升降失常亦致眩晕。

诱发因素:精神刺激、忧思伤心脾、郁怒伤肝、惊恐伤肾、饮食劳倦、失血等。

(二)病机

1. 病位　在脑,但与心、肝、脾、肾密切相关,其中又以肝为主。

2. 病机　清窍失养,清阳受阻(头窍或胸膈)。

3. 病机转化　眩晕以本虚标实为主。早期一般标实证候多,如肝阳上亢、痰浊中阻、瘀血内阻、外感风邪等;中期由于肾水不足,肝阳上亢,尤其年迈精衰者,往往转化为肾精亏虚证或气血不足之证,病机复杂,病情较重,且常易发生变证、坏证。

139

4. 病性　气血不足,肝肾阴虚为病之本,风、火、痰、瘀为病之标。临床表现多以本虚标实,虚实夹杂以虚为主。

5. 病势　总的趋势是病初以风、火、痰、瘀实证为主,久则伤肝及脾及肾,最终可致肝脾肾俱虚。

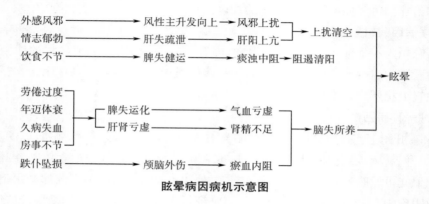

眩晕病因病机示意图

【临床表现】

本病的主要表现是头晕目眩轻重不一,轻者仅眼花,头重脚轻,或摇晃浮沉感,闭目即止;重则如坐车船,视物旋转,甚则仆倒。或兼目涩耳鸣,少寐健忘,腰膝酸软;或兼恶心呕吐,面色苍白,汗出肢冷等。发作间歇期长短不一,多为数月或数年发作一次,也有一月数次,可突然起病,也有逐渐加重者。本病发作期舌苔多为白腻或黄腻,缓解期苔薄白,舌红或有瘀点、瘀斑,脉象多弦,表现为弦滑、弦细、弦涩或弦细数,也有细弱者。眩晕若兼头胀而痛、心烦易怒、肢麻震颤者,应警惕发生中风。

【鉴别诊断】

1. 中风病　中风病以猝然昏仆,不省人事,伴有口舌歪斜,半身不遂,失语;或不经昏仆,仅以歪斜不遂为特征。中风昏仆与眩晕之仆倒相似,且眩晕可为中风病先兆,但眩晕患者无半身不遂、口舌歪斜及舌强语謇等表现。

2. 厥证　厥证以突然昏仆,不省人事,或伴有四肢厥冷为特点,发作后一般在短时间内逐渐苏醒,醒后无偏瘫、失语、口舌歪斜等后遗症;严重者也可一厥不醒而死亡。眩晕发作严重者也可有眩晕欲倒的表现,但一般无昏迷不省人事的表现。

3. 痫病　痫病以突然仆倒,昏不知人,口吐涎沫,两目上视,四肢抽搐,或口中如作猪羊叫声,移时苏醒,醒后一如常人为特点。痫病昏仆与眩晕甚者之仆倒相似,且其发前多有眩晕、乏力、胸闷等先兆,发作日久常有神疲乏力、眩晕时作等症状表现,故应与眩晕鉴别,其鉴别要点为痫病昏仆必有昏迷不省人事,且伴口吐涎沫、两目上视、抽搐、猪羊叫声等症状。

【辨证论治】

治疗本病首分标本虚实,本虚再分阴阳气血。肝肾阴虚,阳亢风动者,予以滋养肝肾、平肝潜阳;阴损及阳者,又当兼以助阳;气血亏损者当补脾养血。标实证多为风火痰浊,治宜平肝息风,清火化痰。临床上多是虚实并见,现分四证来讨论。

1. 肝阳上亢

证候:眩晕耳鸣,头痛头胀,烦劳恼怒症状加重,急躁易怒,少眠多梦,口苦咽干,溲赤便干或兼胁痛,舌苔薄白,或薄黄,舌质正常或红,脉弦、弦数或弦细数。

分析:情志郁勃,郁而化火,火极生风,风阳上扰或肝肾阴虚,阴不敛阳,肝阳上亢,上冒清空,故头晕头痛;劳则伤肾,怒则伤肝,均可使肝阳更盛,故头晕、头痛加剧;阳升则面部潮红,肝旺则急躁易怒,肝火扰动心神,故少寐多梦;口干口苦,舌质红,苔黄,脉弦,皆是肝阳上亢之征;如脉弦细数,则为肝肾阴虚内热之象。

治法:平肝潜阳,清火息风。

眩晕、头痛皆可以肝病为主。治宜清、滋、潜三法并施。但头痛以肝火上亢为多见,由风阳化火阻遏清阳,其证偏实,治以清为主,兼用滋潜。眩晕以虚阳上扰为多见,是在肝肾阴虚的基础上发生,其症状如上,主症(眩晕、头胀、头痛)兼腰痛腿软、目干涩、舌质偏红脉细弦为主。证偏虚以滋为主兼用清潜。缘肝亢最易伤脾,或病初起、风阳重时皆宜轻滋,或清滋。

方药:天麻钩藤饮(《杂病诊治新义》)加减。天麻、钩藤、石决明平肝潜阳,怀牛膝、杜仲、桑寄生补益肝肾,黄芩、山栀清泄肝火,尚可加菊花、白蒺藜、夏枯草平肝清肝息风之品。方中有茯神、夜交藤以养心安神。

偏于火盛者可加龙胆草、丹皮以清肝泄热。有时需暂用龙胆泻肝汤数剂。偏于风阳盛者可加龙牡、磁石镇肝息风。

证属肝肾阴虚、虚阳上扰证,除方中已有牛膝、杜仲、桑寄生,可加二至、桑、麻之属,女贞子、旱莲草、桑叶、黑芝麻皆属清滋,还可加入当归、生地、白芍如四物汤意,祛除川芎之升窜以养血柔肝。

关于金石介贝潜降药的选用如下:

生石决明咸微寒入肝,清肝潜阳明目。

煅灵磁石辛寒兼入肝肾,平肝潜阳,纳收肾气,镇惊安神,质重伤胃气不可久用。

141

生龙骨、生龙齿甘涩平，入心，兼入肝肾，以镇心安神为主，兼有平肝潜阳作用，若虚阳扰动，神舍不安，入睡不实可用。

生牡蛎咸平微寒入肝肾，平肝潜阳滋肾，阴虚则用。珍珠母甘咸寒，入肝心，平肝潜阳，明目安神，常可代生石决明之。以上属寒性。

紫贝齿、紫石英甘温咸温，入心肝，有温肺暖宫作用，又平肝潜阳，属虚阳上扰，阴虚及阳者，不能过分寒凉时可用紫石英、紫贝齿，阴阳俱虚，有虚阳浊气上扰者可用。

玳瑁甘寒，入心肝，平肝定惊，清热解毒，用量 $1 \sim 3g$（分冲）。

古代用丹药治眩晕者目前不用，丹药有毒者多，金石火气重。总之金石介贝不宜多用，多矿伤胃气，故治本当重点滋阴为主。治疗高血压性眩晕，有人曾做过药物筛选，其降压作用不如西药，起效慢，降压弱，石金介贝药对减轻眩晕症状有作用。陈中学考三石汤：生石决明、磁石、生代赭石配龙胆草、夏枯草、生地，此方对症状缓解有作用，但对脾胃有伤，常配成丸药，其药质重，当脾胃虚弱者，药后胃不能消化，常伤胃气。先生喜好从滋阴通阳入手，所以其讲义用大定风珠或一甲、二甲、三甲治之为育阴潜阳。他喜用蔓荆子配茺蔚子，先升后降，醒发头目，蔓荆子味苦辛平，入肝、膀胱、肺，散风热清头目，与茺蔚子配用能清气分、血分热，有凉血活血作用，活血有利祛风，茺蔚子甘微寒，有活血凉肝明目的作用，二药药效平和。

肝阳上亢丸药，如清眩丸：（养血）川芎、杭芍、当归，（平肝）石决明、磁石、天麻，（和脾胃）半夏，（苦辛开降）黄芩、柴胡、菊花、白芷、白茅根、甘草，可 $1 \sim 2$ 丸，日 2 次。

牛黄清心丸、片，牛黄降压丸、片。

2. 肾精不足

证候：眩晕时轻时重，时发时止，兼脑髓不健症，如健忘，神疲倦怠，精神萎靡，不耐思考。肾主腰膝，见腰膝酸软，男性遗精，女性月经不调，耳鸣。偏于阴虚者：五心烦热，舌质红，脉细弦；偏于阳虚者：四肢不温，舌质淡，脉沉细。

分析：精髓不足，不能上充于脑，故头晕而空，精神萎靡；肾精不足，心肾不交，故少寐，多梦，健忘；腰为肾之府，肾开窍于耳，肾虚则腰酸耳鸣；精关不固，则遗精；肾主骨生髓，肾虚则齿摇发脱。偏于阴虚则生内热，故颧红咽干，烦热形瘦，舌嫩红，苔少或光剥，脉细数；偏于阳虚则生外寒，则四肢不温，形寒怯冷，舌质淡，脉沉细无力。

治法：肾阴虚——补肾滋阴，兼以平肝（阴虚阳亢）；肾阳虚——补肾助阳，兼以降浊。

方药:补肾滋阴——左归丸:熟地、山萸肉、菟丝子、怀牛膝、龟甲胶、枸杞子补益肾阴,山药补脾肾,鹿角胶可以填精补髓。阴虚内热,加鳖甲;阴虚相火旺者,加知母、黄柏、生地;阴虚上亢者,用杞菊地黄汤加钩藤、白蒺藜。肾阴不足,又兼中焦湿热,当清滋化浊并施。

补肾助阳——右归丸:熟地、山萸肉、杜仲、枸杞子、菟丝子、山药为补肾之药,当归补血,桂枝、附子能益火助阳,但桂附刚燥,不宜久服,应以巴戟天、仙灵脾等温润之品,助阳而不伤阴。北京市中医院有用二仙汤为主方(仙茅、仙灵脾)或四二五合方(四物、二仙、五子衍宗丸:菟丝子、五味子、覆盆子、枸杞子、车前子),降浊可加半夏、茺蔚子。

肾阴不足者多有虚阳上扰,相火偏旺,脾胃不好,郁积的湿和火相搏,致中焦湿热。不适宜滋补,也不宜苦燥,当清滋化浊并施,或先清化(三仁汤加减以甘淡为主药),后清滋。

肝肾精血大虚时,可引起掉眩证,如头摇震颤,倾倒欲跌,或风痱证,治用地黄饮子。

肾精不足,眩晕反复发作,持续不愈,脉沉微,治当用血肉有情之品,可用龟甲胶、阿胶、鹿角胶、海龙胶、霞天胶(补阴)烊化兑服。

若眩晕较甚者,左归、右归二方均可加龙牡、磁石之类,以潜浮阳,如心悸、气短、自汗可酌加生脉散。

3. 气血亏虚

证候:眩晕时轻时重,时作时止,劳则即发,动则加剧,面色㿠白或苍白,唇甲不华,神疲懒言,食少纳呆,心悸失眠,舌质淡,脉细弱。

分析:气虚则清阳不展,血虚则脑失所养,故头晕目眩,劳则气耗,故劳累则甚;血虚失濡,则唇甲不华,发色不泽;血不养心,心神不安,则心悸少寐;气虚则神疲懒言,面色㿠白;脾胃气虚,运化失司,则饮食减少;舌淡胖嫩,且边有齿印,苔少或薄白,脉细弱均为气血虚弱之征。

治法:补养气血,健脾和胃(补益后天为主)。

方药:归脾汤。

偏气虚以补中益气汤为主,能升清阳。

偏血虚以四物汤加茺蔚子、蔓荆子、川牛膝。

此类常表现脑缺血,《医学衷中参西录》的加味补血汤(治脑贫血)以黄芪为主药,芪:归=4:1,在此是2:1量,尚有龙眼肉、当归、鹿角胶(助阳补肾)、川芎、乳没(活血祛瘀通络)、甘松等。治头眩晕,身软弱,精神萎靡,健忘。能益气升阳,兼活血通络(甘松可不用)。

4. 痰浊中阻

证候：眩晕为持续性，头重如裹，胸闷，恶心，少食多寐，苔白腻，脉濡滑。

分析：痰浊中阻，气机阻滞，清阳不升，浊阴不降，痰湿蒙蔽清阳，则头眩不爽，头重如蒙；中焦气机阻滞则胸闷恶心而时吐痰涎；脾阳不振，则少食多寐；舌胖苔浊腻或白腻厚而润，脉滑或弦滑，或濡缓，皆为痰浊中阻之象。

治法：燥湿祛痰，健脾和胃。

方药：半夏天麻白术汤，即二陈汤加白术、天麻，标本兼顾之法。多加健脾药：茯苓、扁豆、山药善后调理补脾。临床上是无痰不作晕，无火不动痰，痰因火动，痰浊化热，故用芩连温胆汤者为多，而天麻、白术用之少。另外部分痰饮停于中焦导致眩晕，《金匮要略》用泽泻汤："心下有支饮，其人苦冒眩，泽泻汤主之。"方中白术健脾化痰湿（利脾则痰不生），泽泻入肾，利尿渗湿则水不着，脾健运，水湿利，清阳升，浊阴降，则眩晕自止。对阴邪之饮所引起眩晕可用苓桂术甘汤加泽泻，茯苓24g，泽泻30g，对饮邪眩晕有一定疗效。

痰浊中阻常和肝阳在一起出现，即肝阳夹痰浊，治予平肝潜阳、化痰健脾结合并施，药用钩藤、菊花、白蒺藜、珍珠母、生龙牡、半夏、茯苓、薏苡仁、黄香、佩兰、白豆蔻（醒脾化湿）。

肝阳→内风旋动→肝气横逆→影响脾胃。

另血瘀脑络：眩晕常伴头痛耳鸣，动则加剧。有外伤史，舌黯或有瘀斑，脉细涩。治用活血祛瘀，方选通窍活血汤。

下面谈几种常见眩晕的治疗：

1. 椎-基底动脉硬化或血栓形成引起眩晕　常在中老年动脉硬化基础上形成，可以是肝阳上亢，兼有些瘀血，治当平肝活络；另一为老年气虚，治予益气健脾活络，太子参、茯苓、山药为好。

2. 内耳性美尼尔氏病（内耳迷路水肿）　症见眩晕恶心、呕吐、耳鸣耳聋，兼有眼球震颤，是一种非炎性的内耳疾病，部分患者耳鸣为前驱症状，常反复发作，已耳聋后则眩晕发作也减少。中药治疗效可。一般分两类，痰湿内盛用温胆汤加减，药有竹茹10g，枳实（或香橼皮）10g，茯苓15g，半夏10g，陈皮6g，白豆蔻3g，醒头草10g，生薏苡仁30g。另一组为虚阳上扰的，治用清滋法，药有女贞子15g，旱莲草15g，菊花12g，钩藤15g，苦丁茶10g，路路通10g。若清滋平肝通络，要冷服或药后含生姜防呕吐，若服后欲吐者，可指重压天突穴5～10分钟后可缓解，但有些药很难吃，如乳香、没药、胆南星、龙胆草、青黛、芦荟、木通、黄连苦而燥，很可能呕吐，剂型当改革。前面两方均有降逆止呕作用，无引起恶心药，故冷服是可以的。临床上在美尼尔病急性发作时，单用中药方不能缓解，处理时可给天仙子即莨菪,654-2 20mg,加 25％或 50％葡萄糖 40～60ml 静推,具有减轻迷路水肿、扩张血管、调节植物神经作用。乘晕宁、捉迷宁、苯海拉明等可服些,配服中药,可加速缓解,减少复发。

3. 颈脊椎病——眩晕   近年来颈脊椎病合并颈脊神经根病很多。症见项背强几几,颈肌痉挛发紧麻木,或痛,连一或两侧肢体,两侧肢体时常一侧轻、一侧重,或有麻串感,或肢体力弱,或一侧汗多、一侧汗少,是两边有症状,不同于中风偏枯。其证类似懈怠、沉重、麻木、拘紧不适、无力感,但用力时尚有力,是种懈怠感,发病率很高。如军人 50 岁以上干部,搬运工人,背过背架背运者,小关节活动过多,关节的钙质沉着,所以 30 岁可以出现老化现象,但临床过程有轻有重,重者可瘫。西医用手术法,局部刺激后骨质增生更快,若髓核压缩者,则扩张髓核术不宜做。另外,理疗醋离子导入法,多次理疗可使骨质疏松,再加之骨质老化,更易造成骨质压缩而引起四肢瘫等后果。我们骨科用提端牵引法为好,再服中药,介绍一方:生白芍 30g,宣木瓜 30g,炙甘草 3g,及川萆薢 30g、葛根 20g、威灵仙 15g、猪牙皂 10g、白芥子 10g、伸筋草 20g。白芍、木瓜味酸解痉柔肝舒筋,白芍酸甘化阴,配葛根可解除或缓解项背拘紧,牙皂、白芥子祛痰,威灵仙、伸筋草通络,丹参、鸡血藤活血。中医认为是痰浊瘀血阻络,川萆薢有对抗骨质增生的作用,如骨刺丸(60％～70％缓解疼痛麻木之疗效)。颈椎病基础引起眩晕主要是颈肌紧张痉挛,加头位不适可致血管梗塞而缺血供血不足,特别小脑缺血可以猝倒,血压可下降,出现吞咽障碍、饮水发呛、言语不利等椎-基底动脉供血不足的症状。可在上方中加养血平肝药,如当归、首乌、钩藤、菊花、白蒺藜,祛痰药可减少些,以芍药、木瓜、葛根可重用或为主以解痉挛。颈性眩晕中药可缓解,但要拍颈椎正侧位片,若有颈椎小关节错位,若有为骨科病,若无则内科治疗,西药可给扩张血管药,中药配合治疗。

从外感来的风热证,自耳鼻咽而入,症见以头痛为主,发热恶风脉浮数等,若2～3 天后,而见严重眩晕(无美尼尔氏病史)为前庭神经元炎,是病毒传染引起的眩晕。西药以强的松治疗,中药适用辛凉平剂银翘散、辛凉轻剂桑菊饮、辛凉重剂麻杏石甘等。

4. 植物神经功能失调   常有郁结,肝郁化火要在疏肝基础上加以平肝,如逍遥散加菊花、钩藤、珍珠母。另有气虚浊气上犯者,张志纯老大夫则用益气聪明汤(李东垣方):黄芪、人参(补气),升麻、葛根、蔓荆子(升阳散风),芍药(和血),黄柏(清下火),另有甘草。若痰湿重的,合入半夏、陈皮、茯苓;有血不足者,加当归、首乌、杜仲,以此治虚,以逍遥散调理。益气聪明汤对气不足又有些阴浊之气干扰清窍眩晕者有效。

例：谢某，男性，59岁。

素体肥胖，有慢性支气管炎病史，平日咳嗽痰多。上周突然头晕目眩，卧睡则稍安，起则欲仆地，需人搀扶而行，双眼只能向下看，若向上或平视均视一为二，说话嘶哑，自述喉中有痰液滞留，欲吐不出，喝水有时发呛，眩晕重时，自觉天旋地转，伴有恶心但未吐。易急烦躁，难于入睡，舌质淡红，苔中后部白腻，脉左细弦、右细滑均无力，两尺尤虚。BP 105/60mmHg。

西医诊断：脑动脉硬化，椎-基底动脉供血不足。

病机分析如下：

1. 体质：结合病史，为脾肺气虚、痰湿壅盛。

2. 病机：突然头晕目眩是肝血虚亏，风痰上扰。卧则稍安，起欲仆地是卧则血归于肝，肝虚之故，所以需人搀扶而行。复视，肝血不足，目窍失养，风痰阻络，故视一为二。说话嘶哑，会厌为痰湿闭郁，喉中痰液潴留，欲吐不出。舌本痿软，饮水发呛，为痰浊阻络。眩晕重时，天旋地转，有恶心但未吐，为肝肾阴虚，虚阳上亢，痰涎上泛。易急烦躁，难以入睡，是虚阳上扰心神。舌质淡红，苔中厚白腻，是中下焦有痰湿，随风阳上泛。脉左细弦是肝肾阴虚、风阳动，右细滑是气不足、有痰湿。

3. 病位：脑肝肾脾（先为肺脾气虚）。

4. 属性：肝肾不足，脾运力薄，风阳挟痰上泛。

5. 治疗原则：理脾涤痰、平肝息风为急，间配补虚疏肝之品。

6. 方药：

（1）半夏天麻白术汤加味。

半夏12g　钩藤30g　炒白术9g　胆南星6g　橘红12g　茯苓15g　白蒺藜12g　谷精草12g　女贞子15g　旱莲草15g　香附9g　珍珠母30g

服6剂眩晕减轻。

（2）理中汤加茯苓、半夏、天麻、黄芪送吞肾气丸。

太子参9g　干姜6g　炒白术9g　茯苓15g　半夏9g　黄芪9g　胆南星6g　厚朴3g　苏子、梗各9g　陈皮15g

服6剂痰涎减少，舌本不利诸症好转。

（3）右归饮加天麻、白蒺藜，归脾、八味收功。

【转归预后】

眩晕病情轻者，治疗护理得当，预后多属良好；病重经久不愈，发作频繁，持续时间较长，病情重，则难以获得根治，尤其是中年以上肝火上炎、风阳上扰眩晕者，不仅影响日常生活和工作，而且由于阴亏阳亢，阳化风动，血随气逆，夹痰夹火,上蒙清窍,横窜经络,可形成中风,轻则致残,重则致命。若眩晕属肝血、肾精耗竭,日久可致失明、耳聋重症。

【预防护理】

病室保持安静、舒适,避免噪声,室内光线以柔和为宜,不要太强。

患者要保证充足的睡眠,注意劳逸结合。眩晕发作时应卧床休息,闭目养神,少作或不作旋转、弯腰等动作,以免诱发或加重病情。

对重症病人要密切注意血压、呼吸、神志、脉搏等情况,发现异常,要及时处理。

患者要保持心情愉悦,增强战胜疾病的信心。

饮食以清淡易消化为宜,多吃蔬菜、水果,忌烟酒、油腻、辛辣之品,少食海腥发物。虚证眩晕者应适当增加营养。

【小结】

本病病因多为情志、饮食所伤,以及失血、外伤、劳倦过度所致。其病位在清窍,与肝、脾、肾三脏关系密切。临床分外感、内伤两类,其发病以虚证居多。临床上凡眩晕欲仆伴耳鸣、头痛且胀、心烦易怒者为风阳上扰,用天麻钩藤饮平肝潜阳、滋养肝肾;凡眩晕头重如蒙、胸闷呕恶,为痰浊上蒙,用半夏白术天麻汤燥湿祛痰、健脾和胃。凡眩晕者动则加重、神疲乏力、心悸少寐、面色淡白,为气血亏虚,用归脾汤补养气血、健运脾胃;凡眩晕日久伴有两目干涩、视力减退、腰酸耳鸣,为肝肾阴虚,用左归丸滋养肝肾、养阴填精;凡眩晕头痛、耳鸣耳聋、面色紫黯,为瘀阻窍络,用通窍活血汤祛瘀生新、通窍活络;凡眩晕伴有恶寒发热、头痛身楚等表证者,多因外感、风邪上扰致眩,治当根据风寒、风热、风湿之不同,分别用川芎茶调散,或银翘散,或羌活胜湿汤,以祛散风寒、风热、风湿之证。由于眩晕在病机表现为虚证与实证的相互转化,或表现为虚实夹杂,故一般急者多偏实,可选用息风潜阳、清火化痰、祛散风邪等法以治其标为主;缓者多偏虚,当用补养气血、益肾、养肝、健脾等法以治其本为主。

【现代研究】

长期的临床实践证明中医药治疗对于减轻、缓解眩晕发作程度、控制眩晕发作次数疗效明显。不同时期宜采取适当的治疗手段,发作期患者症状较重时,口服中药困难,可以选用中药注射剂或刺灸法治疗,以息风化痰、活血化瘀为主,及时缓解症状;缓解期宜标本兼顾或以治本为主,可采用中药、针灸、推拿等综合治疗手段,预防和控制发作。有人将本病分风热化痰上扰清窍、肝肾不足虚阳上升、脾失健运痰浊阻逆、心肾两亏肝阳上亢四型施治,收到比较满意的疗效。有人采用当归芍药散治疗眩晕20例,当归、茯苓各15g,白芍20g,川芎10g,白术、泽泻各12g,水煎,日1剂分3次温服。素体肥胖,痰涎壅盛,苔白腻者,姜半夏、胆南星各1～2g,陈皮、竹茹各10g;脾弱血虚,心悸怔忡,唇淡少华,舌质淡红者,加熟地、首乌、丹参各15g,桑椹子20g;肝肾阴虚,眼睛干涩,五心烦热,盗汗,脉弦细数者,加枸杞子20g,菊花、钩藤各12g,玄参15g,生龙牡30g,附片10g,党参15g;脾肾阳虚,面色㿠白,畏冷,腰膝酸软,舌淡体肥,脉沉细者,加黄芪、山药各20g;兼肝阳上亢,颧赤烦躁,苔黄脉弦者,加生石膏、石决明、磁石各20g,知母10g。结果12例眩晕完全消失(轻型8例,重型4例),获得痊愈,7例由重型转为轻型,或轻型眩晕基本消失,获得显效,1例(重型)失败。疗程最长者140天,最短7天,平均为26.2天。欧阳可钧运用复方泽泻汤治疗耳源性眩晕症102例。主方复方泽泻汤:泽泻20g,生白术、钩藤、珍珠母各15g,菊花、川牛膝各10g,磁石25g(先煎)。加减:①恶心、呕吐者加姜半夏10g,生代赭石15g;②出汗甚者加山萸肉、煅牡蛎各15g;③兼见发热、烦渴者加生石膏20～30g,麦冬、生白芍各10g;④心悸、失眠甚者,加茯神、酸枣仁各10g;⑤头痛甚者加白蒺藜10g;⑥食欲不振者加炒内金、焦山楂各10g;⑦腰痛甚者加桑寄生15g、杜仲10g;⑧气虚者加党参10g、炙黄芪15g;⑨血虚者加当归10g、制首乌15g;⑩眼花、耳鸣者加枸杞子10g、女贞子12g。煎服,每日1剂,分2次服。结果痊愈者90例,显著好转者7例,复发5例,经第二次治疗后痊愈者3例,好转者2例。

　　眩晕引起的病因不同,其中医药治疗效果存在较大差异,临床中有时需要以病证结合的模式进行评价。如椎-基底动脉供血不足、颈椎病及高血压病均可引起眩晕,但具有不同的证候学特点,应准确把握不同疾病所致眩晕的证候学特点,提高辨证施治的准确性。椎-基底动脉供血不足引发的眩晕主要从肝风、痰浊、瘀血以及气虚等证候要素进行临床辨证,常用治法有平肝潜阳、息风化痰、活血化瘀、益气活血、健脾补肾等。但椎-基底动脉供血不足发生的原因和临床表现比较复杂,易与椎-基底动脉系统短暂性脑缺血发作混淆,仅以单纯的眩晕或头晕症状难以作出诊断,需要排除其他病因,并结合相应的神经系统症状、体征。此类眩晕如反复发作,或逐渐加重,或发作时出现眩晕欲仆、呕恶、手足麻木或震颤者,有阳化动风之势时,或者舌质红、少苔、脉弦细数,有阴虚动风之象时,均有可能向中风发展,需密切观察病情变化,积极进行治疗,对于脑卒中的防治十分重要。颈源性眩晕是指椎动脉颅外段受颈部病变的影响导致血流障碍引起的以眩晕为主的临床综合征,其病机主要以肝肾亏虚为本,风、寒、瘀为标,治疗采用补益肝肾、柔肝舒筋、散寒通络等法,如选用桂枝、葛根、续断、当归、白芍、木瓜、炙甘草、威灵仙、萆薢、羌活等。中药辨证论治结合针灸、推拿等综合治疗方法疗效较好,可改善症状,减少其发作次数。高血压所致眩晕临床中以肝阳上亢证多见,平肝潜阳治疗往往有效,但对于以气虚为主要表现的眩晕,如:平素气短乏力,时感头昏头沉,或餐后诱发眩晕,或上楼梯时出现头晕肢软等,宜选用益气升阳法如益气聪明汤治疗,临床效果显著。目前,这一类眩晕患者在临床中较常见,需临证时仔细诊察,辨治准确,避免过度使用活血化瘀类中药。

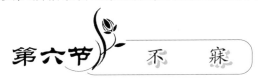

第六节　不　寐

【概述】

不寐即一般所谓失眠,古称不得卧、不得眠、目不瞑等,本证是指经常不能获得正常睡眠而言。

中医对不寐的观察和症状的描述都力求具体,这是为了适应辨证论治的需要。如,初就寝而难以入寐——入睡困难;寐而不酣——夜睡不实,噩梦纷纭;寐而易醒——可入睡而易醒,时寐时醒,醒后不能再寐,严重者彻夜不能眠。顽固的失眠症(久病、重症)常兼头痛、头昏、健忘、怔忡等症,才形成失眠症,若因兴奋和思虑等暂时不能入睡者,休息后很快好转,而且无其他兼证存在,这就不能称不寐证。

中医为辨证对失眠要详细描述,西医为用药也当详细描述,因西药中的安眠药,有短效、中效、长效等区别。入睡困难可用短效药如速可眠;若睡中易醒者可用中效药,如海米那;若整夜噩梦纷纭不能安眠者可用长效药,如鲁米那、阿米妥钠等。

《灵枢·口问》记载:"阳气尽,阴气盛则目瞑;阴气尽而阳气盛,则寤矣。"瞑:目瞑,瞑是闭上眼睛,目瞑是已睡之意;寤:醒,醒觉状态;尽:当衰字解。

《灵枢·邪客》说:"不得入于阴,阴虚故目不瞑。"此指阳不得入于阴,阴虚阳亢则发生失眠。灵枢以"阳气盛则寤,阴气盛则寐"来解释睡眠的生理常态。只有在阴平阳秘,在24小时内阴阳胜衰消长维持一个正常的循环过程,在入暮时,阳入于阴则可保持正常睡眠,可见阳不得入于阴,实为失眠的根本原因。

《灵枢·大惑论》云:"卫气不得入于阴,常留于阳,留于阳则阳气满,阳气满则阳跷盛,不得入于阴则阴气虚,故目不瞑。"卫气代表阳气,卫阳之气不能入于阴而留于阳,使阳气旺而充实,阳气满则阳跷满(阳跷脉盛),不得入于阴跷,阴跷脉中阴气虚,阴阳跷脉不能交会,发生失眠。

阴阳跷脉是起于足跟(与肾脉连)上至目内眦,与眼睑的开阖有密切关系,若眼睑不能闭合是醒寤状态,如阳跷满,阳气盛不能入于阴则失眠。此释文是以阴跻、阳跻阴阳二气相交来解释正常睡眠,若阴阳跻脉气偏盛偏衰,二气不交则发生失眠。

《景岳全书》云:"寐本乎阴,神其主也,神安则寐,神不安则不寐,其所以不安者,一由邪气之扰,一由营气之不足耳。"指出睡眠与阴血精液、精髓等阴(物质性的东西)的含养收敛,使阳潜藏于阴有关。神其主也,是心主神明功能障碍,神安则正常睡眠,神不安则失眠,神不安是因邪气扰和营阴不足。(这里指出营气不足是阴气虚阳气亢,二气不交可扰神明,又一方面邪气扰动心神也可发生失眠。)

西医的神经官能症、神衰综合征、更年期综合征均有以失眠为主要临床表现的。

神经官能症是原发的植物神经功能失调,兴奋与抑制过程功能调节障碍,以失眠为主症。神衰综合征有多种慢性其他疾病影响,如有肝病、心脏病、结核病、高血压病等导致神经功能失调,以失眠为主症;更年期综合征可有多种多样表现,症状繁多而无阳性体征,可以失眠为主症。以上诸病,凡以失眠为主症,其中医药治疗,可参照本证的辨证论治加以处置。

【病因病机】

1. 情志所伤　郁怒则肝失条达,气郁不舒,郁而化火,火性炎上,此为心肝之火扰动心神,神不得安则不寐。

2. 饮食不节　饮食不节或不洁,肠胃受伤,由胃气不和以致卧不得安。《素问·逆调论》曰:"阳明者胃脉也,胃者六腑之海,其气亦下行,阳明逆不得从其道,故不得卧也。"《内经》有云"胃不和则卧不安"以之谓也。这类失眠是卧不安枕,觉上中脘胀满不消化,辗转反侧,是胃不和则卧不安。《张氏医通》更具体指出:"脉滑数有力不眠者,中有宿滞痰火,此为胃不和则卧不安也。"脉滑为痰,脉数为有热,因宿食停滞酿成痰热,壅遏于中,痰热上扰则胃气失和致卧不安枕。

3. 心肾不交　临床较多见,可表现心火独亢或肾阴不足,缘于素体较虚或久病,肾阴耗伤,不能上奉于心,水不济火则心火独亢;心主君火,肾主相火,心火应下济于肾,维持肾有正常气化,以少火为正常生理,壮火为过度亢盛,是病态,壮火食气。五志过极产生的心火是壮火类,不但不能接济于肾火,且消耗肾阴,是水火心肾调节障碍。心火亢盛,热扰神明,神志不宁,因而不寐。上两者,更多的是虚,肾水不能约制心火,多为久病,若新病多为五志过极,心火独亢而致失眠,所以病久者当滋肾,新病当着重清心。如《金匮要略》所言:"虚劳虚烦不得眠",是阴血虚阳气浮动,酸枣仁汤主之。《景岳全书·杂证谟·不寐》说:"真阴精血不足,阴阳不交,而神有不安其室耳",也强调阴精不足导致阴阳不交。又《古今医统》言:"有因肾水不足,真阴不升,而心火独亢",也是说肾阴不足而致失眠。

4. 劳倦过度　思虑劳倦太过,损伤心脾,伤于心,神不守舍,伤于脾,化源不足,血少不能上济于心。或病后、产后,老年心血不足,心失所养导致心神不安,不得眠。如《景岳全书》所说:"无邪而不寐者,必营气之不足也,营主血,血虚则无以养心。心虚则不守舍。"《类证治裁·不寐论治》云:"思虑伤脾,脾血亏损,经年不寐。"心脾不足而致失眠关键在于血虚。

5. 心虚胆怯　《素问·灵兰秘典论》曰:"胆者,中正之官,决断出焉。"即胆能防御和消除某些精神刺激,如大惊猝恐的不良影响,以维持气血正常的循行,确保脏器的协调。猝恐耗伤胆气,胆气虚则求助于心,心气接济胆气,使心气虚而神舍空虚,心神不安,决断无权,遇事易惊,亦致不寐。《沈氏尊生书》言:"心胆惧怯,触事易惊,梦多不祥,虚烦不眠。"此因虚而胆怯。《类证治裁》言:"惊恐伤神,心虚不安",由暴受惊恐,情绪紧张,终日惕惕然而胆怯不寐。因虚因惊常互为因果。

总结病因病机要点如下:

病因:感受外邪,情志失常,饮食不节,房事不节体虚不足,久病禀赋不足之人。

病位:主病在心,涉及脾肝肾。

病机:神明被扰或心神失养(营气不足,邪气扰动)。

病性:虚实两类,虚者为多见,以营血不足为主;实者为邪气内扰,多见肾火,心胃肝火。但失眠久病可表现为虚实兼夹,或为瘀血所致,故清代王清任用血府逐瘀汤治疗。

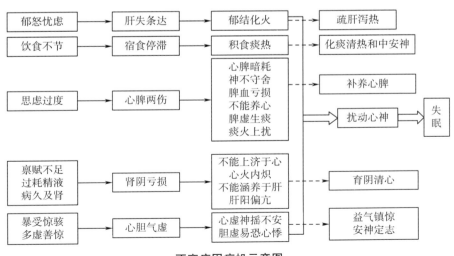

不寐病因病机示意图

151

【临床表现】

不寐以睡眠时间不足,睡眠深度不够及不能消除疲劳、恢复体力与精力为主要证候特征。其中睡眠时间不足者常表现为入睡困难,夜寐易醒,醒后难以再睡,严重者甚至彻夜不寐。睡眠深度不够者表现为夜间时醒时寐,寐而不酣,或夜寐梦多。由于睡眠时间及深度质量的不够,致使醒后不能消除疲劳,表现为头晕、头痛、神疲乏力、心悸、健忘,甚至心神不宁等。由于个体差异,对睡眠时间和质量的要求也不相同,故临床判断失眠不仅要根据睡眠的时间和质量,更重要的是以能否消除疲劳、恢复体力与精力为依据。肝火、痰热等失眠实证及阴虚火旺失眠均表现为舌红、脉数,其中肝郁化火者,急躁易怒不寐,头胀头晕,舌红苔薄黄,脉弦数;痰热内扰者,胸闷心烦不寐,泛恶嗳气,舌红苔黄腻,脉滑数;阴虚火旺者,心悸心烦不寐,腰酸耳鸣,舌红少苔,脉细数。心脾两虚及心胆气虚,表现为失眠,舌淡,脉细,其中前者多梦易醒,心悸,神疲,食少,舌淡苔薄,脉细无力;后者多梦易惊,胆怯心悸,舌淡苔薄,脉细而弦。

【鉴别诊断】

1. 一时性失眠 不寐是指单纯以失眠为主症,表现为持续的、严重的睡眠困难。若因一时性情志影响或生活环境改变引起的暂时性失眠不属病态。

2. 生理性少寐 老年人少寐早醒,多属生理状态。

3. 他病痛苦引起的失眠 凡失眠为继发于他病者,应以祛除有关病因为主。

4. 喘息不得卧 《伤寒论》少阴病篇"少阴病,得之二三日以上,心中烦,不得卧"中的"不得卧",是指烦躁不眠,辗转反侧的病证。《素问·评热病论》中的"诸水病者,故不得卧,卧则惊,惊则咳甚也",《金匮要略》痰饮咳嗽病篇中的"咳逆倚息不得卧",《金匮要略》胸痹心痛短气病篇的"胸痹不得卧"等,虽病不同,抑或出现不寐,但所指的"不得卧",均是因其病出现气息不匀,呼吸困难,不能平卧的征象,与不寐的"不得卧"有别。

【辨证论治】

(一) 辨证要点

1. 辨虚实 本病辨证首分虚实。虚证,多属阴血不足,心失所养,临床特点为体质瘦弱,面色无华,神疲懒言,心悸健忘。实证为邪热扰心,临床特点为心烦易怒,口苦咽干,便秘溲赤。次辨病位,病位主要在心。由于心神的失养或不安,神不守舍而不寐,且与肝、胆、脾、胃、肾相关。如急躁易怒而不寐,多为肝火内扰;脘闷苔腻而不寐,多为胃腑宿食,痰热内盛;心烦心悸,头晕健忘而不寐,多为阴虚火旺;面色少华,肢倦神疲而不寐,多属脾虚不运,心神失养;心烦不寐,触事易惊,多属心胆气虚等。

2. 辨脏腑　失眠的主要病位在心,由于心神失养或不安,神不守舍而失眠,且与肝、脾、胆、胃、肾的阴阳气血失调相关。如急躁易怒而失眠,多为肝火内扰;脘闷苔腻而失眠,多为胃腑宿食、痰浊内盛;心烦心悸,头晕健忘而失眠,多为阴虚火旺、心肾不交;面色少华,肢倦神疲而失眠,多为脾虚不运、心神失养等。

（二）治疗原则

治疗当以补虚泻实,调整脏腑阴阳为原则(治疗上总以祛邪扶正,补虚泻实,调其阴阳以安心神为大法)。实证泻其有余,如疏肝泻火,清化痰热,消导和中;虚证补其不足,如益气养血,健脾补肝益肾。在此基础上安神定志,如养血安神,镇惊安神,清心安神。

（三）分证论治

1. 实证

（1）肝郁化火

证候:失眠不易入睡,于床上辗转反侧而不安枕,性情急躁易怒,不思饮食,口渴喜饮,目赤口苦,溲赤便秘,舌红苔黄,脉弦数。

分析:本证为气郁化火扰动心神而致失眠。以火为阳邪,火势盛,故入睡困难,待至子时,或亥时,以一昼夜间阴气最盛时,阳入于阴而入睡,但入睡而心肝之火亢盛,时时扰动心神,故多噩梦纷纭。肝气犯胃则不思饮食,肝火乘胃则口渴喜饮,肝火盛,故见易急烦躁、目赤口苦、溲赤便秘等,舌红为热盛阴不足,苔黄为有热,脉弦数为肝火盛。

治疗:疏肝泻热,佐以安神。

方药:选《兰室秘藏》龙胆泻肝汤加味。用疏肝调气药柴胡合芍药、香附、乌药,疏肝调气药尚有香橼、佛手、代代花、厚朴花、玫瑰花、月季花等,又肝郁化火,火必灼阴,而龙胆泻肝汤多折热,苦寒药物多燥,所以要护阴坚阴。方中龙胆草、黄芩、栀子清肝消火,泽泻、木通、车前子清利肝经湿热,当归、生地养血和肝;生地此处护阴(知柏地黄丸中黄柏乃护阴坚阴)。柴胡疏畅少阳之气,甘草和中,加龙齿、磁石重镇安神。

若胸闷叹气加香附、郁金、枳壳以疏肝开郁。

（2）痰热内扰(胃不和者)

证候:失眠,也属入睡困难,卧不安枕,晚饭吃得不合适,如过饱,过饮酒或用饭时间太晚,均可致失眠或失眠加重。头重痰多胸闷,恶食嗳气,吞酸恶心,心烦口苦目眩,苔腻而黄,脉滑数。

分析:痰热属实邪,扰动心神故难于入睡。再加饮食不节则加重失眠。宿食痰热阻遏中焦故胸闷,清阳被蒙而见头重目眩,痰食停滞,胃失和降,则纳少、恶

153

食、嗳气、吞酸、呕恶，苔、脉为宿食、痰热内停之征。

治法：化痰清热，和中安神。

方药：选《备急千金要方》温胆汤加黄连、栀子。方用半夏、陈皮、茯苓、枳实理气化痰，黄连、栀子、竹茹清心降火。若心悸惊惕不安加龙齿、珍珠母、磁石、百合以安神定志；若食滞内停胃不和者可用保和丸、枳实导滞丸加减，治之以消导和中，或用半夏秫米汤（《内经》），秫米甘微寒入肺、胃、大肠和胃安眠，痰热重者可用礞石滚痰丸以降火泻热、逐痰安神。

2. 虚证

（1）阴虚火旺

证候：心烦不寐，入睡困难，心悸不安，头晕耳鸣，腰酸梦遗，五心烦热，口干津少，健忘，舌质红，脉细数。

分析：肾阴不足不能上济于心，心肝虚火扰乱心神以致心烦失眠，入睡困难，心悸不安，阴虚阳亢，下虚上盛，故头晕耳鸣，腰酸腿软，肾精亏损，髓海空虚故健忘，心肾不交、精关不固则梦遗，至于口干津少、五心烦热、舌红、脉细数均为阴虚火旺之象。

治法：滋阴清心安神。

方药：选《伤寒论》黄连阿胶汤、《医学发明》朱砂安神丸、《世医得效方》天王补心丹随证使用。黄连阿胶汤（黄连、黄芩、芍药、阿胶、鸡子黄），重在滋阴清火，用于阴虚火旺及热病之后的心烦不得眠。朱砂安神丸（朱砂、黄连、黄柏、枣、龙齿、生地、熟地、当归、甘草）也具有育阴清热之功而镇心安神，用于虚烦心悸多梦者，治阴血被灼，心火上炎之不寐。天王补心丹（党参、玄参、丹参、地黄、天冬、麦冬、当归、茯苓、远志、黄柏、枣、灯心、朱砂），此也养阴清热而安神，以甘寒益阴为主，治阴虚血少之不寐。

另外，肾阴不足，不能上济于心之心肾不交失眠，可用六味地黄汤加莲子、丹参、麦冬，送服黄连面二分、肉桂面一分，或用麦味地黄汤加远志、朱砂滋肾育心阴安神。

（2）心脾两虚

证候：夜睡不实，多梦易醒，醒后难以再入睡，肢倦神疲，常兼心悸健忘，头晕目眩，面色少华，饮食无味，舌质淡，苔薄白，脉细弱。

分析：不适当的过用脑力，所谓思虑劳倦耗伤心脾，此证心血、脾血俱为思虑过度而暗耗，自然有血少神不守舍阴不敛阳的一面。另外，脾气、心气也伤，故气不足是病的又一方面，所以虽有阴不敛阳，因阳气也虚，故失眠非实火虚火扰心入睡困难，而本证为可入睡，睡后易醒，常于子时以后阳气升动，阳气相对旺了，

而阴气相对虚了,故阳出于阴而醒,后半夜因阴虚血少难以制约,难再入睡。又因血少神不守舍,故夜睡不实多梦易醒。心血不足,脾血亏损,故兼见肢倦神疲,心悸健忘,血少不能上奉于脑,气虚清阳不升则头晕目眩,血虚不能上荣于面,故面色不华,脾胃虚弱、健运力薄则饮食无味,舌脉皆为心脾气血两虚之征。

治法:补养心脾以生气血。

方药:选《济生方》归脾汤加减。方用参、术、芪、草补气健脾,远志、大枣、茯神、龙眼肉补心益脾、安神定志,当归滋阴养血,木香行气舒脾,使补而不滞。本方养血以宁心神,健脾以资化源。

如心血不足偏重加熟地、白芍、阿胶加重养血;失眠较重,酌加五味子、柏子仁养心宁神,或加合欢花、夜交藤、龙骨、牡蛎以镇静安神。

若胸闷纳呆,舌苔滑腻者加半夏、茯苓、陈皮、厚朴健脾理气而化湿痰。

以上据《素问·脏气法时论》所说:"脾苦湿,急食苦以燥之,脾欲缓,急食甘以缓之。"脾实证即脾湿证。

（3）心胆气虚

主证:失眠多梦易惊醒,胆怯心悸,遇事善惊,气短倦怠,小便清长,舌质淡,脉弦细。

分析:心虚则神不安,胆夺心气,心气不足不济于胆,胆虚则善惊恐,故多梦易惊醒,醒后心中惕惕然。气短倦怠,小便清长为气虚之象。舌色淡、脉细弦为血不足的表现。

治法:益气镇惊,安神定志。

方药:选《医学心悟》安神定志丸主方。方中人参益气,龙齿镇惊为主药,合茯苓、茯神、菖蒲益胆安神,可合入桂枝(桂枝、生晒参益心气),或与桂枝龙牡汤并用。若血虚阳浮,虚烦不眠者,宜用酸枣仁汤(《金匮要略》),方用酸枣仁炒用安神养肝为主,川芎调血以助枣仁养心,茯苓化湿宁心,以枣仁安神,知母清胆宁神。证情重者两方合用。

另外病后虚烦不寐可用养心丸(人参、黄芪、甘草、当归、芍药、茯苓、茯神、柏子仁、酸枣仁、远志、肉桂、半夏曲)养心血,益中气,安心神。老年夜寐早醒为生理现象,如气血不足可服人参归脾丸。病后血虚肝热而不寐用琥珀多寐丸(《验方》:琥珀、人参、茯苓、远志、羚羊角、甘草)。心肾不交,虚阳上扰,可用交泰丸以黄连清火为主,反佐肉桂之温以入心肾乃引火归元之意。凡虚证失眠可根据辨证酌情配合服用六味地黄丸或金匮肾气丸。

与西药安眠药疗效的对比,缺点是起效慢、作用弱,优点是无副作用、无成瘾性。

155

【转归预后】

不寐之症,虚者为多,且病程较长,难以速愈。治疗不当,由虚转实或虚实夹杂。该病多因思虑劳倦,伤及心脾,化源不足,气血虚弱,心神失养而致。如加之禀赋不足,房劳过度而伤及肾精,致成心肾阴虚,水火不济而成不寐、心悸等证。因此益气养血、养阴滋肾就成为治疗不寐虚证的一个重要方面。只要气血虚得养,精亏得复,则不寐自愈。虽病程较长,但预后较好。若失治误治,忧思久郁,进一步损伤心脾,虚久则气滞痰生,加之心胆气虚,痰浊上逆,蒙蔽心窍,神志迷蒙,不能自主而转为癫证;若痰浊内阻,因肝郁化火,或心火内炽,结为痰火,痰火扰心,心窍被蒙,神志逆乱,可发为狂证。

【预防护理】

本病证属心神病变,重视精神调摄和讲究睡眠卫生对不寐患者来说具有实际的预防意义。

1. 重视精神调摄 《内经》云:"恬惔虚无,真气从之,精神内守,病安从来。"积极进行心理情志调整,克服过度的紧张、兴奋、焦虑、抑郁、惊恐、愤怒等不良情绪,做到喜怒有节,保持精神舒畅,尽量以放松的、顺其自然的心态对待睡眠,反而能较好地入睡。

2. 讲究睡眠卫生 睡眠卫生方面,首先帮助患者建立有规律的作息制度,和从事适当的体力活动或体育健身活动,增强体质,持之以恒,促进身心健康。其次养成良好的睡眠习惯,晚餐要清淡,不宜过饱,更忌浓茶、咖啡及吸烟,睡前避免从事紧张和兴奋的活动,养成定时就寝的习惯。另外,要注意睡眠环境的安宁,床铺要舒适,卧室光线要柔和,并努力减少噪音,祛除各种可能影响睡眠的外在因素。

睡前要排除兴奋因素,如讲话、吸烟、喝浓茶、打牌等。

睡前要洗脚,能起交通心肾的作用(手心与足心摩擦)。

加强体育锻炼,适当参加一些力所能及的劳动。

改变不良的生活习惯,如长时间用脑过度,夜间学习、工作时间过长等,以切断失眠的恶性循环。

【小结】

不寐多为情志所伤,饮食不节,劳倦、思虑过度,久病,年迈体虚等因素引起的脏腑机能紊乱,气血失和,阴阳失调,阳不入阴而发病,病位主要在心,涉及肝、胆、脾、胃、肾,病性有虚有实,且虚多实少。其实证者,多因肝郁化火,痰热内扰,引起心神不安所致,治当清肝泻火、清化痰热,佐以宁心安神;其虚证者,多由心脾两虚,阴虚火旺,心肾不交,心胆气虚,引起心神失常所致,治当补益心脾、滋阴清热、交通心肾、益气镇惊,佐以养心安神。

本病证重视精神调摄和讲究睡眠卫生,预后一般较好。

【现代研究】

1. 我院(东直门医院)治失眠基础药分虚证、实证

治虚证:①黄连面 0.6g,肉桂面 0.3g(分冲,睡前服),黄连苦寒主入心可清心火,可用生大黄 0.6g 代,肉桂辛甘大热入肝、肾、脾,可引火归原。②沉香面 0.3g,肉桂面 0.3g(分冲)。沉香辛苦温入肾及脾胃,温肾助阳又降逆气。虚证平素可加六味地黄丸或金匮肾气丸。

治实证:实证多为肾火,心胃肝火。①黄柏面 0.6g(分冲),苦寒入肾可清相火而坚阴,适用青年偏实。②真辰砂 0.15g,生大黄面 0.6g(冲),辰砂甘微寒主入心,重镇安神,生大黄苦寒主入脾、胃、大肠兼入心包、肝,可清热泻火,又能入血分,凉血行瘀。③青黛面 0.6g,真辰砂 0.15g(分冲),青黛苦大寒入心肝胃。

治失眠必须综合措施,注意生活调摄和加强锻炼,睡前戒烟酒浓茶,温水洗脚,散步等,不能单纯依靠药物。

肝肾阴亏,相火易动,魂摇神漾,不得入寐,宜介类潜阳,咸补甘缓,可用《本事方》珍珠母丸。珍珠母 10g,当归、熟地各 15g,人参、茯苓、酸枣仁、柏子仁、犀角(水牛角代替)各 20g,沉香 3g,龙齿 20g,为末,蜜丸,辰砂为衣、每服三两,开水送下。血府逐瘀汤也治疗顽固性失眠。

2. 辨证治疗

有人将不寐分为虚实两类,虚证分为心脾血虚证,心胆虚怯证,心肾不交型,分别采用归脾汤、远志丸、黄连阿胶汤与交泰丸治疗;实证包括胃中不和证、痰火上扰证、肝胆火盛证、气滞血瘀证,分别采用保和丸合半夏、礞石滚痰丸、龙胆泻肝汤、血府逐瘀汤治疗。

有人进行了针药结合治疗顽固性失眠 102 例疗效观察,方法:服用自拟女贞子汤,5 天为 1 个小疗程,10 天为 1 个大疗程。药物组成:女贞子 30g,酸枣仁 15g,石莲子 10g,五味子 5g,琥珀末 4g(冲服)。服法:每日 1 剂,分下午和晚上各服 1 次。结合针刺陶道穴,快速进针,深度为 1.5~2 寸,不留针,每日上午 1 次,连续 5 次,在治疗期间,一般要求中午不睡。结果 102 例中,经追访观察,显效者 62 例,占 62.78%,进步者 29 例,占 28.49%,无效者 11 例,占 10.70%,有效率为 89.21%。最少服药 5 剂,最多 15 剂,平均 10 剂,针刺最少 1 次,最多为 5 次,平均 3 次。

有人采用加味甘麦大枣汤治疗失眠症 56 例,取得满意疗效,方药如下:小麦 30g,炙甘草 9~15g,大枣 5 枚,栀子 9g,合欢花 9g,夜交藤 15g,丹参 30g。煎服

法：将上诸药置于水中浸泡约半小时后再煎煮，煮沸后，再以文火煎 15 分钟，滤出。再将药渣继煎一次，煮沸后文火再煎 40 分钟。两次药汁混合（约为 200ml），每晚睡前一小时顿服。有少数病例，服药后当夜即收显效，一般 3 天后显效。15～20 天为 1 个疗程。资料记录较完整的 29 例，其中显效 14 例，有效 14 例，无效 1 例。副作用：仅 2 例服药后微有腹胀感，余无不良反应。

近年研究认为不寐多见慢性病程，呈阶段性加重，治疗上可分为发作期和缓解期，发作期病机以标实为主，常见肝火痰火，扰乱神明，治宜清热泻肝、涤痰安神为法，药用羚羊角、知母、黄柏、黄芩、黄连、石膏、栀子、丹皮、半夏、胆南星、朱砂、龙骨、牡蛎、灵磁石、远志等，中病即止。缓解期病机以本虚为主，常见气血两亏，肝肾不足，心神失养，治宜补益气血、滋补肝肾、养心安神，药用黄芪、党参、白术、白芍、熟地、阿胶、桂圆、百合、酸枣仁、合欢皮、合欢花等。顽固性失眠是临床治疗的难点。患者多存在错误的认知和不良的情绪。性格上敏感、多疑、追求完美，内心容易冲突。对失眠后果担心过度，总是致力于睡眠，可一到晚上，越想睡却越失眠。渐渐对睡眠失去信心，甚至产生悲观抑郁情绪，进而又成为失眠原因，形成恶性循环。因而纠正其错误的认知和缓解其不良的情绪是治疗的重要环节。具体心理治疗方法有让患者意识到自己性格的弱点，有意识地去完善；不过度夸大失眠的危害；不过度担心失眠，顺其自然，相信人体有调节自己所需的睡眠量的能力；相信失眠是非器质性疾病，完全能够治愈，心情平静是缓解失眠的前提，正如有人讲睡眠先睡心。另需重视久病入络的瘀血病机，可选用血府逐瘀汤加减。

第七节 昏迷

【概述】

昏迷是以神志不清为特征的病证，在中医学文献中一般描述为"不省人事"、"不知与人言"、"昏不知人"、"神昏"、"昏愦"等，中医昏迷主证和现代医学所说昏迷的主证是一致的，均认为是一种严重意识障碍，多发生在疾病的终末阶段，常危及病人生命，昏迷是临床上常见的危急重症，因此对昏迷病人要积极地、恰当地、及时地予以抢救。

昏迷为中枢神经系统的抑制。而休克是循环功能不全，重要脏器血循环不足，引起血压下降，苍白冷汗，心率加快，无尿等。休克早期可神清，病重可兼见昏迷；昏迷晚期可兼见休克。昏迷不等于休克。

虚脱(又称晕厥)是由急性短暂的循环功能不全引起的短暂意识丧失,移时逐渐清醒。临证时不能把虚脱说成休克或昏迷。

昏迷的深浅与病情的发展与预后有关,而中医只有闭、脱之分,故借用现代医学昏迷区分法将昏迷分为三度。

轻度昏迷(浅昏迷):患者随意运动消失,对周围事物及声、光等刺激全无反应,但对强烈痛刺激,如压眶上神经可见痛苦表情,呻吟或肢体的防御反射,咳嗽、吞咽、角膜反射及瞳孔对光反射均存在,呼吸、脉搏、血压一般无明显改变,二便潴留或失禁,某些人伴谵妄、躁动等。

中度昏迷:对周围事物及各种刺激均无反应,对剧痛或可有防御反射,角膜反射减弱,瞳孔对光反射迟钝,眼球无转动,呼吸、脉搏、血压已有改变,二便潴留或失禁。

深度昏迷:全身肌肉松弛,对各种刺激(吞咽、咳嗽、角膜)全无反应,对光反射及腱反射均消失,呼吸不规则,血压下降,二便失禁,偶尔潴留。

以上三种昏迷显然是逐渐加深,临床上可以介于两者之间,若昏迷逐渐加深是病势加重,经治昏迷逐渐变浅是病势好转。

意识障碍除昏迷外,尚有嗜睡和朦胧状态。嗜睡病人陷于睡眠状,可唤醒,并能正确回答问题,但很快入睡眠状。朦胧也是睡眠状,虽能唤醒,但不能准确回答问题,此两种是程度较轻的意识障碍,但如见有此种精神状态应引起注意,有可能发展为昏迷。

昏迷还应该与以下几种意识状态鉴别:

去皮层状态(睁眼昏迷式无动性缄默症):眼球可自动向一侧或各方向无目的地转动,但不能随光或物体作跟随动作,常睁眼凝视,无任何意识活动和反应,痛刺激、角膜、瞳孔对光反射均存在,可见吸吮、咀嚼、强握反射、病理征等,系由大脑皮质功能弥散性的严重损害而脑干某些功能尚保留,此种状态常是急性昏迷恢复过程中的特殊表现,随皮质功能恢复,有可能逐渐恢复意识,但部分病人长期处于此状态,最后继发感染、营养不良衰竭等死亡。

发作性睡病:难以抗拒地进入睡眠状态,经休息一段时间后可睡醒如常。

癔病性昏迷:为意识范围缩小,有情志反应及主动抗拒等。

昏迷预后取决于昏迷程度、挽救是否及时、措施是否得力及护理是否得当,但深度昏迷多系疾病终末阶段,死亡率较高。

昏迷一证散载于历代医学文献中,至今尚无专著问世,通常放在厥门、脱门中。

早在《内经》对昏迷病因、症状就有记载,如《素问·至真要大论》有:"暴瘖心痛，郁冒不知人"，《素问·诊要经终论》有："阳明终者，口目动作，善惊妄言，色黄，其上下经盛，不仁，则终矣"，《素问·汤液醪醴论》有："今精坏神去，荣卫不可复收，何者……精气弛坏，荣泣卫除，故神去之而病不愈也。"

《伤寒论》有关神昏谵语的描述在阳明腑病、二阳并病、三阳合病中皆有。如："阳明病，谵语，发潮热，脉滑而疾者，小承气汤主之"；"二阳并病，太阳证罢，但发潮热，手足漐漐汗出，大便难而谵语者，下之则愈，宜大承气汤"；"三阳合病，腹满，身重，难以转侧，口不仁，面垢，谵语，遗尿……若自汗出者，白虎汤主之"；"伤寒若吐、若下后不解，不大便五六日，上至十余日，日晡所发潮热，不恶寒，独语如见鬼状。若剧者，发则不识人，循衣摸床，惕而不安，微喘直视，脉弦者生，涩者死，微者，但发热谵语者，大承气汤主之"。

《伤寒论》创立了白虎汤、承气汤治疗昏迷，一清一泻为闭证宣开的治则奠定了基础。

成无己《伤寒明理论》在闭、脱、厥证分辨中提出"昏迷"这一病名，将闭、脱证独立于厥证之外。

《太平惠民和剂局方》记有开窍醒神的至宝丹、紫雪散、牛黄清心丸、苏合香丸等治疗窍闭症。

王肯堂《肯堂医论》在昏迷证治中有"一切感证，热入心包，神昏谵语者，每用犀角（现已禁用）、羚羊、连翘、银花、玄参、生地、人中黄等送服至宝丹往往获效，其有热邪深入发痉者，亦宜以此疗之"。

总之明以前论昏迷乃是邪入心包或热结阳明，并提出治疗方法，为温病学说打下了基础。

在明清时期，酝酿已久的温病学说成于清代，温病成为一独立完整体系。清·叶天士创立了"卫气营血辨证"，指出温病的辨证论治规律，在外感温病篇以"温邪上受，首先犯肺，逆传心包"为新感温病纲领，揭示了温邪上受，逆传心包，旋即出现昏迷的病机证治等。对温病救脱，虽无专论，但在他的医案中已有反映，他认为温病脱证多由暑温湿热熏蒸，秽毒或痰浊壅滞，局部或全身阳气不能畅达内外，升降上下，若不及时通畅，致令阳气久闭不通，灼津伤血，伤阳而致闭脱。

吴鞠通《温病条辨》提出三焦辨证法，在该书238条中论及昏迷证治达30条之多，他首次提出内闭外脱的病机，创立了虚风内动昏迷的论治用三甲复脉汤，此外尚拟清宫汤、清营汤、安宫牛黄丸、大定风珠等方。

薛生白《湿热病篇》对昏迷证治、病机论述甚多，如"湿热证，壮热口渴，舌黄或焦红，发痉神昏谵语，或笑，邪灼心包，营血已耗"，"湿与温合，盖郁而蒙闭于上"，"此津亏湿热熏蒸,将成浊痰蒙闭心包也"。

总之,中医学对昏迷的认识,尤其是高热昏迷的认识至此达高峰,其学术思想、治疗方法,至今仍有极大影响,后世医学在长期的临床实践过程中发展了伤寒温病对闭脱的病因证治,其在内科许多病证中也得以广泛应用。

昏迷常见于各种急性发热性疾病、中风、消渴、癃闭、鼓胀、厥证、痫证、痰证、疫毒痢等危重阶段。现代医学中枢经系统炎症(流脑、流行性乙型脑炎、化脓性脑炎等)、肿瘤、脑血管疾病(脑卒中)、癫痫持续状态、外伤等,各种躯体疾病引起的缺氧缺血,脑代谢障碍(如败血症、中毒性肺炎、中毒性痢疾、低血糖、二氧化碳潴留、电解质紊乱、酸碱平衡失调、脱水、水中毒),内脏疾病所致功能障碍或衰竭(包括糖尿病、肝性昏迷、尿毒症、心源性脑病、肺源性脑病)、中毒(各种镇静、安眠、麻醉剂、有机磷等),电击、中暑等出现以昏迷为主要临床表现的治疗均可参考本篇辨证施治。

【病因病机】

昏迷是神志不清,是神之变。神是什么? 神是神态、知觉、运动等生命活动现象的主宰,它有物质基础,由先天之精生成,需后天水谷之精微充养,来维持和发挥神的主宰作用。人有神则生,无神则死,神气充旺则身强壮,脏腑机能旺盛而协调,神气涣散则一切机能活动的正常现象都被破坏了。中医把这种神的机能活动学和心联系起来,如《素问·调经论》中所说:"心藏神",《素问·灵兰秘典论》所言:"心者,君主之官也,神明出焉",《灵枢·邪客》所言:"心者,五脏六腑之大主也,精神之所舍也。"心在人体为最高统帅,神明精神寄舍于心,神之功能出自于心。后世《本草纲目》有脑为"元神之府","脑为清窍"之说,指出脑为元神所在,脑主管人的高级神经活动,所以当今说"神"即指心与脑的功能。

又心与脑为清窍,清宫不耐邪客,凡邪热、痰浊、风阳、瘀血等病邪蒙闭清窍,或上扰清宫,使清窍失灵而至昏迷,而凡气血虚耗,阴阳衰竭,清窍失养,心神耗散,神无所依,神明不用而发生昏迷。前者属实证,后者属虚证,临床上虚实夹杂也不少见,如痰浊壅盛,内蒙清窍,又兼气血耗散,神不守舍以致内闭外脱之昏迷。

又"脑为髓海"、"肾生髓",肾内藏真阴而寓元阳,肾阳具有温煦、推动脏腑功能的作用,若肾气受损,肾阳衰微,直接影响心阳,心阳外越而不内守,神明不用,也可发生昏迷,肾阳虚,阴阳不能互相转化,阴精不能生髓,髓虚不能上荣于脑,脑髓不充则神机不用均可造成昏迷,且真阴真阳衰竭本身就可成重症昏迷。

肝藏血主疏泄,肝血热盛,疏泄失调,气血逆乱亦造成昏迷,甚则动风,脾虚失运,痰浊内生,痰火互结易蒙闭清窍而成昏迷。

下面分述病因病机:

1. 邪毒内侵　外感时邪,蕴结化热,传变入里,或热结于肠,邪热炽盛,扰及神明;或邪热入营,内陷心包;或风热闭肺,邪热壅滞上焦,热毒逆传心包;或传染疫毒,热毒炽盛,内陷心营;或酷暑高温之下劳动,热郁气逆,闭塞清窍;或猝冒秽浊之气,郁闭气机,清窍不利,均可致昏迷。

2. 伤津耗液　外感温热病,或汗、吐、下太过,或热邪久羁均可伤津耗液,甚则阴枯液竭,造成亡阴神明不用之昏迷,又可导致气随液脱的阴虚阳亡证。

3. 肝阳暴亢　素体肝肾阴虚,肝阳偏亢,在五志过极心火偏盛,肝阳暴亢之时以致阴虚阳实,阳热上干,或挟痰火上扰清窍,神明瞀乱而昏迷。

4. 痰湿内阻　饮食不节,损伤脾胃,脾虚不运,或素体脾虚湿盛,湿聚成痰,痰湿内阻,痰郁化热或热邪煎灼痰热互结,或感受湿热之邪上蒙清窍,神明失灵发为昏迷。

5. 浊阴上犯　久病脾肾阳气虚衰,水湿不运或输布功能失调,产生水湿浊阴之邪,浊阴上犯,蒙闭清窍,导致昏迷,或猝冒秽浊,郁闭气机,清阳受阻闭塞而致昏迷。

6. 素体羸弱,或病邪猖獗,或重病久病不愈,邪盛正衰,或邪去而正将亡,元气耗竭,精气消亡,表现为阳气欲脱或真阳欲绝的昏迷脱证。

病位:在心脑,其次肝、脾、肺、肾。

病因:①外感时邪,火热、痰浊、秽浊之邪侵犯心包,上蒙清窍而致昏迷闭证。②邪气内闭过久,阴精耗竭,阳无所附,元气无根,神无所依而致昏迷脱证。

病机:病邪蒙闭神明或上扰清窍,清窍失灵,或阴虚阳脱,心神耗散而神明不用。

病性:神明不用属脱证范围为虚证,清窍失灵属闭证范围为实证。

转归:闭证进一步恶化可转为脱证,脱证经救治好转正气有复,邪气实可转为闭证。临床尚有阴亏于前,阳损于后,阴陷于下,阳乏于上,气血俱衰或元气虚惫,阴阳不相维系,终至阴阳离决之脱证。

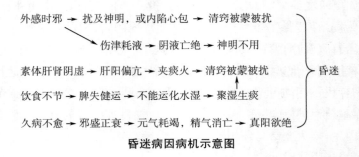

昏迷病因病机示意图

【临床表现】

昏迷是意识障碍的危急症状,以意识昏糊、不省人事为临床特征。在临床辨证时,应注意昏迷的临床表现特点:昏迷而躁扰谵语者,多为痰热内阻或阳明腑实昏迷而发狂,多属瘀热、实火;昏迷时清时昧,为湿热、痰浊蒙蔽心包。昏迷不省人事,病情复杂。一般而言,躁扰谵语较轻,昏迷不醒最重。若结合昏迷的其他不同兼症,常可作出明确的疾病诊断,如兼见偏瘫为中风,兼见黄疸者为急黄,兼见喘促者为喘证等。

【鉴别诊断】

病证	意识	兼症	昏迷时间	清醒后	病机
昏迷	神志不清	兼有其他疾病的症状	昏迷时长	有原发病症	邪闭清窍或神明不守
厥证	突发一过性神志不清	四肢厥冷	几秒至几分钟	无后遗症可复发	气机逆乱阴阳失调
痫证	突然昏倒	吐沫、抽、眼上吊	5~10分钟	如常人	痰迷心窍
中风	突然神志不清	偏瘫,失语,口眼歪斜	较长	有后遗症	脉络瘀阻或络破血溢

【辨证论治】

(一) 辨证要点

1. 辨昏迷原因　昏迷是重证,由多种原因所引起,如何迅速找出昏迷原因,对积极抢救病人是十分重要的。我们中医是辨证论治,但不排斥西医学,辨证与辨病相结合,会有利于昏迷的救治及预后的估计。现据病人症状和体征分类如下:

(1) 有明显定位症状,无或有脑膜刺激征。

①急性起病:脑出血,脑血栓,脑栓塞或颅脑外伤。

②亚急性或慢性起病:脑肿瘤,脑脓肿,静脉窦血栓形成,某些脑炎。

(2) 无明显神经定位征而有脑膜刺激征及脑脊液改变。

①急性起病:蛛网膜下腔出血,各种脑炎,化脓性脑膜炎。

②亚急性或慢性起病:结核性脑膜炎,隐球菌脑膜炎,脑蛛网膜炎等。

(3) 无神经定位征,无脑膜刺激征,而靠病史和其他体征、化验分析做诊断。

①急性起病:严重感染(败血症、中毒性肺炎、中毒性菌痢、脑型疟疾),无感染(各种中毒如农药、CO等、中暑、电击、溺水、高血压脑病、低血糖等)。

②在原发病基础上发生昏迷:代谢障碍如尿毒症、肝昏迷,糖尿病酮症酸中

毒、脱水、酸中毒等;内分泌疾患如垂体前叶机能减退危象,急性肾上腺皮质机能减退,甲状腺机能减退等。

其他如心源性缺血综合征,肺性脑病等。

2. 辨昏迷兼证　临床上昏迷不是孤立存在的,常有兼证,但不管兼证多少均以昏迷为主症,常见兼症有:

(1) 痉厥:痉为筋脉拘急,表现项背强急,甚至角弓反张;厥为四肢厥冷,痉与厥虽不同症候,但有时可同时存在,故称痉厥,痉与厥在昏迷病人中均有虚实不同表现;痉属实风内动,多发生在急性发热性疾病的极期,所谓"热极生风"。阳热之邪亢盛,陷入营血,热陷心包则神昏。热引动肝风,风火相煽则筋脉拘急而动风。虚风内动者,多发生在急性热性病后期,热邪久羁,精血耗损,水不涵木,阴虚风动,阵阵发痉,手足蠕动甚或瘛疭。厥属热深厥深,多发生在急性热性病极期,邪热内盛,阳气被遏,郁而不达,四肢不温。清窍失灵,必兼热盛之候,属命门火衰,为真阳欲脱,肌肤四肢失于温养,必兼有真阳不足之症。

(2) 呃逆:昏迷病人兼呃逆者不少见,若呃声清脆响亮为湿热阻滞、胃气逆上,或胃肠实热壅塞、腑气不通者,属实证,若呃声低微断续,是胃气将败,胃气者为后天之本,胃气败或欲绝者,病势重危属虚证。

(3) 谵语、郑声:二者均是病人说糊话,但有虚实之分,实则谵语,虚则郑声。谵语多见急性热性病热入心包之昏迷,症见神昏谵语,语无伦次,其声高朗,兼见高热肢厥、舌绛等热陷心包之象。郑声则声音低微无力,断断续续不成词句或语言重复,颠三倒四地自言自语,此为虚象,兼有精神衰乏不能自主,多出现在慢性病的危重阶段。

3. 辨昏迷虚实　昏迷的属性分为虚实两大类,中医临床上常按闭证、脱证来分型,闭证为实证,脱证为虚证。所谓闭证是邪气盛、正不衰之清窍失灵,脱证是邪气盛、正气衰或正邪俱虚衰之神明不用。二者在临证不同,闭证除昏迷外常伴牙关紧闭,两手握拳,面赤气粗,痰声拽锯,舌謇肢厥或肢体强痉等;脱证昏迷静卧,伴肢厥冷,汗出不止或大汗淋漓,目合口张手撒,肢软瘫,舌萎脉微欲绝,二便失禁等。

(二) 治疗原则

实证宜达邪开窍,常用清热、豁痰、通腑、息风等法,以祛除其病因为主。虚证则宜救逆固脱,如救阴敛阳、回阳救逆等,以扶助正气、平复阴阳逆乱为主。

(三) 分证论治

闭证又有热闭、痰闭、浊闭之分,脱证分亡阴亡阳,其辨证治疗分述如下。

1. 闭证

（1）热闭

①热入心包

证候：神昏高热，或身热夜甚，烦躁谵语，重则昏聩不语，面赤息粗，或兼抽搐，舌謇短缩，尿黄，舌质红绛而干，苔黄或焦黄，脉细数。（其要点是高热神昏而烦躁，面红息粗，舌红绛）

分析：此型多由卫分邪热直接内陷心包所致，邪热内陷心包，闭阻清窍，神明失灵，故神识不清、烦躁、谵语；里热炽盛，故面赤气粗；热伤营阴，则身热夜甚；心包热盛，淫及于肝，则肝风内动而抽搐；舌红绛干、脉细数主营分热盛而阴伤。

注：热入心包主证，有顺逆之别。叶天士说："温邪上受，首先犯肺，逆传心包。"所谓逆传，一是指温热邪气由卫分不经气分直接传入营分（心包为营分），称逆传；一是指热邪不由上焦肺顺传中焦胃，而传上焦心包，直犯心主，蒙闭神明，曰逆传。顺传是指温热邪气上受沿卫气营血传变，"卫之后方言气，营之后方言血"。顺、逆传二者在病势预后均不同。顺传者，起病缓，卫分证已罢，邪由气传营，苔或黄或黄而干，甚则剥脱无苔，舌质红绛。逆传者，起病急骤，来势凶险，多为危重之象，其肺卫之邪未罢，故临床可见舌苔薄白或苔黄少津，舌尖多红绛，脉多浮数。但不论顺逆，病邪均已在营分热陷心包。

治法：清心开窍，泄热护阴。

方药：清营汤加减，犀角清营凉血，合黄连泄热解毒，生地、麦冬、玄参、丹参清热养阴，竹叶心、金银花、连翘清热解毒，兼透邪，菖蒲、郁金开窍。昏迷深重者送服安宫牛黄丸或至宝丹以增强清热解毒、清心开窍之功，若见抽搐加羚羊、钩藤、生石决明、地龙送服紫雪散以凉肝息风开窍，若兼便燥结者可服牛黄承气汤（即安宫加大黄），临床流脑、乙脑、中毒性肺炎、败血、脓毒血症等可参考用之。若疫毒内扰肝胆（如急性黄色肝萎缩、钩端螺旋体、中毒性肝炎、肝昏迷等），其毒热炽盛可侵犯心包导致昏迷，兼见身如金黄色，高热烦渴、胸腹胀满甚至衄血、便血、肌肤发斑等，加栀子、茵陈、大黄以清热利湿退黄，加牡丹皮、赤芍、紫草以凉血解毒。

疫毒壅滞肠道（中毒性痢疾等）猝见高热烦渴，腹剧痛，下痢脓血，昏迷抽搐等，用白头翁汤加金银花、黄芩、赤芍、丹皮送紫雪散以清热解毒、凉血开窍。

以上二者呈湿热之证（热重于湿）。若久曝烈日，高温作业中暑之治，温病专篇论述。系暑热之邪闭塞清窍，症见头晕痛，胸闷身热，面赤气粗，继而猝然昏仆不知人，治用清心开窍加解暑益气之品，宜白虎加人参汤合紫雪散或安宫牛黄丸等。

②热结胃肠

证候：躁扰不宁,扬手掷足,惕而不安,谵语,甚则昏不知人,高热或日晡潮热,面目俱赤,便秘或矢气极臭或泻利不爽,腹部胀满拒按或按之坚硬、灼手,舌口干燥,气粗喘满,苔焦黄起刺或焦黑燥裂,脉沉实有力或沉滑有力。

分析：多为外感六淫化热入里,热结胃肠,传导失司,而发热便秘腹满坚硬;里热盛灼伤津而口舌干燥;热壅气逆,上迫于肺而气粗喘满;邪热迫蒸,腑热上冲,神明逆乱而躁扰不宁,谵语错不知人、舌脉均为里热燥实之象。

治法：通腑泄热(釜底抽薪法)。

方药：大承气汤加减。大黄苦寒泄热荡涤胃肠,芒硝咸寒软坚润燥,枳实、厚朴苦温行气,破结除满,合之以峻下热结,热去则神昏自解。关于通腑的应用,何香山云："胃之支脉,上络心脑,一有邪火壅闭,即堵塞神明出入之窍,故昏不知人谵语发狂……";蒲老治热病神昏惊厥的加味六一汤、解毒承气汤、增损三黄石膏汤等十分重视下法的应用。经曰六腑以通为顺,王孟英提出"腑气通则脏气安",通剂排毒使邪有出路,通腑泄热是其中一治则。通腑可用于多种病证,如痉病便秘,腑通则痉止;肺热便秘宣肺通腑;中风便秘,化痰通腑;牙痛便秘,清胃通腑;热结旁流,泄热通腑;疮毒内陷则解毒通腑;湿热阳黄则清利通腑;肠道壅阻(梗阻)则导滞通腑;浊气上逆则温阳通腑;鼓胀水泛则逐饮通腑;肠痈则化瘀通腑;蛔厥则驱虫通腑等,见其证用其法,每能事半功倍,故临床各种急性发热疾病如阳明腑实证,或气营两燔、灼伤津液之燥实证及其他病证之兼证如中风之痰热腑实型,皆可参照此型辨证施治。

③热动肝风(血热动风)

证候：高热不退或壮热,头痛眩晕,面目红赤,烦躁不宁,神昏、牙关紧闭,颈项强直,角弓反张,四肢抽搐,甚则四肢厥逆,舌红绛干,脉弦数,或弦细数。

分析：为温热邪气深入血分,导致肝经热盛,高热不退,热极生风之候,血分热盛身壮热,热扰神明则昏迷或躁扰不宁狂乱,热邪上蒸,气血上涌致头晕、眩痛。肝藏血主筋,肝为风脏,肝血热盛则筋脉拘急,四肢抽搐等;热邪内炽,正邪相争于里,阳气闭郁于内,不达四末则肢厥;舌干绛、脉数为血热炽盛;脉弦主肝、主筋脉拘急之证。

本证与营热动风均为热邪引动肝风,但病机不同,本证乃肝血热盛,热炽筋挛而风动属实证,营热动风乃热伤营阴引动肝风,既有邪热又有阴伤,属虚实夹杂之候;治法上营热动风,清营透热为主,佐凉肝息风,而本证治当凉肝息风。

治法：凉肝息风开窍。

方药：羚角钩藤汤合紫雪丹或安宫牛黄丸。羚羊角片 4.5g(先煎)或 3g(锉末冲服),煎服效佳。咸寒能凉肝息风,钩藤微寒平肝息风,其质轻能轻清宣透,疏散肝热,二者为凉肝息风之主药。桑叶、菊花轻清透热,助羚角、钩藤凉肝息风之力。肝热炽盛极易灼液为痰,肝风夹痰阻络更致筋脉拘急,故用川贝化痰止风痉,竹茹微寒清肝胆经郁热,且化痰通络,茯神木专平肝风,养心安神。火旺生风,风助火势,血热炽盛,易伤阴液,佐生地、芍药、甘草酸甘化阴,缓急滋阴增液、柔肝舒筋,紫雪、安宫清热开窍。

若热动肝风,夹痰闭阻,神昏,痰涎壅盛,喉中痰鸣,舌白腻,脉弦滑数,加天竺黄、胆南星、竹沥涤痰开窍。抽搐重者加全蝎、僵蚕息风止痉。

若邪热久羁,阴液大亏,虚风内动,症见昏迷日久,肢体强直,手足瘛疭。脉细弦,舌绛少苔,用三甲复脉汤加菖蒲、郁金滋阴息风开窍。

息风法的应用:"诸风掉眩,皆属于肝",肝风内动致病原因不同,症状不一,治则有别,如滋阴息风、凉肝息风、凉血息风、涤痰息风、开窍息风、止痉息风、通腑息风、化瘀息风、解毒息风、清热息风等。

临床湿热蒙闭清窍致昏迷不少见,瘀热阻窍致昏迷是湿热病治疗学一大发展,下供参考。

④湿热蒙蔽清窍

证候:神识昏蒙或呆痴,时明时昧,昏则谵语,醒则神呆,呼之能应,昼轻夜重,甚或深度昏迷,痰声辘辘,身热体痛,或身热不扬,午后热甚,胸腹痞闷,呕恶不舒,或见面目发黄,小便短赤,苔黄腻,脉濡滑或滑数。

分析:湿热熏蒸,酿成痰浊,蒙蔽心窍而致神识昏蒙或呆痴,昼日阳气盛,人体阳气亦充盛,抑制湿邪,故病情转轻,神昏亦轻,仅见呆痴,呼之能应;夜间阴气盛,人体阳气衰,不能抑制湿浊阴邪,病转重,神昏亦重,症见昏睡谵语。若湿重于热,见苔白腻,脉濡滑;若湿热皆重则舌苔黄腻脉滑数,湿邪窃据胸腹则胸腹痞满,热处湿中而身热体痛、面目发黄、尿赤;若湿遏热伏,身热不扬,午后阳明当令,正邪交争故午后热甚。

治法:清热行湿,宣窍醒神。

方药:三仁汤合菖蒲郁金汤,热重加至宝丹,湿痰重加玉枢丹,热重于湿用苍术白虎汤。杏仁苦温善开上焦,宣通肺气;白豆蔻、藿香苦辛能宣通中焦,和畅脾胃;薏苡仁甘淡,益脾渗湿,疏导下焦;半夏、厚朴苦温除湿,通草、滑石、竹叶清热利湿;合菖蒲郁金汤(鲜菖蒲、郁金、栀子、连翘、菊花、滑石、竹叶、丹皮、牛蒡子、竹沥、姜汁)、玉枢丹调服。

⑤瘀(郁)热阻窍

证候:周身灼热,神昏谵语,或其人如狂,四肢厥冷,漱水不欲咽,少腹硬满急痛,大便秘结或自利酱粪,口唇爪甲青紫,舌謇短缩。舌深绛或紫黯,脉沉涩等。

分析:邪热内陷,周身灼热,灼血凝瘀,少腹硬满急痛,便秘或下利酱粪,爪甲、唇青紫,瘀热阻闭清窍,神昏谵语,或其人如狂,舌为心之苗,瘀热阻窍乃舌謇短缩,瘀血在营分故漱水不欲咽,舌紫黯脉沉涩为热瘀血凝之证。

治法:清热通瘀开窍。

方药:犀角地黄汤加连翘、桃仁、红花(也可用犀地清络饮)。犀角(现已禁用)清热(心热)凉血解毒,生地养阴清热、凉血止血,芍药和营泄热,丹皮泄血中伏热、凉血散瘀,桃仁、红花活血化瘀,连翘清热解毒透包络以清心,瘀热去而窍自开,此为轻清透络通瘀泄热良方。因瘀热阻滞,扰及神明,采用清解、活血化瘀两法并用是温热病治疗一发展。

(2)痰闭

①痰湿内阻

证候:面色晦滞,胸闷腹胀,食欲减退,渐至神志模糊,语言不清,昏不知人,昏迷后多天发热,静而不烦,喉有痰声,恶心呕吐,苔白腻,脉沉滑或濡缓。

分析:脾失健运或湿热郁久不解,聚而成痰,阻遏阳气,气机不畅故云晦滞,胸闷腹胀,食欲减退;痰湿上蒙,清窍不利,表情淡漠,嗜睡懒言,甚则神志不清,昏不识人;痰湿属阴邪,邪蔽清窍故天热且静而不烦;痰涎壅盛则喉中有痰声;湿阻中焦,胃气上逆则恶心呕吐;苔白腻,脉沉滑或濡缓,为痰湿内盛之象。

治法:化痰开窍。

方药:涤痰汤加减送服苏合香丸。半夏、胆南星、橘红燥湿祛痰,人参、茯苓、甘草健脾益气,竹茹、枳实和胃降逆,理气消胀,若腹满尿少,加沉香、琥珀、蟋蟀利水消胀。

②痰火上蒙

证候:发热面赤,烦躁不安,躁扰如狂,甚则昏迷,呼吸气粗,喉间痰鸣,痰黄黏稠,便秘溲赤,舌红苔黄腻,脉滑数。

分析:痰火内盛,上蒙清窍,神明逆乱,烦躁不安,躁扰如狂,甚则昏迷;发热面赤,痰热壅肺,呼吸气粗,喉间痰鸣等,便秘溲赤,舌脉均为痰火壅盛之象。

治法:清热化痰开窍。

方药:黄连温胆汤合安宫牛黄丸或至宝丹。黄连清热泄火,半夏、茯苓、陈皮、甘草祛湿化痰,竹茹、枳实清热和胃,安宫牛黄、至宝丹以清热开窍;痰黄黏稠加竹沥、黄芩、瓜蒌、川贝母、胆南星、海蛤壳清热化痰;若狂躁便秘者,加礞石滚痰丸或清心滚痰丸降火通便逐痰;若属风痰闭阻,兼舌强言謇,㖞僻不遂或抽搐,脉弦滑数,加菖蒲、胆南星、天竺黄、天麻、钩藤、石决明、全蝎祛痰开窍,平肝息风。

痰火上蒙与痰火上扰有别,前者已述,后者指甚则神志失常,言语错乱,狂躁妄动,很少有昏迷。

(3)浊闭

①浊阴上逆

证候:面色苍白晦滞,头晕头痛,恶心呕吐,不思饮食,胸闷腹胀,畏寒肢冷,浮肿尿少,大便不爽,嗜睡,逐渐转入昏迷,舌淡体胖,苔白腻,脉沉缓或沉迟。

分析:脾肾阳虚,浊阴内阻,清阳不升则面色苍白晦滞,头晕头痛;脾失健运,升降失常则恶心呕吐,不思纳谷,胸闷腹胀,大便不爽;气化不利,水湿内停则尿少浮肿;阳虚生外寒,故畏寒肢冷;浊阴上逆,蒙蔽清窍,故见嗜睡,甚至昏迷;舌脉均为脾肾阳虚、浊阴内阻之征。

治法:温补脾肾,泄浊开窍。

方药:温脾汤加减送服苏合香丸。人参、附子、干姜温补脾肾,大黄推陈致新,泄浊于下,苏合香丸芳香开窍。若腹冷痛,便溏尿清,苔白腻、白滑者,去大黄加吴茱萸、肉桂以温阳散寒;若浮肿尿少或尿闭,加泽泻、车前、猪苓利水消肿;若呕吐甚者加半夏、生姜、茯苓或玉枢丹以降逆止呕;若呕吐不能服药时,用半夏泻心汤水煎,冷后频服,或用大黄附子牡蛎煎汤保留灌肠以泄浊阴。

②猝冒秽浊

证候:因进入密封或通气不好的粮仓如暑窖、古深井等,猝冒秽浊之气而突然闷乱,昏迷腹胀,口噤或妄言,面青肢冷,脉沉细而微,或忽大忽小。若不及时将患者移于通风之地及时抢救,会导致死亡。

分析:秽浊之气郁闭气机,清阳受阻而猝然闷乱,腹胀满;浊邪闭塞清窍而见神昏口噤;阴气闭阻,则面青肢冷,脉沉细微或大小不等。

治法:辟秽开窍。

方药:芳香辟秽汤合玉枢丹。藿香、佩兰、白豆蔻芳香化浊,薏苡仁、滑石利水渗湿,白芥子、郁金利气开窍,杏仁、厚朴疏利气机,玉枢丹(《片玉新书》:山慈菇、续随子、大戟、麝香、雄黄、朱砂、五倍子)辟秽开窍。

2. 脱证

(1)亡阴

证候:昏迷汗出,身热面红,唇舌干红,或见两手撮空理线、循衣摸床等无意识动作,脉象虚数。

分析:热邪久羁,温热病后期或高热不退,或汗出过多,或吐下不止,阴液耗劫,或素体阴虚,兼久病精血亏乏,不能上荣于脑,阳失承制,神明逆乱而神昏,阴不敛阳,阳气外越而面赤身热,迫津外泄则汗出,唇舌干红、脉虚数为阴液枯涸之象。

治法:救阴敛阳。

方药:生脉散加味。人参益气生津,麦冬清热养阴,五味子益阴敛液,收摄耗散之气,山萸肉、黄精、龙骨、牡蛎以增强益阴敛阳之作用。若真阴枯涸,阴损及阳以致元阳亦衰,虚阳浮越,症见面赤足冷,虚烦不安,脉极弱或大而无根,治宜滋养真阴、摄纳浮阳,方用地黄饮子加减。

注:生脉散与地黄饮子为亡阴证两主方,生脉散用于抢救各型休克,特别是低血容量和高排低阻感染性休克,地黄饮子先用于中风脱证,后用于流脑病毒性脑炎、脊髓灰质炎、出血热、风心病所引起的呼吸循环衰竭及中风失语意识障碍等后遗症。二方都用于治疗真阴虚、阴不敛阳、虚阳上越之昏迷。

两方区别:生脉散主治脱阴,多在气分营分早期阶段,昏迷较轻浅,这时邪热灼盛,元气不支,但津气损伤还不十分严重,病位重点在心肺,临床表现为津伤气脱。地黄饮子主治阴脱,多在营血久伤,真阴耗涸,兼痰浊久闭引起呼吸循环及全身衰竭而致脱,昏迷较深,病危重,病位重点由上焦心肺转向下焦肝肾及全身衰竭,累及真阴真阳,表现为全身性阴竭阳亡。

地黄饮子加减,本方病位在肝肾,无卫表之邪,当减薄荷、生姜、大枣,加红参合麦冬、五味子为生脉散,加强益肺气、补心阳之功,加龙眼肉合熟地、山萸肉、石斛味酸化阴,填精救阳,滋水涵木,又加麝香协同菖蒲、远志化浊开窍醒脑。

(2) 亡阳

证候:昏迷,目合口开,鼻鼾息微,手撒肢厥,大汗淋漓,面色苍白,二便自遗,唇舌淡润,甚则口青唇紫,脉微欲绝。

分析:各种慢性病晚期(病久不愈)或阴损及阳,或汗下太过,真阳耗损,以致元阳衰微将欲脱,故见神昏、目合口开、鼻鼾息微、手撒遗尿等症;阳气虚极,气不摄津,营阴外泄,致大汗淋漓;阳气虚极,失于温煦,则面色苍白,四肢厥逆;摄纳不固,则二便失禁;气不运血,则口唇青紫;唇舌淡润、脉微欲绝均属阳气暴脱之征。

治法:回阳救逆。

方药:参附汤或四逆汤(附子、干姜、甘草)、参附加龙牡汤。三方均有附子,四逆汤中可加人参,说明附子在回阳救逆中起重要作用。一身之阳都归舍于肾,附子能温肾阳,亦能振奋心阳,鼓动血运行,同时肾阳又能温煦脾阳助运化,涤阴浊。人参有大补元气之功,与附子同用能回阳固脱。

脱证临床上有时阴竭阳脱并见,为真阴涸竭,微阳外脱,治宜壮水救阴、回阳固脱并用,轻则参附合生脉散,重则地黄饮子去薄荷、姜枣加龙眼肉、红参、麝香等方能力挽狂澜。

闭证与脱证的关系:临床常互见或相互转化,闭证失治或误治,或正不胜邪,可发展为脱证,在发展过程中,可出现闭、脱互见证候。因邪气盛,内蒙清窍,同时正气耗散,神不守舍,以致病损可现内闭外脱之证。在治疗上闭证宜开,以祛邪开窍为主,脱证宜固,以扶正为主,内闭外脱则开闭与固脱兼施,无论何法,用药皆不可拘泥每日1剂,病重可日进2~3剂,保持用药连续性。另外开窍法毕竟属于应急措施,尚要注意本病治疗。脱证有亡阴、亡阳之别,但中医认为阴阳互根,治疗时,救阴与回阳不能只顾一端。治疗闭与脱证待昏迷清醒后则当积极救治引起昏迷的基本病证。

现将三宝、闭证及脱证证类鉴别总结如下:

三宝的异同简表

比较 方名	相同		不同		服法
	药物	功用	药物	功用	
安宫牛黄丸	犀角、朱砂、麝香	清热解毒开窍解痉	黄连、黄芩、珍珠、郁金、山栀、金铂、牛黄	清心豁痰开窍	丸剂:1丸/次,2次/日;散剂:0.6~1.2g/次,2次/日
至宝丹	犀角、朱砂、麝香		安息香、琥珀、龙脑、玳瑁、雄黄、牛黄	开窍醒神	同上
紫雪散	犀角、朱砂、麝香		羚羊粉、芒硝、寒水石、丁香、磁石、沉香、滑石、青木香、石膏、升麻、玄参、甘草	止痉息风	每次1.5~3g,日2~3次

闭证证类鉴别表

	热闭	痰闭	浊闭
症状	高热、烦躁、谵语,或兼便秘、溲赤、抽搐	神昏,无热或发热,喉间痰多、面赤	神昏闷乱,胸腹胀满,面色晦滞或无热肢冷
舌象	舌质红绛或干绛,苔黄或焦黄燥裂	苔白腻或灰腻或润黄	舌淡体胖,苔白腻
脉象	脉细数或沉实有力,沉滑或弦数细	脉沉滑,或濡缓,或滑数	脉沉迟,或沉缓,或沉细
治法	清心开窍,泄热护阴,通腑泄热或增水行舟,凉肝开窍息风	化痰开窍清热	温补脾肾,泄浊开窍,芳香辟秽,利气开窍
方药	用清营汤,大承气汤送服三宝	涤痰汤或黄连温胆汤送服苏合香丸	温脾汤、芳香辟秽汤送服苏合香丸或玉枢丹

171

亡阴亡阳辨证表

证候 诊断	汗	四肢、舌	脉	其他
亡阴	热汗 不黏 味咸	温和,体干唇舌干红	洪实或躁疾,按之无力虚数	神昏肌热,渴喜饮冷,气粗
亡阳	冷汗 微黏 味淡	厥冷,白润唇舌淡润	微细欲绝或浮数而虚	神昏,肌冷,不渴,喜热饮,气微

【转归预后】

不同原因的昏迷,其转归与预后完全不同。闭证进一步恶化可转为脱证,脱证经救治好转,正气有复,邪气实可转为闭证。临床尚有阴亏于前,阳损于后,阴陷于下,阳乏于上,气血俱虚或元气虚惫,阴阳不相维系,终至阴阳离决之脱证。

【预防护理】

1. 密切观察病情变化 包括昏迷过程、昏迷程度、体温、脉搏、呼吸及神经系统症状、体征等,观察有无偏瘫、颈强直及瞳孔变化等。

2. 体位及肢体护理 病人绝对卧床,平卧位,头转向一侧以免呕吐物误入气管,翻身采用低幅度,操作轻柔,使肌肉处于松弛状态,以免肢体肌关节挛缩,以利于功能恢复。

3. 呼吸道护理 病人肩下垫高,使颈部伸展,防止舌根后坠,并保持呼吸道通畅,应准备好吸痰器、吸氧用具等。

4. 注意营养及维持水、电解质平衡 应鼻饲富有营养的流质,每次 250ml 为宜,每日 6~8 次,注意鼻饲护理。

5. 口腔护理 去除假牙,每日清洁牙齿 2 次;防止因吞咽反射差,分泌物聚积引起感染;粘膜破溃处可涂溃疡膏;口唇干裂有痂皮者涂石蜡油;张口呼吸者易致呼吸道感染,应将消毒纱布沾湿温水盖在口鼻上。

6. 眼睛护理 眼角有分泌物时应用热毛巾或 1%~2% 温硼酸液泡的脱脂棉擦净,眼闭合不全者应每日用生理盐水洗眼一次,并涂抗生素眼膏,再用消毒凡士林纱条覆盖加以保护。

7. 皮肤护理 昏迷病人不能自己转动体位,最易发生褥疮,应定时翻身,按摩,每 2 个小时一次,保持皮肤的清洁干燥,有大小便失禁、呕吐及出汗等应及时擦洗干净,不可让病人直接卧于橡胶及塑料床单上,应保持床铺清洁干燥,平整,无碎屑;被褥应随湿随换,使用的便盆不可脱瓷,盆边要垫上布垫,已有褥疮可用

0.5%洗必泰擦拭,保持疮面干燥,可局部照射紫外线等。

8. 泌尿系护理　长期尿失禁者酌情留置导尿管,定期开放和更换,清醒后及时拔除,诱导自主排尿,应保持会阴部清洁、干燥,防止尿路感染和褥疮发生。

9. 大便护理　昏迷病人出现不安的表情和姿势,可试用大便器;便秘 3 天以上的病人应及时处理,以防因用力排便,引起颅内压增高;大便失禁,应注意肛门及会阴部卫生,可涂保护性润滑油。

10. 抽搐的护理　避免坠床,不可强力按压肢体,以免骨折。

【小结】

昏迷一病是内科重症与急症,应分清闭证与脱证。前者一般由于外感时邪,火热、痰浊、秽浊之邪侵犯心包,上扰清窍而致昏迷闭证;后者则由邪气内闭过久,阴精耗竭,阳无所附,元气无根,神无所依而致昏迷脱证。基本病机是病邪内闭神明或扰及清窍,清窍失灵;或阴虚阳脱,心神耗散而神明不用。病位在心脑,其次肝、脾、肺、肾。属性分类是神明不用属脱证,范围为虚证;清窍失灵属闭证,范围为实证。其治疗当根据证候特征分别采用平肝息风、育阴潜阳,清热化痰、通腑泄热、益气活血、醒神开窍、回阳固脱等方法,并要密切观察病情变化,防止并发症的发生。

【现代研究】

昏迷是内科常见急症,中医历代文献中一般描述为"神昏"。昏迷是由于各种原因导致的高级中枢结构与功能活动受损所引起的严重意识障碍,使高级神经活动处于极度抑制状态,见于各种原因导致的以意识障碍为主要表现的疾病。中医认为神昏为心脑受扰而致,其病机为热陷心营、痰湿蒙窍、腑实燥结、瘀热交阻、湿热上蒸和肝阳暴张。神昏多属闭证,也可为脱证的变证和兼证,凡痰浊、热毒、风阳、瘀血阻塞清窍,致阴阳逆乱,神明蒙蔽者,属于闭证;气血亏耗、阴阳衰竭,不相维系,清窍失养,神无所倚致神昏者,多属脱证;痰浊壅盛,内蒙清窍,又兼气血耗散,神不守舍,以致神昏者,乃内闭外脱的虚实兼夹之证。临床应客观准确全面地采集患者的四诊信息,从"象"的观察入手,注意体察感悟患者的阴阳虚实状态,以及随时空演变的证候特征,以候为证,证病结合或病证结合,方证相应,达到救治神昏、促进病愈的目的。因此,望诊在诊治昏迷患者时尤为重要,如:同是神昏,但有面色潮红或面色晦黯、面色发白之不同,分别与火热、血瘀、气虚证候要素相关,治法则有清热、活血、补气之异。临证需注意观察患者整体和局部神色形态,如:神识、瞳神、肤色、气息、体态等的变化,以判断患者的病势顺逆,及时救治。

杨明均以"扰、蒙、闭、散"四字概括了昏迷的病因病机,分别采用通腑泄热下结,清热利湿、化痰开窍、温补脾肾、泄浊开窍、芳香辟秽、利气开窍,解毒开窍,救阴敛阳或回阳救逆等法治疗,疗效显著。老中医吴圣农诊治昏迷,从中医脏腑、气血等生理功能探求病理机制,他提出"叶天士回阳之中,必佐阴药,摄阴之内兼顾阳气,务使阳潜阴固"的理论,是救治闭、脱昏迷的原则。邢鹂江老中医救治病毒性脑炎昏迷,针对本病卫分阶段短暂,迅即波及心营而呈昏迷状态的特点,治疗上善于运用清心开窍、豁痰开窍、泻下通闭三法,以温病三宝、礞石滚痰丸、承气汤类加减治疗,并指出上述三法仅适用于病邪蒙蔽神明的实证。若因邪气内闭过久,阴精耗竭,阳无所附,神无所依,由实转虚,则应以救阴敛阳固脱法。昏迷苏醒后,表现为低热、口干、舌光红等气阴两虚之象,治以益气养阴生津,若伤肺胃之阴以益胃汤为主;伤及肝肾之阴,以加减复脉汤为主;气阴两虚者,以生脉散之类。有学者运用白虎汤加减治疗流行性出血热嗜睡、谵语或烦躁兴奋多语等症,结果大多数病例全身中毒症状明显改善,尤其是神经系统症状改善明显。

中药注射剂起效快,更适合昏迷患者使用。临床可辨证选用醒脑静注射液、清开灵注射液、血必净注射液、生脉注射液、参麦注射液、参附注射液等。其中,痰湿蒙神者,宜选用醒脑静注射液;痰热闭窍或风火上扰清窍者,宜选用清开灵注射液;热毒伤营者,宜选用血必净注射液;气阴不足者,宜选用生脉注射液或参麦注射液;阳气虚衰者,宜选用参附注射液。

昏迷的救治可根据病因和患者的状态采取多种治疗方法和手段,如针刺、中药鼻饲、中药灌肠等,对于腑气不通而正气不衰者,宜及时采用通畅腑气的方法,给予大承气汤或星蒌承气汤等通腑之剂,以求达到升清降浊、促进神志转清的作用。

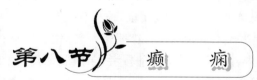

第八节　癫　痫

【概述】

癫痫是以突然仆倒,昏不知人,口吐涎沫,两目上视,肢体抽搐,或口中如作猪羊叫声为主要临床表现的一种发作性疾病。其定义包含着两方面的内容:一方面本病具有神志失常和肢体抽搐等特定的临床症状。另一方面本病为发作性,起病急速而移时清醒,醒后一如常人,但多反复发作。

古代癫、痫二字通用,故癫疾、痫症均指本病,又名风眩,俗称羊痫风。癫疾病名始见于《内经》,如《素问·奇病论》记有,"人生而有病巅疾者,病名曰何,安所得之?"岐伯曰:"病名为胎病,此得之在母腹中时,其母有所大惊,气上而不下,精气并居,故令子发为巅疾也。"这里不仅提出了癫疾的病名,还指出了癫疾又称胎病,其发病与先天因素有关。《灵枢·癫狂》中写道:"癫疾始作,先反僵,因而脊痛",是指癫疾在抽搐之初,先有肌肉强直,故发作过后常有脊背疼痛,还记有"癫疾始作而引口啼呼,悸喘者",此说明发作之初患者口中常有阵阵的啼喘声。这些对症状的描述,与后世医家的观察是一致的,可说是最早的也是十分珍贵的临床资料。隋代巢元方所著《诸病源候论》一书,对本病的临床特点做了较为细致的描述。书中记载:"癫者,卒发仆也,吐涎沫,口歪,目急,手足缭戾,无所觉知,良久乃苏。"可以推想此时已认识到本病是一种发作性神志失常的疾患。巢氏在《诸病源候论》五癫候中写道:"发作时时,反目口噤,手足相引,身体皆然",此处发作时时是指反复不断地抽搐,还提到"若僵惊,起如狂",说明也有表现为神志失常的。至唐代孙思邈,在其所著的《备急千金要方》一书中,首次提出了癫痫这一病证名,此后多数医家称本病为癫痫。孙氏对癫痫颇有研究,他在《备急千金要方》候痫法中,对癫痫的证候作了比较全面的归纳,共计二十条,譬如"目瞳子卒大,黑如常是痫候";"鼻口青,时小惊是痫候";"闭目青,时小惊是痫候";"卧惕惕而惊,手足振摇是痫候";"弄舌摇头是痫候"等等,可见孙氏对癫痫证候的观察是很仔细的。他还强调指出:"夫痫,小儿之恶病也,或有不及求医而致困者,然气发于内,必先有候,常宜审察其精神而采其候也。"意思是说对于癫痫病的观察,应重视体察发作之先的精神状态和证候表现,如能掌握先兆症状,及时投药治疗是很重要的,显而易见这里已蕴育着《内经》"治未病"的预防思想。宋代严用和所著《济生方》中写道:"夫痫病者……一曰马痫,作马嘶鸣,应乎心。二曰羊痫,作羊叫声,应乎脾。三曰鸡痫,作鸡叫声,应乎肝。四曰猪痫,作猪叫声,应乎肾。五曰牛痫,作牛吼声,应乎肺。此五痫应乎五畜,五畜应乎五脏者也。"这是严氏提出的对痫证的一种分证方法。金元时期张子和在《儒门事亲》中记载了一个病案:"一妇病风痫,从六七岁因惊风得之,自后二三年间一二发,至五七年五七作,逮三十余岁至四十岁,日作或一日十余作,以至昏痫健忘,求死而已。会兴定岁大饥,遂采百草而食,于水濒采一种草,状若葱属,泡蒸而食之,食讫,向五更,觉心中不安,吐涎如胶,连日不止,约一二斗,汗出如洗。初昏困,后三日轻健,非曩之比,病去食进,百脉皆和。省其所食,不知何物。访问诸人,乃憨葱苗也。憨葱苗者,《本草》所谓藜芦苗是也。《图经》云:藜芦苗吐风痰。此亦偶得吐法耳。"从引述的这一病案的内容可以得到三点启发:一是痫证可以起于年幼惊风之后,是由血不和、肝失养,内风动越而成。二是病久失治则病势越演越烈,由肝传脾,脾虚而后痰浊内盛,致使风痰蒙塞清窍,一日十数次发作,以至昏痫健忘。三是张氏介绍了应用藜芦吐风痰使病获好转的治疗经验。朱丹溪在《丹溪心法》书中进一步明确指出："痫证有五……无非痰涎壅塞,迷闷孔窍。"这里肯定了痰浊与痫证的发作有着密切的关系。至明代王肯堂在其所著的《证治准绳》中描述:"痫病发则昏不知人,眩仆倒地,不省高下,甚而瘛疭抽掣,目上视或口眼歪斜,或口作六畜之声",又说"痫病仆时口中作声,将醒时吐涎沫,醒后又复发,有连日发者,有一日三五发者"。王氏的描述概括了痫证的主要症状和发作过程,也概括了发作的一些特点,如起病突如其来,具有突然性;一日可有三五次发作,具有反复性。至清代沈金鳌在所著的《沈氏尊生书》中说:"癫痫作时,口中作声,将省时吐涎沫,省后又复发,时作时止,而不休息。"他指出了本病重症可以连续地发作。程国彭所著《医学心悟》一书中,在谈到癫狂痫三病辨证时说:"经曰重阴则癫,重阳则狂,而痫则痰涎聚于经络也。"又云:"痫者忽然发作,眩仆倒地,不省高下,甚则瘛疭抽掣,目斜口㖞,痰涎直流,叫喊作畜声,医家听其五声,分为五脏……虽有五脏之殊,而为痰涎则一,定痫丸主之,既愈之后,则用河车丸以断其根。"以上一节说明痫证为痰聚经络形成,治疗当以化痰定痫,痫止则用河车固本。李用粹结合自己的临床经验,在其所著的《证治汇补》一书中提出:"痫分阴阳:先身热掣疭,惊啼叫喊而后发,脉浮洪者,为阳痫,病属六腑,易治。先身冷,无惊掣啼叫而病发,脉沉者,为阴痫,病在五脏,难治。阳痫痰热客于心胃,闻惊而作,若痰热甚者,虽不闻惊,亦作也,宜用寒凉。阴痫亦本于痰热,因用寒凉太过,损伤脾胃,变而成阴,法当燥湿温补祛痰。"李氏提出了阳痫、阴痫的分证方法,并提出了治则。关于治疗的具体方法,根据历代医家的著述,常于癫痫发作时先行针刺。若频繁发作则于醒后急予汤药调治,着重治标,期望达到神识转清、抽搐停止的目的。处于发作间期多主张配制丸药常服,调和气血,息风除痰,以防痫证再发。

总观癫痫一病,从病因到证候,从诊断到治疗,历代文献都有较多的论述,这为我们深入研究本病留下了丰富的资料。

现代医学所称的癫痫与中医从临床证候上描述的癫痫基本相同,视为一病。无论原发性或继发性的癫痫均可参照中医对癫痫的辨证论治进行中医药的治疗。如果联系到发作的形式,其大发作、小发作和精神运动性发作在中医文献里都有类似的描述和辨治的方法。但局限性发作中的感觉性发作,如全身麻木,内脏性发作,如腹型癫痫表现为腹痛为主者,则不在本节讨论范围,可以参照麻木、腹痛的中医辨治加以处理。

【病因病机】

本病《素问》称为巅疾,可理解为病变部位在巅顶,其证多因脑髓受伤所引起。其证候是以猝暴昏仆和四肢抽搐为主症,应属内风症。其病因则有痰、火、

惊、气、血和先天因素几个方面,现分别加以叙述:

1. 痰 历代许多医家以"无痰不作痫"立论,认为痰与癫痫的发生密切相关。初病实证多由痰热迷塞心窍所成;久病虚证多由湿痰扰乱神明而致。热痰可由气郁化火。火邪炼液成痰,或过食肥甘醇酒,损伤脾胃而生。湿痰则由脾虚,健运不利,聚湿生痰。总之痰浊内伏是癫痫发病的根源所在。

2. 火 由于五志过极或疲劳过度而生,如郁怒忧思可生肝火;房劳伤肾,肾阴不足,因肾水不济心火而使心火过盛。应指出火邪一方面是炼熬津液,可以酿化成热痰;另一方面是火邪触动内伏的痰浊,使痰随火升,阻蔽心包,可使痫发,这就是中医无火不动痰的道理。还有肝火暴亢可以生风,若风火相煽则抽搐必作。

3. 惊 《证治汇补》记有:"或因卒然闻惊而得,惊则神出舍空,痰涎乘间而归之。"可见惊对癫病的发作至关重要,概言之可有两个方面。一是因惊则心神失守,如突然感受大惊大恐,当然除惊恐而外,其他强烈的精神刺激也应包括在内,这些都可以作为诱因,导致发病。此即《诸病源候论》所称惊怖之后,气脉不足,因惊而作痫者。再则惊动能使脏气不平,郁而生涎,闭塞经脉。这里所说脏气不平是指脏腑气血功能的失调,它包括惊恐大怖,内伤肝肾和中焦脾胃之气郁而不行。若肾气被伤致气化不利,若肝血不和则脉络失养,若中焦气郁,痰浊内生进而闭塞诸经。

4. 气血 气指气郁和气逆,此常为癫痫发作的诱因,再者气郁日久则气虚,以脾为生病之源,中气不足则聚湿成痰。如病久由气滞、气虚可成血滞、血瘀。还有头部受过外伤也有血瘀阻络的一面。无论痰浊、血瘀,若遇风阳触动则癫痫均可发作。

5. 先天因素 《活幼心法》一书继承《内经》"母受大惊,子发巅疾"之说,对本病的先天因素进一步做了阐述:"胎痫者,因未产前,腹内受惊,或为七情所阻致伤胎气,儿生百日内有者是也。"可见由先天因素而发病者,多发于婴幼时期或儿童时期。

综上所述,本病的发生,主要责之于肝气郁结、惊恐伤肾等精神因素,或饮食不节,脾胃受伤,或先天禀赋不足,而出生后又未能及时调治。诸如情志、饮食、先天失养等因素均能导致脏腑功能失调,而脏腑功能失调引起的痰火壅盛、气血逆乱、内风动越应是癫痫发作的主要病因。论其病位,主要在于肝、脾、肾三脏,尚涉及心脉胆络。至于病机转化,一般病例则不越惊、痰、火三字范围。若惊恐伤及肝肾,肝肾阴亏,不能敛阳而生热,热极可动肝风;又火热之邪煎熬津液而生痰,或饮食不节,脾胃受伤,健运不利以致精微不布,痰浊内聚;还有气郁化火,火邪灼阴,肾精耗伤,精不化血,血虚势必动风,以上这些都是癫痫发作的病理基础。其中应当强调内伏积痰对发病的重要性,倘若人体没有积痰内伏,虽遇惊怖,或有内风,虽患病而不作痫。反之,如有积痰内伏时,若遇情志郁结或劳累过度等诱因,一旦触动积痰,致使气逆,风阳挟痰上扰,壅闭经络,阻塞心窍则可突然昏仆,抽搐发作而病癫痫。正如叶天士《临证指南医案·癫痫》龚商年按说:"痫证或由惊恐,或由饮食不节,或由母腹中受惊,以致脏气不平,经久失调,一触积痰,厥气内风,卒焉暴逆,莫能禁止,待其气反,然后已。"叶氏在这里阐明了本病之所以是发作性的疾患,其原因是诱因触动积痰则发,正气返还即止。这一见解对预防和治疗本病均有重要的指导作用。

癫痫痫疾多是时发时止,反复发作。若病痫日久则必然影响到五脏的功能,最终形成五脏气血阴阳俱虚的情况,此即"痫久必归五脏"之意。联系到治疗,当然在癫痫发作期治以化痰开窍,息风定痫。而在癫痫间歇期,治当调理脏腑功能为主,或滋肾柔肝,或健脾化痰,或疏肝清火,以杜发痫之源。

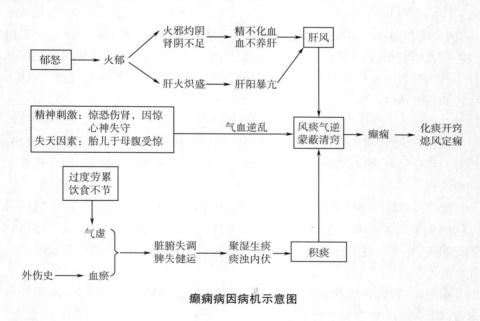

癫痫病因病机示意图

【临床表现】

本病儿童、青年、壮年均可发病,在职业方面,学生、工人、农民、干部等均可发病,是一种影响学习、生产和工作的临床常见病。

本病具有突然性、短暂性、反复性三大临床特点。突然性指起病急,多突如其来。也有部分病例于发作前数小时或几天,先有精神紧张,易急烦躁等前驱症状,而临近发作时先觉眩晕头痛、肢体麻木或筋惕肉瞤,或胸闷欠伸者,但这些症状为时极短,旋即昏倒仆地,抽搐发作。短暂性指发作时间短。一般自开始发作至意识清楚历时5～15分钟。但病情有轻重的不同,所以发作时间也有长短的区别。如有突然意识丧失仅几秒钟则意识转清的病例,也有神昏抽搐持续半小时以上而不能自止的。反复性是指反复发作。但其发作间歇的长短和发作频率的高低因病情轻重的不同也有区分,严重者有一日数十次至百次发作的,也有数日一发者,比较轻的病人可逾月或半年以上一发者。

本病虽有比较典型的证候,但因病人体质的强弱、病邪的浅深、邪正盛衰的不同而证候的轻重和发作的形式也有不同。有的表现为突然神志丧失而无抽搐,如病人突然中断活动,手中物件掉落,或短暂时间眼睛上翻,两目直视,呆木不动,呼之不应,经几秒钟即迅速恢复,事后对发作情况完全不知。也有的来势急骤,猝倒叫号,不择其地,昏不知人,频频抽掣,口吐涎沫,经数分钟,甚至数十分钟,渐渐神志转清,苏醒后对发作情况一无所知,常常全身倦怠,头昏头痛,甚而精神萎靡。无论如上哪种发作形式,一般说发作时间短、间歇时期长者病情轻,反之则病情重。大抵病情的轻重多与积痰的浅深、正气的盛衰有关。本病若反复发作,正气渐衰,痰浊不化则愈发愈频,而发作愈频者又能导致正气愈衰,两者互为因果其病势则逐渐恶化。

关于癫痫的分证方法,历代医家意见颇不一致。有按五脏分为肝痫、心痫、脾痫、肺痫、肾痫五种者;有按口作五畜之声分为马痫、羊痫、鸡痫、猪痫、牛痫五种者;有按病因分为食痫、风痫、惊痫者;有按八纲概括为阳痫、阴痫两种者。结合临床以阳痫、阴痫的证候分类比较切合实际,特别是癫痫的发作期,依据舌、脉、症状的不同表现,对证候审其阴阳、辨其虚实而后施治,才能获取疗效。

癫痫间歇期的临床表现,部分病例或见脾虚痰盛的脉证,或见肝火痰热的脉证,或见肝肾阴虚的脉证。但应指出,有些病例可以在间歇期毫无自觉症状可寻。对无自觉症状的病人应注意了解如下四个方面的情况:①发病时,舌、脉、症状的表现,特别是自发病至就诊时在发痫形式上有何变化。②追访病史,应注意起病时的原始病因,如外伤病史、温热病史等。③患病以后体质、智力的变化。④重视就诊时舌象、脉象的观察。一般根据这些临床材料可以进行辨证论治。

【鉴别诊断】

1. 中风 癫痫应与中风加以区分。清代李用粹在其所著《证治汇补·胸膈门》中写道:"三症相因,但痫病仆时口作六畜声,将醒时吐涎沫,醒后复发,有连日,有一日三五发者。若中风……则仆地无声,醒时无涎沫,亦不复发。惟痉病虽时发时止,然身体强直,反强如弓,不似痫病身软作声也。"可见癫痫与中风虽有昏仆,然而癫痫仆地有声,神昏片刻即醒,醒后如常可以再发;中风仆地无声,神昏需辗转救治或可逐渐清醒,而且多有半身不遂、偏身麻木诸症存在。

2. 痉证　癫痫与痉证虽同有四肢抽搐拘急,然而癫痫发后四肢软倦,短时间神志转清,不伴发热;痉证发时多身强直而兼角弓反张,不易清醒,常伴发热。

3. 厥证　癫痫与厥证都为突然昏倒,移时可醒,醒如常人。但厥证以发作时突然昏倒、不省人事、四肢厥冷、冷汗出为特征,与癫痫的项背强直、四肢抽搐、口吐白沫或口中有类似猪羊叫声有别。且厥证脑电图检查多无阳性发现,而癫痫有特征改变,不难区别。

【辨证论治】

(一) 辨证要点

历代许多医家都曾提出,治病首当分辨阴阳虚实,具体地说主要是区分阳痫和阴痫,而一般认为阳痫是偏于实热的一种证候;阴痫是偏于虚寒的一种证候,基于这样的认识,故于临床辨证时,如能判别阳痫与阴痫,则证候的虚实属性便可知晓。回顾古代文献的记述,对于阳痫、阴痫的区分,主要是依据体质的强弱、病程的长短、症状、舌脉象的不同表现来确定的。结合当今的临床实践,我们认为在痫证的发作期,仔细地观察神志障碍和抽搐的情况;在痫证的间歇期,详尽地了解兼证的表现,应该是本病辨证的要点。

1. 神志障碍和抽搐情况的观察与分析　神志障碍和抽搐是本病的两大主症,临床常见有三种不同的表现形式。其一是猝倒叫嚎,此为霎时间神志丧失,或者说神志障碍发作急骤,瞬息即不省人事,其叫嚎声尖音高,于顷刻间瞳神散大,多伴有强劲有力的抽掣、牙关紧闭、上睑上举,两目上视,其面色先为潮红或紫红,渐转青紫,唇色黯青,口中溢出大量白色涎沫。于发作后其神志的恢复,有于5~15分钟逐渐转为清醒者;也有于清醒之前酣睡数小时或表现为短暂的躁动不安,精神错乱者。如属这种表现的多是阳痫,盖因痰热被风阳扰动进而气血逆乱蒙蔽清阳之府而成。其二是失神呆滞,此为突然发作的极短的呆滞无知、不动不语,一般多为两眼发直,瞪视或上视,常见手中物件掉落,也可伴有眼睑、颜面及肢体的颤动和抽动,其神志丧失多达5~30秒钟即恢复如常。如属这种表现的多是阴痫,盖因风阳触动内伏的痰湿,蒙塞心窍而成。其三是抽搐频发,神志昏聩,此为急骤起病的神志障碍和强劲有力的抽搐,其抽搐频繁发作的程度,可于一小时内二三发,也可于一日内十数次以上的发作,此因发作频繁神志未及清醒即又不清,故神志障碍愈演愈深,终至昏聩。如属这种表现的,虽然也属阳痫,其证多是虚实夹杂,或因肝肾阴虚,内风暗煽,或因中气不足,浊邪上犯,由内风、浊邪触动伏痰致使抽搐频发而神志昏聩。

2. 间歇期应辨兼症有无及属性　痫证间歇期有的病人有兼症,有的病人无兼症。一般地说病程长的、体质弱的、反复发作的病人多有兼症。对于有兼证者,应详尽地了解兼症,如气色、饮食、睡眠、二便的情况,有无头晕头痛、胸闷脘胀,气短乏力、恶心咯痰等症状,其中有痰者还要细查痰量的多少、颜色、黏稠程度及是否容易咯出,其辨证主要根据兼症的表现,结合舌象、脉象和既往发作的症状特点,来确定证候寒热虚实的属性。对于部分无兼症的病例,应根据体质的强弱、病程的长短、病史的特点,再结合舌、脉象的表现进行辨证分析。如体质强,病程短,有外伤史,舌质紫黯,脉细涩者,当属瘀血内阻证。总之,在痫证间歇期,应重视辨兼症的有无和属性。有兼症者其证候属性自能辨清,施以治疗必是大法不错。无兼症者则应注重舌象、脉象以观虚实,参考体质、病程、病史等特点,进而辨别虚实,投以涤痰化瘀、调和气血之法,对于防止复发也有益处。

(二)证治分类

发作期分阳痫、阴痫两证;间歇期常见脾虚痰盛、肝火痰热、肝肾阴虚三证,可相互转化。

1. 阳痫

证候:常先有头晕头痛、胸闷欠伸等先兆症状,旋即昏倒仆地,不省人事,面色先潮红、紫红、继之青紫或苍白,口唇青黯,两目上视,牙关紧闭,颈项侧扭,手足搐搦,或四肢抽搐,或喉中痰鸣,或口吐涎沫,或发时有类似猪羊的叫声,甚则二便自遗,不久渐渐苏醒,症状消失,除感疲乏无力外,起居饮食如常,舌苔薄白、白腻或黄腻,脉弦数或弦滑。

分析:头晕头痛、胸闷欠伸仅有片刻,旋即神昏,此为风痰上逆的前驱表现。神昏仆地是因内风挟痰横窜,气血逆乱于胸中,心神被蒙之故。面色先见潮红系由风阳上涌而成,继之面色紫红、青紫或苍白,口唇青黯皆由风痰、痰热蔽塞心胸,阳气受遏,血行瘀阻所致,甚至发痫时手足不温。应该说明,据历代不少医家记述阳痫发时面赤有光泽,身热肢温,但从当今临床观察面赤身热者却很少见,仅有部分病例痫证发时面色潮红。至于两目上视,牙关紧闭,颈项侧扭,手足搐搦或四肢抽搐皆由内风窜扰筋脉所成。喉中痰鸣,口吐涎沫,并发出猪羊叫嚎声等症,按《张氏医通》的解释:"惟有肝风,故作抽搐,搐搦则通身之脂液逼迫而上,随逆气而吐出于口也",实际上在发痫神昏之时,病人不能自主,应是痰涎溢出口外。张氏在这里指出随气逆而出的为全身过剩的脂液,并非从肺而出的有形之痰。腻苔主湿盛,黄腻苔为内蕴痰热,其脉是属风痰内盛之征。惟风痰聚散无常,故时常发作而醒后一如常人。

本证若调治不当,或经常遇有惊恐、劳累、饮食不节等诱因的触动,致使频繁发作,进而正气渐衰,湿痰内盛可以转变为阴痫。

2. 阴痫

证候:发病时面色黯晦萎黄,手足青冷,双眼半开半阖而神志昏愦,偃卧拘急,或颤动、抽搐时发,口吐涎沫,一般口不啼叫,或声音微小,也有仅表现为呆木无知,不闻不见,不动不语,但一日数十次频作,舌淡苔白厚腻,脉沉细或沉迟。醒后全身疲惫瘫软,数日后逐渐复原。

分析:本证在儿科常由慢惊之后痰迷心窍而成。成人则阳痫病久,频繁发作使正气日衰,痰结不化逐渐演变而来。阴痫病在里,属脏病,主在脾肾而先后天俱受损,一则气血生化乏源,再则命火不足,气化力薄,水寒上泛,故发病时面色黯晦萎黄,手足青冷。湿痰上壅,扰乱神明,又因心胸阳气虚衰有败脱之象,故双眼半开半阖而神志昏愦。内经云"风胜则动"、"四肢为诸阳之本",可见风阳亢盛则抽掣搐搦亦剧。当下血不养筋,筋膜燥涩仅有暗煽之虚风,故偃卧拘急或颤动抽搐时发。口吐涎沫可资证明内伏痰湿壅盛,随气逆而涌出。口不啼叫或声音微小则是体内虽有积痰阻窍,然而正不胜邪所致。仅表现为呆木不知的主在心肾,以心主血、肾主髓,若心血不济、髓海空虚之人,遇有痰浊上蒙清窍则神明丧失。舌象脉象均属阳虚湿痰内盛之征。

阴痫证情虽重,若调治得当,体质渐复,间歇较长时期不发,如年余以上,则可转为阳痫。如阴痫频作,渐而昏痴健忘,终将丧失工作能力。

3. 脾虚痰盛

阳痫和阴痫的间歇期均可见。

证候:神疲乏力、身体瘦弱,食欲不佳,大便溏薄,咯痰或痰多,或恶心泛呕,或胸脘痞闷,舌质淡,苔白腻,脉濡滑或细弦滑。

分析:脾虚生化乏源,气血不足故神疲乏力,身体瘦弱。因积痰内伏日久则伤脾,脾虚则痰浊益甚,壅塞中州,升降失常致食欲不佳、恶心泛呕、咯痰胸闷、大便溏薄诸症。

4. 肝火痰热

本证多见于阳痫间歇期。

证候:素常情绪急躁,因着急郁怒每诱发癫痫发作,于痫止后易急烦躁更为突出,心烦失眠,口苦而干,便秘,或咯痰黏稠如丝成块,舌质偏红苔黄,脉弦数。

分析:肝火亢盛则情绪急躁,口苦而干。痫止之后易急烦躁更重是因风阳耗竭肝液,虚火内扰而成。肝火扰乱心神故心烦失眠,肝火煎熬津液结而为痰,故痰黏稠咳吐不爽。

5. 肝肾阴虚

本证多见于阴痫间歇期。

证候:痫证频发之后,神思恍惚,面色晦黯,头晕目眩,两眼干涩,耳轮焦枯不泽,健忘失眠,腰酸腿软,大便干燥,舌质红,脉细数。

分析:癫痫频发的病人则气血先虚,又久病及肾而肝肾同源,是血虚到了严重程度,势必动用肾精,如肾精不足,髓海失养则可见神思恍惚、面色晦黯、健忘诸症。同为肝窍,若血虚液燥则两目干涩,血虚肝旺故头晕目眩。肾开窍于耳,又肾主腰膝,故肾精虚亏则耳轮焦枯不泽、腰酸腿软。阴亏大肠失润以致便秘。舌质红、脉细数为精血不足之象。

痫证间歇期三种常见的证型在临床上是可以互相转化的。因癫痫总属神志疾患,故五志之火常是主要的诱发因素。心肝之火可以动痰,火与痰合则痰热内生,痰热耗气则中气虚乏,痰浊愈盛而成脾虚痰盛证;痰热灼阴也可出现肝肾阴虚证。另一方面,痫久必归五脏,若病程长、发作频者,由肝肾阴精不足,虚火炼液成痰,可在阴虚的基础上出现肝火痰热证;再者脾虚痰盛的病人,如遇情志之火所激,也可使痰浊化热而见肝火痰热的证候。应指出,无论是在阴虚或气虚的基础上的肝火痰热证,均为虚中夹实证,其治疗的侧重点则常在实的一方面。

(三)治疗

1. 治疗原则　大抵痫证初发,为阳痫者当以息风涤痰为主。痫证病久,为阴痫者当以益气、育阴、养血为主。本病发作期无论阳痫、阴痫总以开窍定痫治标为先;而间歇期当以调补气血治本为重。还有癫痫一证多为痰涎聚于经络,故治痫应首先强调行痰,但行痰必先顺气,顺气又必先调中,若属顽痰胶固,需用辛温始为开导。若为痰热夹惊,则宜寒凉降火涤痰。总之行痰顺气一法在癫痫的整个治疗过程中是应予重视的治疗原则。

2. 治法方药

(1)清化痰热、息风定痫法:适用于阳痫发作期和间歇期的肝火痰热证。主方可选《医宗金鉴》清热镇惊汤化裁,用汤药送服定痫丸。其药用生石决明、紫石英、龙胆草、山栀、木通、生大黄、干姜、柴胡、麦冬、天竺黄、胆南星、远志、菖蒲、天麻、钩藤。方中生石决明平肝息风,紫石英镇心定惊,龙胆草泻肝之实火,与山栀、木通同用有通达三焦利湿之效。用生大黄泻热,反佐干姜是苦辛并用,可以和胃降逆,又有助于天竺黄、胆南星清热豁痰。远志、菖蒲逐痰开窍。天麻、钩藤息风止痉,柴胡一味可为引经药,又能疏气解郁,配用麦冬可防胆草等药苦燥伤阴,兼可安神。

定痫丸系清代程国彭《医学心悟》方,其组成为天麻、川贝母、胆南星、半夏、陈皮、茯苓、茯神、丹参、麦冬、菖蒲、远志、全蝎、僵蚕、琥珀、辰砂,用竹沥、甘草、姜汁熬膏,和药为丸,如弹子大,辰砂为衣,每服1～3丸。方中天麻、全蝎、僵蚕以平肝息风而止抽搐,川贝母、胆南星、半夏、竹沥、菖蒲以化痰开窍而降逆气,琥珀、茯神、远志、辰砂以镇心安神而能定惊,茯苓、陈皮以健脾理气,丹参、麦冬以理血育阴,姜汁、甘草可以温胃和中。患者服药后如能大量排痰,或大便排出黏痰样物,或鼻流黏涕明显增多,或女性病人白带增多者,均属"顽痰脂液"外排现象,这是值得重视的一种病情向好方向转化的表现。

有因内热蒸表,汗出当风,风邪客于肌腠而营卫行涩;风邪干扰心包而血壅不行,血脉即乱,神气不定,因致发病者,痫发时,常以颈项强直,手足抽搐为突出,治当祛风除痰,可用化风锭,每服1～2丸。化风锭为明代王肯堂《证治准绳》方,其组成:活蝎子、僵蚕、蝉衣、法半夏、大黄、黄连、甘草、桔梗、防风、羌活、麻黄、牛黄、朱砂、麝香、冰片,制成大蜜丸,每丸10g重。

(2) 温脏除痰,顺气定痫法:适用于阴痫发作期和间歇期表现为脾肾阳虚、宿痰内结证。其方选用《验方》五生丸,以《局方》二陈汤送服。五生丸用生南星、生半夏、生川乌、白附子、黑豆等量,姜汁糊丸,每服6～10g。方中南星、半夏、白附子性辛温,皆可除痰,半夏入脾胃兼以降逆散结,南星入肺肝脾兼以祛风解痰,白附子主入胃为祛风痰而逐寒湿;川乌为大辛大热之品,温脾肾,助气化而能祛散沉寒结滞;黑豆一味补肾而利湿。总观五生丸以温脏除痰为主治。再予二陈汤加减顺气行痰,辅助丸药的药力,协同一致以定痫。

(3) 健脾化痰法:适用于痫证间歇期的脾虚痰盛证。通常选用《医学正传》六君子汤加减。若痰多再酌加制南星、瓜蒌,呕恶者可加竹茹、旋覆花,便溏者可加薏苡仁、白扁豆,若痰黄量多、舌苔黄腻者可改用温胆汤加减。

(4) 滋养肝肾法:适用于痫证间歇期肝肾阴虚证。一般选用《景岳全书》大补元煎加减。方中熟地、山药、山萸肉、杜仲、枸杞子以滋养肝肾。适当选加鹿角胶、龟甲胶、阿胶等补髓养阴之品,还可加牡蛎、鳖甲以滋阴潜阳。如心中烦热重者加竹叶、灯心草以清热除烦,大便干燥者加肉苁蓉、当归、火麻仁以滋液润肠。在间歇期投以滋养肝肾之法,既能息风又能柔筋,并且对防止痫证的频发具有一定的作用。

(5) 镇惊安神法:有因惊怖所触,惊则气乱,神出舍空,遂致痫证。其病发时吐舌急叫,面色乍白乍红,痫止时惕惕不安如人将捕之状,脉象虚弦。治用镇惊安神法,可服《验方》金箔镇心丸,每服1～2丸。其组成:胆南星6g,天竺黄6g,琥珀15g,朱砂6g,牛黄0.3g,雄黄0.6g,麝香0.3g,制蜜丸,每丸6g重,金箔为衣。

此外,有外伤病史而常发癫痫者,或癫痫病久频繁发作者均可见瘀血证,如头痛头晕、胸脘痞闷刺痛、气短,舌质黯或舌边有瘀点瘀斑、脉沉弦。在治疗方面应注意活血化瘀,再加入顺气化痰、疏肝清火等药,一般可选王清任《医林改错》通窍活血汤加减。

3. 其他治法

(1) 针灸疗法:多用于发作期,法拟豁痰开窍,平肝息风,取穴以督脉、心及心包经穴为主,痫发时刺用泻法。

①主方:分两组,可交替使用。

A. 百会、印堂、人中、内关、神门、三阴交。

B. 鸠尾、中脘、内关、间使、太冲。

②加减法:A. 阳痫而抽掣搐搦重者,酌加风池、风府、合谷、太冲、阳陵泉。B. 阴痫而湿痰盛者,酌加天突、丰隆,灸百会、气海、足三里。C. 癫痫反复频发者,针印堂、人中,灸中脘,也可针会阴、长强穴。

(2) 涌吐风痰法:适用于阳痫频作而体质壮实者,并且在发痫时多有大量痰涎从口中溢出,属痰浊壅塞胸中而上逆者。选方张子和《儒门事亲》所载的三圣散,其组成:防风、瓜蒂各 6g,藜芦 3g 各为粗末混匀,将 15g 药面置于杯中,加温开水 250ml,搅拌成混悬液,先服半量,停片刻,待有恶心感后,用筷子探咽喉以催吐,吐出食物痰涎后,再服剩下的半量,令再吐之,以吐出大量的痰涎为好。本法对痰涎壅盛的阳痫有一定的疗效,但伐伤正气,不可多用。

【转归预后】

病阳痫者,若治疗措施确当,痫止后再予丸药调理数月,有数年至十数年未再发作的病例。因此,临床上遇有阳痫初发或病程在半年以内者,尤应重视间歇期的治疗和精神饮食的调理,如能防止痫证的频繁发作则一般预后较好。虽病阳痫,因调治不当,或经常遇有情志不遂、饮食不节等诱因的触动,致使频繁发作,进而正虚邪盛转变为阴痫。病阴痫者,更应重视间歇期的治疗调养,如能适应证候的属性,及时给予调脾胃、和气血、健脑髓,兼或顺气涤痰、活血化瘀,以攻补兼施之法,若能奏效,使患者体质渐复,则痫证也能逐渐缓解。若经多方调治不效,阴痫频繁发作,渐致昏痴健忘,最终难以胜任原来的学习和工作。也有个别病例,于发痫时突然痰涌喉间而窒息,不及时抢救致阴阳离决而死亡。

【预防护理】

癫痫的预防包括两个方面,一是对已知的致病因素和诱发因素的预防,以及增强体质的有关措施。在这方面最重要的是保持精神愉快,情绪乐观,避免一切精神刺激,悦养性情。还有,生活宜规律化、做到起居有节,注意保持二便通畅。

185

应适当参加文娱活动和体育锻炼,但不可过劳,保证充足的睡眠。对病程长、体质差的人适当加强营养也很重要。二是加强间歇期的治疗,防止癫痫的频繁发作,延长发作的间歇时间,这也是预防的一个重要方面。

癫痫的护理应注重以下四个方面:

1. 加强孕妇保健,避免胎气受损　痫病发生多系母亲在孕期内,外邪干忤及七情、饮食、劳倦等失调,尤其在出生过程中胎儿头部外伤所致。因此,特别要注意母亲在孕期卫生,以及平时个人饮食、起居调养,加强孕妇自身保健,精神愉快,避免胎气受损。

2. 加强护理,预防意外　痫病发作的护理有二:一是发作时注意观察神志的改变,抽搐的频率,脉息的快慢与节律,舌之润燥,瞳孔之大小,有无发绀及呕吐,二便是否失禁等情况,并详加记录。对昏仆抽搐的病人,凡有义齿者均应取下,并用裹纱布的压舌板放入病人口中,防止咬伤唇舌,同时加用床档,以免翻坠下床。二是休止期患者,不宜驾车、骑车,不宜高空、水上作业。避免脑外伤。

3. 加强休止期治疗,预防再发　发作控制后的痫病患者,应实施休止期治疗,依据发作时的症状及休止期兼症辨证论治。应耐心、坚持长期服药,至完全控制痫病发作达 3～5 年或更长时间,以巩固疗效。休止期治疗应针对患者病后存在不同程度的正虚可参以调补,如调脾胃,和气血,健脑髓,顺气涤痰,活血化瘀等,但不可不加辨证地一概投入参茸大补之品或其他温燥补品。

4. 注意调补　饮食宜清淡,多吃素菜,少食肥甘之品,切忌过冷过热、辛温刺激的食物。以减少痰涎及火热的滋生,可选用山药、薏苡仁、赤豆、绿豆、小米煮粥,可收健脾化湿之功效。注意排痰及口腔卫生。保持精神愉快,避免精神刺激,怡养性情,起居有常,劳逸适度,保证充足的睡眠时间,保持大便通畅。

【小结】

本病是以猝暴昏仆和四肢抽搐为主症的发作性疾病。论其病因责之于肝气郁结,惊恐伤肾,或由饮食不节,脾胃受伤,或由先天禀赋不足而出生后未能及时调治,概由脏腑功能失调引起痰火壅盛、气血逆乱、内风动越而发病。论其病位,主要在于肝、脾、肾三脏,尚涉及心脉胆络。论其病机,强调积痰内伏,遇有情志、劳累等诱因的触发致使气逆,风阳挟痰上扰,壅闭经络,阻塞心窍而癫痫发作。痫病初发多为阳证、实证,当以息风涤痰为主,痫之病久,多为阴证、虚证,当以益气、育阴、养血为主。本病发作期总以定痫治标为先,而间歇期予调补气血、强健脾胃,以杜生痰之源,控制频繁发作。

【现代研究】

1. 关于运用辨证论治方法治疗本病的临床观察　现代医学认为癫痫是一

种重复发作的短暂的大脑机能失调,典型的表现为突然的意识丧失和全身痉挛,其病因很多,临床上分为原发性与继发性两类。原发性癫痫又称真性或特发性,是临床上最常见的一类,其致病原因目前尚未发现。对于这类癫痫,中医临床研究资料较多。继发性癫痫又称症状性,是具有特殊病因的一类,如脑部炎症、肿瘤、外伤、脑血管病等,对其中由脑炎、脑膜炎引起的常归入温热病范围内讨论。近年来国内有些单位对脑囊虫病和脑外伤引起的癫痫进行了一些中医药的治疗观察,并且取得了一定的疗效。

中医研究院西苑医院曾报告了中医辨证分型治疗 40 例癫痫初步分析。本篇报告的 40 例癫痫病人是由赵心波老中医主治。本组 40 例病程最短的在 1 个月以内,最长者 10 年。赵大夫的经验方有 3 个:①治痫 1 号方,组成:礞石 9g、生决明 12g、天麻 6g、天竺黄 9g、胆南星 6g、钩藤 3g、全蝎 2.4g、僵蚕 6g、代赭石 9g、红花 4.5g、桃仁 3g、法半夏 4.5g。本方豁痰镇惊、活血息风,用于痰火偏盛型,水煎服,每日 1 剂。②治痫 2 号方,组成:生石决明 12g、天麻 6g、蜈蚣 2 条、龙胆草 4.5g、磁石 30g、郁金 9g、红花 3g、菖蒲 6g、全蝎 3g、僵蚕 6g、神曲 9g、朱砂 1.2g(包煎)。本方清肝镇惊、活血息风,适用于肝风偏盛型,水煎服,每日 1 剂。③化痫饼,组成:礞石 18g、法半夏 24g、天南星 21g、海浮石 18g、沉香 9g、生熟二丑各 45g、炒神曲 120g,共研细末,每 250g 细末加白面粉 625g,用水调匀,烙成 30 个薄饼。本方除痰开闭、消导积滞,适用于痰火偏盛型癫痫,夹积滞者尤宜。每日早晨空腹服 1 个,白开水送下。本篇报告的 40 例治疗结果:治疗后连续观察一年以上无发作称为缓解,缓解 16 例,占 40%;治疗后无发作,但观察时间不到 1 年,或观察 1 年以上,仍见偶犯称为显效,显效 12 例,占 30%;治疗中发作次数明显减少,但仍间断有发作,称为好转,好转 9 例,占 22.5%;无效 3 例,占 7.5%。本组总有效率 92.5%。其中 3 例无效病例疗程均在 1 年以内,说明短期或间断治疗效果差。北京市中医医院也曾报道过 30 例癫痫的辨证论治。用自定清风熄痫饮加减。方剂组成:生石决明、紫石英、赤石脂、龙胆草、川黄连、茯神、炒山栀、细木通、北柴胡、远志、麦冬、石菖蒲、天竺黄、天麻、钩藤。随证加减法:痰热盛者加胆南星,湿痰盛者加半夏,燥痰盛者加瓜蒌、浙贝母,气郁者加郁金,口滑舌赤者加天花粉、知母,大发作频繁、发作后头痛加羚羊角粉,体壮痰盛者加礞石,心悸少寐者加炒枣仁。结果:治疗后大发作从 25 例降低到 7 例,而且很多兼症也都消失;虽然小发作从 4 次增加到 10 次,但从总的病情看来是好转趋势。发作间隔时间则显著延长,治疗前 3 日发作一次者占 43.3%,全部病例发作时间不超过 3 周,而在治疗后 2 周以内发作一次者仅有 3 人,说明发作间隔时间大大地延长,9 例在治疗后一直未发作。本篇所收集的病例,均系在院外

187

长期服用西药未能控制者,通过中医的辨证论治,服用中药后,控制了发作,延长了发作的间隔时间,消除了兼症,特别是对于发作后的疲倦、头晕、失眠、记忆减退等症状作用更为突出。

2. 单方验方的临床研究　癫痫是一种难治性疾病,流传于民间的单方验方很多,自1958年以来,全国许多医疗科研单位搜集了数百种单方验方,在临床疗效观察方面做了大量的工作,有些单位还以脑电图作为治疗前后的观察指标。上海中医学院胡建华等报道了"定痫镇痛合剂"治疗癫痫30例临床分析。该组30例初发病在20岁以下者占24例,病程最短10个月,最长38年,平均病程8.1年,发病原因不明者20例,其他10例系由高热、脑炎、脑髓炎、外伤、脑手术等原因引起。该组以单纯大发作最多,其次为小发作及多种发作。其中20例做过脑电图检查,有阳性发现者14例占80%。在治疗方面,30例中有26例在院外接受抗痉挛药物治疗,但症状未能控制或无改善。于开始用中药时与抗痉挛药物并用,见效后再减量至停用。本组多数用定痫镇痛合剂,少数在此基础上随症加减。方剂组成:生铁落60g(先煎)、丹参30g、制南星12g、石菖蒲9g、炙远志4.5g、炙地龙6g、甘草9g。制作方法:将上方配7天剂量,浓煎成500ml糖浆合剂,每次内服20ml,每日3次。同时服星蜈片或蝎蜈片(星蜈片:生南星1份,蜈蚣3份制成,每片0.3g;蝎蜈片:全蝎、蜈蚣等分制成,每片0.3g),每次4~5片,每日2次。如病情复杂可用上方随证加减,如小儿体质差,先天不足者可加紫河车片、党参等培补以治本;有精神症状者合用甘麦大枣汤。经治取得显效者12例,占40%(发作完全控制或停止发作至少在4个月以上);有效者8例,占26.7%(发作次数明显减少,大小发作和多种发作中,一种发作控制,另一种发作虽尚未完全控制,但次数减少);无效者10例,占33.3%。作者认为病人的大多数是已经西药治疗无效或症状改善不明显才接受中药治疗的,所以中药疗效还是比较肯定的。分析疗效与各种因素的关系,从中发现年龄小于10岁者疗效较好,病程越短,疗效越好,单纯大发作型显效率较高。至于白金丸、五香丸之类可在中医理法的指导下应用于临床。白金丸为白矾、郁金等量研末制蜜丸或水丸,每服10g,日二三次,适用于痰浊阻窍的阳痫。五香丸由五灵脂、香附两味药组成,用五灵脂1kg浓煎取汁和蜜兑入香附面半斤制蜜丸,每丸10g重,每服1丸,日二三次,适用于血瘀气滞引起的癫痫。还有用阿胶、鹿角胶、龟甲胶各10~15g烊化后顿服,适用于气血不足频繁发作的阴痫。总之,根据文献记载和流传于民间的单方验方很多,尚需进一步的整理和研究,用以丰富癫痫证治的内容,提高治疗效果。

此外癫痫之所以容易复发,病程长而难于根治,沈宝藩教授强调其体内有伏痰，"无痰不作痫"，故发病时见口角流涎，平时多见苔腻，脉弦滑的痰湿证。张学文教授推崇《临证指南医案》关于"脏气不平"的病机论述，重视风阳升动，蒙蔽脑络病机，提出"无风不动痰"观点。张教授倡导"癫痫为神志病""形神合一""脑当为脏论"。提出脑病具有："诸阳之会"阳易亢、"元神之府"神易伤、"清灵之窍"窍易闭、"诸髓之海"髓易虚的证治特点。临床以平肝息风、安神定痫为大法治疗癫痫，收到良好疗效。由于癫痫突然起病，其倏然而动、旋即而复、突发突止的症状表现，符合"风邪"致病特点，目前多数文献认为风痰上扰清窍为癫痫急性发作期主要病机。2009—2011 年，北京中医药大学东方医院、首都医科大学天坛医院两家医院对 208 例癫痫发作期患者的中医症状进行因子分析时，同样发现以风痰上扰证多见。癫痫应该重视间歇期的治疗，当以调补气血治本为重。如针对患者病后存在不同程度的正虚可参以调补，如调脾胃、和气血、健脑髓、滋肝肾及活血化瘀等，但不可不加辨证地一概投入参茸大补之品或其他温燥补品。需注意的是，有些病例可以在间歇期毫无自觉症状可寻，对无自觉症状的病人应重视体质特征。匡调元教授提出病理体质的概念，一种将病未病的病前状态，认为正常体质、病理体质及证候之间存在量变到质变的关系。病理体质具有易感性、普遍性、长期性、难调性几大特点。病理体质的特点决定了癫痫间歇期用药的长期性。

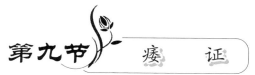

第九节　痿　证

【概述】

痿证是指肢体的筋脉弛纵不收，手足肢体软弱无力，不能随意运动，甚至发生瘫痪，或有肌萎缩的一种病证。

痿证又称痿躄。痿者，肢节弱而无力，筋脉弛纵不收；躄者，足弱无力，不能任地。两者仅病的部位稍有区别，而其发病总的都是筋脉弛纵不收（松弛），所以合称痿躄，临床上以下肢痿较多见，也可称为"下痿"。

《内经》对痿证论述较详，主要包括如下方面。

论病因病机：《素问·痿论》指出本病的主要病机为"肺热叶焦"，所谓"肺热"系风热、痰热、瘀热、毒热袭损肺络，而"叶焦"指肺叶不润，少津燥涩不荣，焦枯萎陷，因肺热叶焦而不能敷布精微于百骸筋膜与肌肉致痿。《素问·生气通天论》云："因于湿，首如裹，湿热不攘，大筋緛短，小筋弛长，緛短为拘，弛长为痿。"说明湿热是本病的发病原因之一。

言分类与命名:据五脏所主,提出了"痿躄"、"脉痿"、"筋痿"、"肉痿"、"骨痿"的分类命名方法。治疗大法:提出"治痿者独取阴阳"、"各补其荣而通其俞,调其虚实,和其逆顺"。隋唐至北宋时期:将痿列入风门,而专题论述较少。金元时代:张子和对"风、痹、痿、厥"予以鉴别。《儒门事亲·指风痹痿厥近世差玄说》指出:"夫四末之疾,动而或痉者,为风;不仁或痛者,为痹;弱而不用者,为痿;逆而寒热者,为厥;此其壮未尝同也。故其本源,又复大异。"朱丹溪纠正"风痿混同"之弊,指出"痿证断不可作风治,而用风药",提出了"泻南方,补北方"的治法,首创名方虎潜丸。《景岳全书·杂证谟·痿证》指出痿证非尽为火证,强调精血亏虚致痿:"元气败伤,则精虚不能灌溉,血虚不能营养者,亦不少。"《临证指南医案·痿》指出本病为"肝肾肺胃四经之病"。

根据痿证的临床特征,现代医学中感染性和非感染性的脊髓病如格林-巴利综合征,运动神经元病,进行性肌营养不良,自身免疫而来的重症肌无力,与神经介质有关的周期性麻痹,多发性硬化,脊髓空洞症,神经功能障碍的癔疯性瘫痪等均以肌无力或肌萎缩为主症,可参考痿证进行辨证论治。但此组病有些易治,有些难治。如急性感染性多发性神经根神经元炎,由于是法国人格林-巴利发现的,故称格林-巴利综合征,在我国从南至北均有,以郑州地区多见,常与变态反应有关,以瘫为主,预后一般良好。而运动神经元病,尚无可靠的治疗,中医药治疗尚有些线索可寻。重症肌无力中医药治疗尚能改善或缓解。

在上述疾病中如肌萎缩运动障碍而有震颤或共济运动障碍突出者,如运动神经元病见筋惕肉瞤、膝踝拘挛是兼风痱,可称痿痱并病,应结合风痱进行辨证治疗。另多发性肌炎也可属痿证范围,但其肌肉疼痛突出,是由气血痹阻经络而成,可称痿痹并病,应结合痹证进行辨治。肌萎缩而伴血虚发痉肌强直者为痿痉并病。

【病因病机】

1. 关于病因学说　痿证的记载首见于《素问·痿论》提出的"五脏使人痿","肺热叶焦,发为痿躄",由于五脏感受热邪而成,尤其是肺受热邪,肺叶焦枯而发痿躄,《素问》将"肺热伤津"作为主因。又五脏病变致痿,从肺主皮毛,心主血脉,肝主筋膜,脾主肌肉,肾主骨髓等关系将痿证分为痿躄(皮痿)、脉痿、筋痿、肉痿、骨痿五种,此种观点认为其病均与热邪相关。

另一观点是湿热致痿,《素问·生气通天论》曰:"湿热不攘,大筋緛短,小筋弛长,緛短为拘,弛长为痿。"大筋可为伸肌,小筋可为屈肌,此为湿热壅塞肺络成痿证。

金元时代张子和《儒门事亲》写道:"大抵痿之为病,皆因客热而成。"这是阐发《内经》火热伤津的理论。

至明代《景岳全书》指出:"则又非尽为火证……因此而败伤元气者,也有之。元气败伤则精虚不能灌溉,血虚不能营养者,亦不少矣。若概从火论,则恐真阳亏败及土衰水涸者,有不能堪。"可见精血不足,肝肾虚亏,可导致筋骨痿废不用。

肝藏血,主筋,为罢极之本,血虚筋脉失养,早期萎软乏力,可以恢复,日久则与痿证相关。

肾藏精,主骨,为作强之官,伎巧出焉(强音将,劲而有力量之意,伎巧指精巧的动作,锥体外系功能,协调及共济运动功能的体现与肾有关)。

若精血充盛则筋骨坚强,活动自如。如各种原因,久病亡血失精,使精血亏损,如景岳谓精虚不能灌溉,血虚不能营养,复因阴虚内热,又加灼液伤津,筋骨经脉失于濡养,再者痼疾日久,阴损及阳,肾脾阳虚皆可发生痿证。

总之后世医家通过临床实践对痿证的病因又有新的看法。如清代邹九滋提出"阳明为宗筋之长,阳明虚则宗筋纵"。是说脾胃虚弱、气血乏源也可成痿。

2. 病机转化

(1) 肺热津伤:常因正气不足,感受温热毒邪或病后毒邪未尽,低热不解,肺受热灼,致使津伤,毒邪败坏形体,故肺叶焦枯。

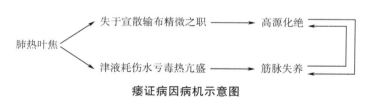

痿证病因病机示意图

所谓高源为肺居至高之位,"化绝"是因肺燥不能敷布精微于五脏,如《素问·痿论》记述肺热叶焦,则皮毛虚弱急薄,筋脉涩着则生痿躄也。急薄指拘急不适,涩着指留着、停留。

(2) 湿热浸淫:居处潮湿或露宿冒雨,湿留不去,郁久化热;或食饮不节,如过食肥甘醇酒以致湿热内生,浸淫筋脉,此为湿热壅阻脉络,影响气血的运行布达,使筋脉肌肉弛纵不收因而致痿。如《素问·痿论》所言:"有渐于湿,以水为事,若有所留,居处相湿,肌肉濡渍,痹而不仁,发为肉痿。"肉痿由脾湿而成,由此看出,由湿阻经脉,气血行涩,筋脉失养皆可成痿,以湿热为多见,寒湿暑湿也可造成本病。

(3) 脾胃虚弱:素常脾胃不健,或久病中气不足,脾胃受纳运化功能失常,津液气血生化乏源,筋脉肌肉失养可以产生痿证。按流行病学调研资料此类少见。

(4) 肝肾亏虚:肝藏血主筋,为罢极之本,肾藏精主骨,为作强之官,伎巧出

191

焉。若病久体虚,或房劳过度,则肾精不足,肝血亏损,筋骨失其营养,脉络失其濡润,因致痿证。

《临证指南医案·痿》邹滋九按:"痿证之旨,不外肝肾肺胃之病。盖肝主筋,肝伤则四肢不为人用而筋骨拘挛。肾藏精,精血相生,精伤不能灌溉四末,血虚不能营养筋骨。肺主气为高清之脏,肺虚则高源化绝,化绝则水涸,水涸则不能濡润筋骨。阳明为宗筋之长,阳明虚则宗筋纵,宗筋纵则不能束筋骨以流利机关,此不能步履,痿弱筋缩之证作矣。"邹氏提出本病为肝肾肺胃四经之病,对其病因病机论述较为确切而详尽,可供学习参考。

3. 病机示意

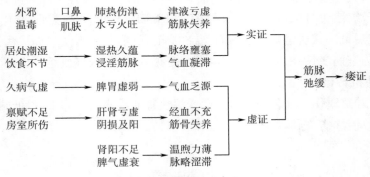

痿证病因病机示意图

总之:症:痿软无力;因:温毒、湿热、肝肾亏虚、脾胃虚弱(因热、因湿、因虚);位:肝、肾、肺、脾、胃;机:筋脉弛缓;证候属性:实证,虚证,虚中有热,虚中夹湿,湿热伤阴耗气,实中带虚,虚实夹杂,辨证应抓住主要侧重面以治之。

【临床表现】

本病临床上以手足软弱无力、筋脉弛缓不收、肌肉萎缩为主要证候特征,也是各证共同特点。本病以肢体痿软、不能随意运动为主,但病有急缓与虚实不同。起病急者,发展快,肢体不用,或拘急麻木,肌肉萎缩不显,多属实证;发病缓,病程长,肢体弛缓,肌肉萎缩明显者,多属虚证。

【鉴别诊断】

痿证应与痹证及中风偏枯加以鉴别,因久痹由于关节疼痛,活动受限,肢体长期废用,进而瘦削枯萎,软弱无力,如坐骨神经痛、类风湿有类似痿证痿废不用和肌肉萎缩,但痹证以肢体关节疼痛突出,而痿证肢体关节一般不痛,此为主要区别点。另外与中风偏枯的区分,偏枯为半身不遂、偏身麻木,多起病急,属中风的一种临床症状,即使为后遗症,追溯病史也有中风过程和其他中风症状(中风有风痱、风懿、风痹、偏枯之分),痿证多起病缓慢,主要表现为双下肢瘫,也有四肢瘫和单个肢体瘫,很少有偏瘫。

【辨证论治】

痿证分类不按五痿而按病机分为肺热伤津、湿热浸淫、脾胃虚寒和肝肾亏虚四证。肺热伤津证常发生于温热病中或病后,迅速见肢体痿弱不用(如小儿脊髓灰质炎,在双峰热时见瘫)。湿热浸淫证属新病,有渐进发展过程,常双下肢痿弱,兼有足跗微肿(湿浊下注),病较轻为不全瘫,最后可全瘫,此二证多属实证。脾胃虚寒、肝肾亏虚二证起病缓慢,病程久以下肢痿瘫为主,多属虚证,症情一般亦重。临床常见症兼夹湿热,宜先清化湿热,而后再进补养之剂。应视标本缓急以投治。

关于治痿的总则:《素问·痿论》中的"治痿独取阳明",系指用补益后天的方法和治疗原则。历代许多医家以此作为处方的指导。有医家认为:"足阳明胃主纳水谷,变化气血以充一身,故为五脏六腑之海而下润宗筋,宗筋主束骨而利机关也。"按肺之津液来源于脾胃,肝肾的精血亦有赖于脾胃受纳运化而成,所谓独取阳明是强调益胃养阴,健脾益气,治在后天的重要性。以脾胃虚弱者,首应调理脾胃,使受纳运化功能健旺,饮食得增,胃津得复,进而上可以润肺救津,下可以滋肾养肝,肺之津液←脾胃→肝肾精血,此取法于中,若津液精血充盛,则筋脉得以濡养,有利于痿证的恢复。在针灸治疗上,足阳明胃经多气多血,也多用手足阳明经的穴位,因此"独取阳明"的治痿原则是重视调理脾胃的一环;但不能单以"独取阳明"的法则统治各类痿证,尤以肝肾亏虚者仍宜补养肝肾为主,适当增入益胃健脾之品。

1. 肺热伤津

证候:开始多有发热,或热退后三五天至二周突然(或较快地)出现肢体软弱无力,可兼见心烦口渴,呛咳咽干,小便黄少,便干便秘等症,舌质偏红,舌苔黄,脉象细数。

分析:温热毒邪灼肺,津伤叶焦,高源化绝,筋脉失养,故肢体痿弱不用,心烦口渴是热邪炽盛而津液不足。呛咳咽干是肺燥气失宣肃,咽喉无津而致干涩,溲黄便干及舌脉均系热盛津伤而成。

治法:清热润燥,养肺益胃。

方药:选《医门法律》清燥救肺汤加减。方中人参、麦冬养肺生津,用西洋参最好,一般用 6g,或用生晒参,一般用 10g,或用南北沙参各 30g(清热养阴生津),生石膏、桑叶或桑白皮、杏仁、麻仁清热润燥。若高热、口渴、有汗,可重用生石膏,并加鲜生地、知母、金银花、连翘等生津清热以祛邪,阿胶、黑芝麻、甘草育

193

阴养血。若身无热,神倦,食欲不振,口燥咽干,属肺胃阴伤,宜用《温病条辨》益胃汤(沙参、麦冬、生地、玉竹、冰糖)加薏苡仁、山药、生谷麦芽之类益胃生津。若呛咳痰少,酌加瓜蒌、桑白皮、枇杷叶清润之品润肺降气。(叶焦因毒,故应加解毒之品,可用清开灵、热毒宁、喜炎平注射液静脉给药)

本病的变证,或因正气虚惫,或由温毒太盛,可见呼吸困难表浅,憋气纳气吸不进,不能使气沉入丹田,此乃由肺及肾,肾不纳气,吸氧气少,二氧化碳呼不出,天阳之气进不去,血二氧化碳多则唇甲紫青(瘀血),此乃由肺及心,心为君主,肺为相辅,佐心主治节朝百脉,肺虚推动力下降,则心主之脉瘀,但一般无昏迷。吞咽发呛、语言不利为舌本不利(手太阴肺脉系舌本,手少阴心脉络舌本,足少阴肾夹舌本,足厥阴肝脉上颃颡络舌本),是肺肾气不足或肺肾阴虚所致。大汗后肢冷或周身湿冷,阳欲转为真寒(亡阳寒证),唯神志一般清醒居多。此呼吸困难之变证是由伤阴进而耗气,正气欲脱由阳热证而成为阴寒证,舌紫黯,脉微欲绝。东垣谓火与元气不两立,是温毒伤阴耗气同时发生,常阴先伤,津亏损症见早,至一定程度则气渐耗,由量变到质变而成阴寒证。呼吸表浅为肾不纳气之象,可见变证系由肺及肾。从阴分看,肾主水,肺为水之上源,肺津伤,不能下荫于肾,肾火妄动,火邪伤肾时,肾水亏不能上济于肺,肺脏更燥——所谓高源化绝。从阳分看,肺主气,肾为气之根,肺主出气,肾主纳气,正气耗伤终必及肾,肾不纳气,有升无降则喘促;肺朝百脉,肺佐心主治节,百脉皆靠肺气(宗气的一部分)推动以正常循行,肺气亏损则血瘀阻络,故唇甲青紫。吞咽发呛、言语不利是舌本不利,手太阴肺脉抵舌本,主咽喉,足少阴肾脉夹舌本,手少阴心脉上夹咽系舌本,足太阴脾脉连舌本散舌下,足厥阴肝脉上颃颡络舌本,此由津枯气弱而舌痿。大汗后肢冷,周身湿冷,阳气虚脱,转为真寒之征,治宜急予回阳固脱,生脉散及心脉灵(东直门医院制备:人参、干姜、附子、甘草、猪胆汁)静脉滴入,配合大剂量激素冲击治疗,必要时用辅助呼吸,使用呼吸机以抢救之(生脉散 1:1,1ml 有 1g 生药,每小时 5ml 或 30ml 入100ml 液中,氟美松冲击量 20~40mg 静推,使用呼吸机,使阳气能挽回)。无意识障碍者预后尚好,一般半年恢复正常,也不复发,或留后遗症,但总有望恢复好转,冷汗者可配用当归四逆汤,或桂枝参芪类。

2. 湿热浸淫

证候:亚急起病,肢体痿软力弱,或兼麻木、困重,足跗微肿,常逐渐加重,多以下痿为主,或有发热,喜凉恶热,胸脘痞闷,小便赤涩热痛,舌苔黄,脉象濡数或滑数。

分析:脾主肌肉主四肢,湿热郁蒸困脾,浸淫筋脉,气血阻滞,故痿软无

194

力。湿邪浸渍肌肤,湿邪下沉故肢体麻木、困重、足跗微肿。湿热交阻于营卫,可见身热。湿热壅滞胸膈而气机不利,则胸脘痞闷,湿热下注膀胱,致使小便赤涩热痛,苔黄腻为湿热重(有淡黄厚腻为湿重于热;有薄黄干腻为热重于湿;以中后部黄腻为主,舌前 1/3 常红,中黄腻为主是中焦湿热;或有满布舌白苔)。脉濡主湿,数主热,临床滑数多或弦滑数是湿重气机阻滞(濡属浮脉系统,浮又软)。

治法:清热利湿。

方药:选《丹溪心法》加味二妙散(黄柏、苍术、当归、川牛膝、萆薢、龟甲、防己)。方中黄柏清热,苍术燥湿,用萆薢、防己加薏苡仁导湿热从小便出,川牛膝加桑寄生可下行湿热,强壮筋骨,晚蚕砂、甘草辛温入肝脾胃,祛风除湿治转筋腹痛,合皂角子治顽固便秘。

加减法:利:淡渗甘淡平药物,如茯苓、通草、薏苡仁等。化:芳香药物,如藿香、佩兰、防风、白芷、茯苓、泽泻等。下:不仅阳明兼以少阳,可用大柴胡剂,柴胡、黄芩、半夏、生姜、大枣、枳实、大黄为宜。

若湿偏盛者,胸脘痞闷,肢重且肿,苔白腻加泽泻、茯苓、厚朴化湿理气,如值夏秋季节,加藿香、佩兰芳化湿浊。

若热偏胜者,热甚伤阴,肌肉消瘦,两足热、口干心烦,舌边尖红,脉细数,应去苍术加生地、麦冬育阴清热,下肢热感加忍冬藤、丝瓜络。

若兼瘀血阻滞,肢麻足软,或有痛感,舌质黯紫,脉涩,可选加桃仁、赤芍、丹参、穿山甲等活血通络。局部有冷感者去黄柏、龟甲,加桂枝温通经脉。

若湿热浸淫筋膜,当用川萆薢配晚蚕砂;逢瘀热阻络以桃仁合皂角刺加在二妙、四妙方中。

湿热证也可发生呼吸困难之变证,以湿热邪盛,湿耗气,热伤阴,气阴两伤,重证可寒转,但所见较少,不如由肺及肾多见。

阴虚夹湿热应两治,徒清利则阴愈伤,惟养阴则湿益甚。当清滋,清利湿热则淡渗芳化(茯苓、薏苡仁、白扁豆、藿香、佩兰、豆皮)加滋阴(女贞子、旱莲草、潼蒺藜、白蒺藜、芝麻、菟丝子)。

另有感受寒湿、阴暑者,如夜间露宿,素体阳虚,又遭雨淋,涉水或居于广厦之中频频吹风。症见忽然四肢软瘫,常先双下肢瘫,或下肢瘫重,或四肢麻木,手足发凉,甚至肢体冷汗频出。舌质淡苔薄白,脉沉迟或沉伏(是寒湿侵袭少阴肾经,命门火衰),治宜祛寒湿,温肾脾。方用仲景《金匮要略》桂姜草枣黄辛附汤合参术汤加减以大气一转,待下肢不冷,微汗而暖,则停用,改当归四逆汤。

3. 脾胃虚寒(虚弱)

证候:肢体痿软无力,逐渐加重,食少便溏,面虚浮,神疲倦,苔薄白,脉细弱。

分析:脾胃虚弱,气血生化乏源,筋脉失养,故渐见下肢痿软无力。脾失健运,胃气不和则食少便溏,脾虚,水湿稽留,故面浮。舌脉皆气血虚之征。

治法:益气健脾。

方药:选《局方》参苓白术散加减。方用人参、白术、白扁豆、山药、莲子肉健脾益气,茯苓、薏苡仁健脾渗湿,砂仁、陈皮和胃理气以平补脾阴脾气,久服无偏弊(虚劳,多种慢性病晚期,脾虚调补用参苓白术散最佳)。

若病久肌萎缩可加黄芪、当归补气补血。

若畏寒肢冷可加附子、干姜以温脾阳。

4. 肝肾亏虚

证候:起病缓慢,下肢痿软无力,腰脊酸软,并有眩晕、耳鸣、遗精或遗尿,或月经不调,舌红少苔,脉细数。

分析:肝主筋,以精亏血少不能濡养筋脉,故筋软痿弱而不用。腰为肾府,精虚髓空,腰脊失养,故腰脊酸软。眩晕耳鸣,属肝肾精血亏虚不能上承而成。肾虚膀胱失约,故遗尿。肾虚不能藏精,故见遗精。肝肾亏虚,冲任失调,故见月经失调。舌红,少苔,脉细数均为阴虚内热之象。

治法:补益肝肾,滋阴清热。

方药:选《丹溪心法》虎潜丸加减,可以改拟汤剂。方中熟地、龟甲、知母、黄柏滋阴清热可以重用,虎骨(现已禁用)镇阳,怀牛膝补肾强壮筋骨,当归、白芍养血柔肝,干姜温通,陈皮和胃。若面色萎黄、心悸气短、脉细弱者,酌加黄芪、人参、何首乌、鸡血藤以补养气血。

若久病阴损及阳,症见腰膝痿废,肌肉萎缩,肢体发凉(患肢),时而冷汗出,怕冷,阳痿早泄,小便清长,舌质淡黯,脉沉细或沉弦。此系命火不足,失于温煦,血络瘀阻而成。治宜壮肾阳,益筋骨,活血络,选用加味金刚丸为主方(中医研究院验方)。方用巴戟天、肉苁蓉、杜仲、淫羊藿、菟丝子补肾阳,兼顾肾阴,可强筋骨,制马钱子、木瓜、牛膝壮筋舒筋益肝肾,天麻、蜈蚣、僵蚕、乌蛇肉祛风活络,萆薢、乌贼骨祛湿和胃,应酌加当归、白芍养血柔肝,加地龙、红花活血达络。因久病多配丸药调治,也可改丸为汤以本方加减。强调补阳同时补阴,或在补阴基础上补阳,补中必加调气和胃药,补阳药要用润药如菟丝子、补骨脂、肉苁蓉等,丸药中加凉血药如白薇、丹皮,兼气分药黄柏(坚肾阴)。

清·黄元御"扶残阳必当养血育阴——辛温甘温走而不守,宜加归、芍","救弱阴必当益气助阳——甘寒咸寒守而不走,宜加芪、桂"。

该病疗效要客观,有些易治,有些则难治。

临证体悟:

1. 周期性麻痹 与血钾突然降低有关,四肢瘫,好发青中年人,如既往有类似病史血钾降低,即可诊断。若不能化验,也可口服氯化钾 4.5g,1~2 小时瘫去即可证实,苹果、橘子等里含钾,服中药可减少复发。

2. 格林-巴利综合征 在我国不少见,特别夏暑季节,农村多见,病因不清,发病特点是散发,小孩多。可以受寒,也可受暑热温毒邪,也可由湿热病邪引发。

症:突然瘫,以下肢远端先瘫(故又称上行性麻痹),无意识障碍,可上升到呼吸困难,冷汗唇甲紫绀。急性期常死于呼吸衰竭。用中药和激素治疗半年后可不留后遗症状。

湿热——清暑益气汤。

寒邪——桂姜草枣黄辛附汤(可使大气一转)。

夜间露宿,阳气不足受寒,寒邪直中三阴(重在少阴肾),气化不好,当用麻附辛汤和桂姜温脾肾,输转大气,重新振兴起来。

3. 多发性硬化(脱髓鞘病) 硬化斑在脊髓白质有 2 个以上,是慢病毒或自身免疫引起。

特点:复发缓解,渐渐加重,最后影响视神经而致失明。首次发病激素多有效,渐次疗效不佳,是属肝肾脾先后天不足,精气血均虚,治助肾阳、滋肾阴、养肝血、益脾气——大补元煎、龟鹿二仙、河车大造丸可选用。

4. 痿证常伴二便障碍 遗尿、尿潴留(高张力)导尿常并感染,可用乌梅、地榆,煎剂对大肠杆菌有抑制作用。

便秘:①冷秘:大便不干,排便无力,肾阳不足,半硫丸好。硫黄日服量 1g,不过 10 天毒不大。配丸药,蜜丸。②虚秘:肠液不足,肉苁蓉、当归、瓜蒌、玄参。③热秘:大黄、芒硝、番泻叶(番泻叶对胃有影响)。

5. 视力 视物模糊失明——养肝明目(谷精草、密蒙花、望月砂、晚蚕砂)。

6. 痿证病因学说及治疗个人看法 目前中医法于《内经》痿证始于肺热叶焦,治痿独取阳明。从医学进展看,肝肾亏虚占多数,独取阳明针灸可以。药物用清燥救肺者少,且效不满意,当取肝肾(有时可辨病),如进行性肌萎缩给生脉散观察,病无加重且有减轻,从而看出有些治法需要突破。另一方面是顽固的瘀血等代谢产物,所以可加桃仁、白芥子、猪牙皂等药。

脊髓病很多是难治的,特别是运动神经元病,但要谨守病机,灵活运用。

【转归预后】

痿证是一种慢性重病,病机可涉及多脏腑,各证候间相互联系、相互转化。

197

如外感温热,肺热伤津,可耗伤胃阴,形成肺胃阴虚,或日久不愈,五脏受灼,转为肝肾阴虚或肺肾阴虚。湿热浸淫,邪延日久,可损伤脾胃。阳明湿热,又可上灼肺金,流注于下,伤及肝肾。脾胃虚弱之证,往往易夹杂湿热内滞,或夹痰湿之邪。各种痿证日久,无不伤及肝肾,肝肾阴虚,阴损及阳,可转为阳虚证或阴阳两虚证。

痿证的预后与感邪轻重、正气强弱有密切关系。起病急,感受外邪为主者重,通过合理治疗,邪气渐除,正气得复,可获治愈;起病缓慢,渐进发展,病程较长,正虚邪实,经治疗可望控制病情发展,或有望治愈,但需长期坚持治疗;痿证日久,多脏损伤,气血两虚,阴阳俱损,肢痿逐渐加重,肌肉瘦削,则恢复困难,预后甚差。痿证过程中若出现胸闷气短,声音嘶哑,呼吸及吞咽困难,或面色青紫,昏迷,为肺脾之气将绝,病情危重,预后极差,需积极抢救。

【预防护理】

1. 注意经常锻炼身体,增强体质,饮食有节,起居有常,远房帏,调情志,适寒温,防潮湿,避免感受温热毒邪,一旦感受,及时治疗,防其传变。

2. 护理方面,急性发病者,应卧床休息;高热病人必要时物理降温;若出现神志昏迷,呼吸、吞咽困难者,应密切观察病情变化,及时组织抢救。对于缓慢起病者,应保证足够的睡眠和休息,注意劳逸结合。下肢痿软,行走困难者,可应用双拐协助站立、行走,同时应防止摔倒,发生意外;翻身困难者,帮助其翻身,防止褥疮形成;肢体痿软不能随意运动成瘫痪者,帮助其按摩、活动,防止肌肉萎缩。对患肢宜保暖,有肌肤麻木、感觉迟钝者,应防止冻伤、烫伤。

3. 饮食要清淡富有营养,少食辛辣、生冷、肥甘之品,避免烟酒,以防助热生痰,损伤脾胃,可配合食疗。

【小结】

痿证临床以手足软弱无力、筋脉弛缓不收、肌肉萎缩为主要证候特征。多由外感温热邪毒,情志刺激,房劳过度,饮食所伤,致脏气受损,肢体筋脉失养而发病。其病虚多实少,热多寒少。病位在筋脉、肌肉,主要与肺、胃、肝、肾关系密切。主要病机有肺热津伤、湿热浸淫、脾胃亏虚、肝肾亏损四种,亦有夹痰、夹瘀、夹积等。治疗上以"治痿独取阳明"、痿证不可妄用风药、"泻南方,补北方"为基本原则。具体用药还须注意祛邪勿伤正,补虚防助邪。

【现代研究】

1. 治痿独取阳明的研究 有人就"独取阳明"这一治则,提出以下观点:

(1) 祛阳明之邪以治痿:阳明属土,主约束筋骨而利机关,为后天之本而养脏腑。邪蕴阳明,中焦失和,筋脉失约则机关不利。化源不洁则脏腑失养。治法唯有祛邪,邪气去阳明得和,痿证自愈。①泻阳明炽热:其症常有便秘面赤,舌红苔黄,脉实有力等。②化阳明痰浊以治痿:脾胃为生痰之源,嗜食肥甘厚味之人,每致痰浊内生,停滞中焦,流入四肢,筋脉失约而成痿。其人多肥丰,其症常见眩晕腹胀,舌胖苔浊,脉滑等。③清阳明湿热以治痿。

(2)扶阳明之正以治痿:阳明为多气多血之经。阳明虚则宗筋纵,或五脏失其充养而成痿。补阳明之正,即指补益中焦脾胃的气、血、阴、阳。①补阳明之气以治痿:气虚痿者,多因饮食劳倦,脾胃衰弱,四肢百骸皆失所养,故宗筋弛纵,骨节空虚。②养阳明之血以治痿:指出了四肢必须在血的供应下才能进行正常的生理活动。盖阳明为生血之源,阳明虚则血不足而四肢痿废。③滋阳明之阴以治痿:阳明为后天之本,水谷之海。胃阴耗损,失其柔濡滋润之功,上无以供心肺而毛发枯痿,下不得充肝肾而筋骨痿弱,中缺其自养而宗筋弛纵。治法有培中养胃,用药必须浊味轻投。如雨露之灌枯木,小而频则顺,大而疏则逆,若暴洪骤雨必欲速不达。

2. 针灸治疗 江苏省大丰县中医院针刺治疗81例痿证,取得了较为满意的疗效。具体治疗:①对症取穴。上肢痿弱:取大椎、曲池、阳溪、合谷。配穴:肩贞、手三里、尺泽、外关。下肢痿弱:取肾俞、大肠俞、阳关(腰)、环跳、伏兔、足三里、阳陵泉、三阴交、悬钟、解溪。配穴:秩边、殷门、风市、委中、承山、昆仑。②辨证施治。邪热灼肺:泻大椎、曲池、肺俞、合谷。湿困证:泻三阴交、阴陵泉。脾胃虚弱:补脾俞、胃俞、中脘、章门、足三里。气虚补关元,血虚补膈俞。肝肾不足:补肾俞、肝俞、阳陵泉。偏阳虚者,补命门、关元;偏阴虚者,三阴交、太溪。本组病例中,基本治愈28例,占34.57%;好转39例,占48.15%;无效包括转院14例,占17.28%;总有效率为82.72%。

3. 寒湿者治于太阴 历代医家对本病的病机都认为由燥热伤津或血虚所致,在治疗上多尊重《内经》"治痿者独取阳明"之说,采用清热、养阴、补虚为主的治疗原则。王端义等认为,燥热伤津而致的痿证固然要"独取阳明",但在临床上遇到有部分病例辨证鉴别乃属于寒湿的痿证,治疗就不能"独取阳明",而应求治于太阴。有一部分痿证病人四肢痿软无力,筋脉弛缓、食少纳呆、胸闷身重,甚至肢冷畏寒、肌肉枯萎,发病前常有感受寒湿之邪的病史,或中阳虚、寒湿内生的见证,苔白或腻,舌质淡,舌体胖,脉濡缓或沉迟。甚则有面色㿠白、气短息微、大汗淋漓、频吐涎沫、全身瘫软、苔白、舌质黯淡、舌体胖、脉细弱无力等正气欲脱之象。治宜温中健脾,或温化寒湿。用黄芪桂枝五物汤、当归四逆汤之类,并可配用马钱子散。此时若用清热滋阴之品,反而加重病情。若正气欲脱者,可配合独参汤、生脉散或参附汤以扶正固脱。频吐涎沫者,尚可用生姜汁、鸡蛋清、蜂蜜、白糖各 30g,搅匀,稍温后分多次频服。

4. 其他　在疾病诊断方面,王永炎教授将肌肉无力或肌肉萎缩同时并见肢体僵直、挛急甚至震颤者诊为"痿痉并病",并见肢体肌肉疼痛者诊为"痿痹并病",并见肢体不能自收持诊为"痿痱并病"。痿痉并病、痿痱并病、痿痹并病等新病名的提出,是在继承的基础上发展创新,其病因病机各有不同。王氏认为痿证发病机制不仅仅局限于传统的肺热叶焦、阳明湿热、肝肾不足等。临床上不论是以暑湿浸淫、湿热下注的格林-巴利,抑或是以湿浊湿热中阻发病的多发性硬化,还是湿浊湿热内蕴的运动神经元病,浊毒损络、经脉损伤、败坏形体是其共同的病理机制。病情轻浅者,经治疗趋于稳定;而正虚浊毒甚者则反复发作、病情顽恶。就其病机病势转归,痿证一般病起于下焦或中下焦(肾阳气化、脾阳运化);疾病发展莫过中焦,因后天之本受损、气血生化乏源,则正愈虚而邪愈盛。因此,在治疗过程中特别注重中焦气化功能,常以甘平益气化浊、疏肝健脾为法顾护中焦脾胃功能;痿证如进一步逆传上焦心肺,心肾阳气不足,督脉受损,则病属危证。若出现吞咽、呼吸障碍则病属难治。在治疗方面重视化瘀祛浊、通络解毒之药的应用,温热毒邪可用清开灵、苦碟子,瘀毒损络加用大黄、干漆、丹红注射液,浊毒寒湿之毒可用颠倒散、温阳解毒之品。汤药常以三仁、四妙、平胃散,加解毒、通络之品。并且根据"风能胜湿",常选用防风、白芷、佩兰、川萆薢等散风胜湿、醒脾化湿之品,不拘于痿证不可用风药之定规。同时,注重阳气运化:治疗上更强调启动一点元阳,改善全身气化,可应用肉桂、硫黄等温阳之品,配合生脉、参麦注射液。不仅如此,在用药方面,在"形不足者补之以气,精不足者补之以味"的原则下,根据此类患者多伴大肉削脱、精血亏虚之证,临床多选用血肉有情之品,如紫河车、猪脊髓、黄明胶等。虚可受补者效果较好。

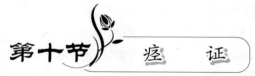

第十节　痉　证

【概述】

痉即强直反张,痉证是以项背强急,四肢抽搐,甚至角弓反张为主要表现,多由邪塞经络,血不养筋,因筋脉拘急而引起的一种病证。

《内经》曰:"湿热内攮,大筋緛短,小筋弛长,緛短为拘,弛长为痿。"大筋(伸肌)緛短拘挛状为痉证,小筋弛长(松弛)为痿证,前者紧张张力高,后者松弛,痉与痿正相反。

瘛疭—瘛者，筋脉拘急也；疭者，筋脉弛纵也，既有筋脉紧张又有松弛，既有拘急又有弛纵，合称为瘛疭。正常的随意运动就是筋脉的拘急松弛的活动，而瘛疭是筋脉拘急松弛活动的时相紊乱，收缩与舒张不协调，收缩未完则又来一个舒张，则表现为瘛疭。如震颤麻痹综合征，肌张力高，表现为铅管样强直或折刀样强直，面肌强直表现为面具脸，躯干及颈肌强硬常呈特殊姿势，重心前移或追重心步态等。如《张氏医通》言："瘛者筋脉拘急也，疭者筋脉弛纵也，俗谓之搐。"即指抽搐是痉证的症状之一。瘛疭主要表现为手足牵引，或伸或屈，一般不伴有角弓反张，所以瘛疭不包括痉证，而痉证包括瘛疭。血虚肝风内动，如肝昏迷早期的扑翼样震颤，年轻人疲劳后细微震颤为动作时颤，老年帕金森病的静止性震颤均属瘛疭。

《温病条辨》所言："蠕动引缩皆为瘛疭"，包括颤振、抖动。如痉挛性斜颈、扭转痉挛都相当于痉证。

关于病因《内经》从外邪立论。《素问·至真要大论》曰："诸痉项强，皆属于湿"；"诸暴强直，皆属于风"。认为本证由风和湿引起。此处暴字当突然解。《灵枢·经脉》曰："经筋之病，寒则反折筋急"，这里指出本证为经筋受病，以寒则收引，因寒也可得病。此处经筋是联缀百骸，维络周身，主司关节运动的筋脉；所谓反折是因筋脉拘急向相反方向折弯，与自然弯曲相反，如胸椎凸出而反凹入。《金匮要略》列有痉湿暍病专篇讨论本证，论其证候将表实无汗的痉证称为刚痉，表虚有汗的痉证称为柔痉。还有项强背，卧不着席，脚挛急，必龄齿，无汗而小便反少的症状描述。脚挛急为下肢拘挛，龄齿为磨牙，无汗而小便反少提示津液不足，论其病因有"太阳病，发汗太过因致痉"；"夫风病下之则痉，多发汗必拘急"；"疮家虽身疼痛，不可发汗，汗出则痉"。太阳病宜汗，但过汗则伤津液，津亏筋脉失养，筋膜燥涩，拘急而致痉；风病宜散宜息，外风宜散，内风宜息，强下伤阴，再发汗复伤阴，必拘急致痉，又疮家身痛为毒热阻络，本有灼阴耗液的一面，理当清解达络，误为表证发汗，汗出阴亡而致痉。可见张仲景认为不但风寒湿之邪发为痉的病因，而津液耗伤筋脉失于濡养，更是发痉的一个关键，这又在《内经》的基础上有了进一步的认识。明·张景岳认为不仅误下、强汗伤津致痉，凡内伤阴虚血少均可发生本证。在《景岳全书》中指出："谓痉之为病，强直反张病也。其病在筋脉，筋脉拘急所以反张。其病在血液，血液枯燥所以筋挛"；"凡属阴虚血少之辈，不能养营筋脉，以致搐挛僵仆者，皆是此证"。此处搐挛僵仆是不仅发痉也可中风。清代温热病学派更提出热盛津伤，肝风内动而行发本证。如叶天士《临证指南医案》中言："五液劫尽，阳气与内风鸱张，遂变为痉。"《温热经纬·薛生白湿热病篇》王孟英按："木旺由于水亏，故得引火生风，反焚其本，以致痉厥。"此处本指肾,厥指昏仆。这时由于温病学说的发展和成熟,使痉证的病因学说也日臻完善。

项背强直相当于脊髓蛛网膜或脑膜刺激征。角弓反张是项背肌强急的重症(卧不着席,背脊肌高度强急),另外肢体拘急发僵,肌张力高者,故强直也属痉。还有现代医学所称局限性癫痫发作,仅有肢体抽搐而无意识障碍者,也包括在痉的范围之内。流行性脑脊髓膜炎、流行性乙型脑类、脊髓蛛网膜炎、脑肿瘤、各种原因引起的高热惊厥,以及神经系统的某些锥体外系的病变如扭转痉挛、痉挛性斜颈等,颈脊椎病、颈脊神经根病等属痉证,以上诸病均可参照中医对痉证的辨证论治处理。

【病因病机】

1. 邪壅经络　风寒湿邪壅滞脉络,气血运行不利,筋脉受病,拘急而成痉。《金匮要略方论本义·痉病总论》指出:"肺者人之正气正血所行之道路也,杂错乎邪风、邪湿、邪寒,则脉行之道路必阻塞壅滞,而拘急蹉挛之证见矣。"又湿热也可致痉,如《温热经纬·薛生白湿热病篇》:"湿热证,三四日即口噤,四肢牵引拘急,甚则角弓反张,此湿热侵入经络脉隧中",痉主于风,而湿兼风化,又湿热内攘大筋缳短,缳短为拘,皆可发痉。

2. 热甚发痉　热甚于里,消灼津液,阴液耗伤,筋脉失于濡养,引起痉病,或热病伤阴,邪热内传营血,热盛动风,引发本证。

3. 气血亏损　《难经·二十二难》曰:"气主煦之,血主濡之",煦即温煦,濡即濡润,失温煦则寒,则筋脉收引,失濡润则燥,则筋脉拘急。误汗误下,产后失血,气血耗伤,不能温养筋脉,因而成痉。如明·虞抟《医学正传》所言:"或产后,或金疮,或跌扑伤,痈疽溃脓之后,一切去血过多之证,皆能成此疾也,是乃虚为本而风为标耳。亦有绝无风邪,而亦能使人筋脉挛急,而为角弓反张之候者,血脱无以养筋故也。"《金匮要略心典》言:"亦有亡血竭气,损伤阴阳而变成痉者",是说气血耗损到相当程度使筋脉失于温煦濡养而致痉,但发痉以血虚不养筋,筋膜燥涩为主,而气虚从之。

4. 瘀血内阻　病久入络或有跌打损伤病史,瘀血内阻,血行不畅,筋脉失养而发生痉证。

总之,痉证为筋脉之病。《医学原理·痉门论》作了比较全面的概括,书中写道:"有气虚不能引导津血以养筋脉而致者;有因津血不足,无以荣养筋脉而致者;有因痰火塞室经隧,以致津血不荣者;有因真元本虚,六淫乘袭,致血不能荣养者;虽有数因不同,其于津血有亏,无以滋荣经脉则一。"

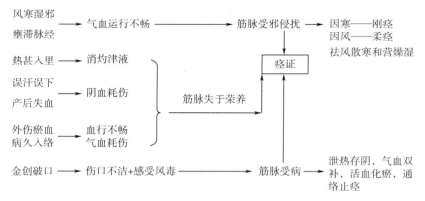

痉证病因病机示意图

【临床表现】

筋脉肌肉失濡而拘急挛缩是痉病共有的证候特征。临床多先猝口噤而发，重者角弓反张，有些仅限于某一脏一腑、一经一络出现一定范围的拘挛、强急。邪壅经络，以发热胸闷、龂齿、腹胀便秘为主；温热致痉以呕吐、自汗、口渴喜饮、两目上窜、昏厥、谵语、牙关紧急为主；阴血亏虚是以禀赋素虚或失血失液，病后而发，伴神疲、气短、自汗等症。

【鉴别诊断】

1. 痫病　该病发作时有意识丧失。除四肢抽搐外，有突然昏仆，不省人事，口吐涎沫，二目上视，或怪叫，移时苏醒，一如常人。痉病无此证，且多无自然恢复者。

2. 厥证　该证以突然昏倒，不省人事，四肢厥冷为主症，甚至也有一厥不复而殆者，一般无四肢抽搐和项背强直等表现。

3. 中风病　该病以突然昏仆，不省人事，或不经昏仆而渐进加重，即以半身不遂、口舌歪斜为主。而痉病无此见证。

【辨证论治】

(一) 辨证要点

1. 辨外感内伤　外感致痉除具有痉证的一般临床表现外，还具有一般外感病所具有的发热、恶寒、脉浮等表证特点，多起病较急，多为实证；内伤致痉则多无恶寒发热的表证，起病较缓，因阴血亏损致痉者，多为虚证，但也可出现虚实夹杂的本虚标实之象。

2. 辨别虚实　本病由外感所致者多为实证；内伤而发者，多为虚证，或虚中夹实。另外，筋脉肌肉拘急挛缩也可能是某些疾病过程中的一种表现，应结合主病,按病传先后,全面考虑,分辨虚实,标本兼顾。

(二) 治疗原则

临证宜详辨外感、内伤及其虚实。外感属实,内伤多虚。治实当祛邪,宜祛风、散寒、除湿、清热;治虚当扶正,宜滋阴养血、息风舒筋通络。

(三) 分证论治

1. 邪壅经络

证候:项背强直,甚则角弓反张,常连及后头痛或全头痛,恶寒发热,肢体酸重,苔白腻,脉浮紧。

分析:项背强直,角弓反张,头痛由风寒湿邪阻滞经络,筋脉拘急而成,恶寒发热,肢体酸重由外邪侵于肌表,营卫不和,湿浊阻于经络肌肉而成,舌脉为外邪在表之征,若白腻苔为湿邪重。

治法:祛风散寒,和营燥湿。

方药:选《内外伤辨惑论》羌活胜湿汤加减。方中羌、独、防、藁本、川芎、蔓荆子皆属风药,辛温升散可祛风。也治湿气在表,是风能胜湿之意。本方主入足太阳膀胱经,发越风湿寒以除项背强直诸症。为何当和营,因外邪侵扰筋脉,营气不行则脉道不通。和营蕴有和血通脉之意,可选加当归、赤芍、丹参之类,仅一二味药即可,和血还可防止大队辛散风药之刚燥偏性,燥湿可于方中加苍术苦辛温,既可发散,又燥中焦积湿。

风寒湿闭阻经脉引起疼痛痹证者多见,但引起痉证以往见之不多,1978年延庆县有散发性病毒性脑炎,脑脊液有80个白细胞。其表现恶寒时间较长,有的有汗,有的无汗,颈项强直,或肢体僵硬,双下肢僵直等锥体外症状。有汗者为柔痉,无汗者刚痉,我们就用《金匮要略》原方治之。北京、延庆、丰隆等地是较寒冷,寒风较大,而致痉。若寒邪盛,恶寒发热无汗,项背强几几,甚至肢体僵硬搐搦者为刚痉,宜解肌发汗,用仲景葛根汤加减。方用葛根15g、生麻黄6g大开肌腠以祛寒,葛根主入阳明经,以断足太阳膀胱传入阳明之经路,解肌养筋舒其挛引,桂枝合芍药以调和营卫。这在西医无特殊治疗,而我们就用治痉(刚、柔痉)方法取得较满意疗效,用几付药后大开肌腠,汗出则筋脉松软,脑脊液正常,至于病毒如何解的不好说了,不要单认为桂枝仅有助心阳作用,早在1933年刘寿山就认为有抗菌作用,所以目前桂枝抗菌作用已被重视,麻黄的作用机制尚不明。

柔痉也可见于临床,是风伤于卫,风邪盛,发热汗出不恶寒,项皆拘急搐搦者为柔痉,宜祛风和营养津,方用瓜蒌桂枝汤加减。方用桂枝汤调和营卫,解表散风,瓜蒌根30g清肺热生津,柔和筋脉,还可使肺热得撤,不致移热于肝肾。

若身热,筋脉拘急,胸脘痞闷,渴不欲饮,小便短赤,此为湿热入络,宜用清化湿热、疏通经络药,通络药可用海风藤、石楠藤、鸡血藤、络石藤、老鹳草、豨莶草、伸筋草、透骨草、四藤四草汤,或加秦艽、地龙、威灵仙、忍冬藤等清化湿热,疏通脉络,或酌加藿香、白豆蔻、薏苡仁宣气化湿。

2. 热甚发痉

证候:发热项背强,甚则卧不着席,口噤齘齿,手脚挛急,或抽搐昏迷,或头痛呕吐(相当于脑炎),或胸脘痞闷,食少,腹胀,便秘,尿赤,苔黄腻或黄糙,脉多弦数有力。

分析:感受温邪,由毒热熏蒸于阳明气分可发壮热,如夹湿邪则发热缠绵,邪热熏灼筋脉,热盛津血乃伤,故项背强,手足挛急,甚则卧不着席,热极动风,蒙闭心神而致抽搐昏迷。以火热上炎,湿浊上扰,清窍阻遏,胃失和降可见头痛呕吐。阳明燥热内结,腑气不通,宿滞阻于中焦则衍生胸脘痞闷,食少腹胀便秘。热注膀胱则尿赤,苔脉皆实热壅滞之象。

治法:泄热存阴,凉营解毒。

方药:先用《温病条辨》增液承气汤,方用硝、黄荡涤积热以急下存阴,玄、地、麦以养阴增液,使热去津回,则痉证可以缓解。如热盛伤津,阳明经热盛为主,见症为四大(大热、大汗、大烦渴、脉洪大)而发痉乃高热惊厥,可用白虎汤或加人参、沙参、西洋参。若阳明经热盛兼有湿者,胸脘满闷者用苍术白虎汤。临床上治疗急性热性病,要抓早治,毒热虽盛但未至大虚,疗效很好,如大脑炎类,是湿邪上受,首先犯肺,下传阳明,皆为顺传,用上法使毒热有出路,用药恰到是处就有效。

若邪热内传营血,气营两燔,热盛动风,当平肝息风,解毒热止痉挛,方用《通俗伤寒论》羚角钩藤汤合《疫疹一得》清瘟败毒饮加减,方用羚羊角粉2g(分冲)、菊花、桑叶(外风能散,内风能息),钩藤清热凉肝息风止痉,白芍、甘草酸甘化阴配生地养阴增液,柔肝舒筋,金银花、连翘(可透热转气),大青叶解毒清热,知母、生石膏清气分实热,鲜芦根、丹皮凉血生津,可清营分热邪,有热痰者用贝母、竹茹,尚可加天竺黄、竹沥。

若因热致痉而昏迷者,可配用三宝安宫牛黄丸(《温病条辨》)和至宝丹(《局方》)以清热开窍。本院(东直门医院)常用静点清开灵,若邪热日久灼伤真阴,症见时时发痉,舌干少苔,脉虚数,可用《温病条辨》大定风珠加减(白芍、阿胶、龟板、熟地、火麻仁、五味子、牡蛎、麦冬、甘草、生鳖甲、鸡子黄)以平肝息风,养阴止痉。本类证候流脑、乙脑多见,如北京儿童医院曾观察1000例流脑、乙脑者,强调解毒清热,强调早治。目前我国治疗乙脑,其疗效居世界首位。治脑炎也宜早,其证的诊断:发烧头痛,腰穿可做依据,治宜解毒为重,但要辨证论治,毒不

205

去,热不退,必生变,痉厥闭脱等,虽痉也当宜早治,勿使大虚,如时时发痉病,久则预后不良。

3. 气血亏损

证候:素体血气两虚,或于失血之后,项背强急,手足瘈疭,或四肢抽搐,头昏目眩,自汗乏力,舌质淡红,脉象细涩。

分析:气血两虚,不能营养筋脉,故项背强急、四肢抽搐,瘈疭(抽搐为阵挛性大动作,而瘈疭除抽搐外尚包括抖动的小动作,皆属风,大同小异),气血互根,血为气之母,气为血之帅,血虚不能上奉于脑,故头目昏眩,血去而元气耗伤,卫外不固则自汗乏力,还可见神疲气短,舌淡红、脉细涩为气血亏虚,肝筋受病。

治法:气血双补。

方药:《正体类要》八珍汤加减,方中人参、白术、茯苓、甘草益气健脾,以助血之生化,当归、熟地、白芍、川芎补血调血,充养血脉,使筋脉柔和而痉病自愈。本证据经验可用小建中汤加减,原为治少腹弦急腹中痛,又黄芪建中汤治虚劳里急诸不足,此处用治气血亏耗之痉。方中寓有桂枝汤调肝健脾之意,加入饴糖,倍量白芍是甘酸化阴,柔肝和血,饴糖味甘,可以缓急,总以柔肝舒筋缓急治本为主,遂加防风、全蝎、蜈蚣、白蒺藜之类以定风。

若兼脾阳不振,宜加干姜、桂枝、饴糖温中健脾,若兼肾阳不足宜加补骨脂、肉豆蔻、五味子、吴茱萸、附子、肉桂温阳益肾。

4. 瘀血内阻

证候:形体消瘦,项背强直,四肢抽搐,头痛神疲,舌质黯或有紫斑,脉细涩。

分析:外伤瘀血或久病不愈,邪由气分深入血络,以致血行不畅,筋脉失养可见如上脉症。

治法:活血化瘀,通络止痉。

方药:选《医林改错》通窍活血汤加减。方用赤芍、川芎、桃仁、红花活血化瘀,麝香(3g 以绢包入煎,煎后尚能入药制丸),遂开窍通络,使血行而筋脉得养,则痉证可以缓解。如兼气血不足,可加当归、熟地、人参、白术等益气养血。

止痉散可常规服用(全蝎蜈蚣粉)。

痉分外感内伤,虚证实证。一般说外感发痉,多属实,宜先祛其邪,内伤发痉,多属虚证,当先扶正,外感属风寒湿邪偏胜者,表现有刚、柔痉之分,治宜祛风散寒胜湿,属邪热入里,消灼阴液引起者,治宜泄热存阴,用白虎汤,若兼内湿者,用苍术白虎汤。临床上痉证以老年为多,内伤为主,气血亏虚、肝肾精血不足者不少见,如老年人常见的震颤麻痹综合征,有三种证候:痰热生风,治清化痰热,三仁汤加减(薏苡仁、茯苓、萆薢、白豆蔻、半夏、黄芩、羚羊角粉)疗效好;属气血亏虚者,宜益气养血;肝肾阴虚(腰痛腿软、目干涩、头晕目眩、脉细弦数)治宜育阴息风,选杞菊地黄丸或大小定风珠,取效慢,欠满意(但西医用左旋多巴,效不满意,副作用也大);属瘀血内阻者,治以活血通络。因津伤血少致痉最多,故滋养营阴在治疗上为不可忽视的一环。

5. 温热致痉

证候:壮热头痛,呕吐,自汗,口噤,抽搐,角弓反张,甚则神昏,谵语,口渴喜饮,舌质红绛,苔黄燥,脉弦数或洪数。

分析:外感温热邪气,火热炽盛,消灼津液,筋脉失于濡养而发病。

治法:清热透络,镇痉止抽。

方药:羚麻白虎汤,方以白虎汤泄热生津,羚羊角清热解毒而镇痉,天麻缓急止抽。

6. 真阴耗伤

证候:手足蠕动,时时发痉,伴形消神疲,心中憺憺大动,舌干绛或光绛无苔,脉虚数。

分析:温病邪热久羁,灼伤真阴,或久病真阴匮乏,髓失所养,筋燥而急,故见时时发痉,手足蠕动、神倦等;真阴耗伤,心脉乏于濡养,故心中憺憺大动;舌干绛或光绛无苔,脉虚数,为阴液大虚之征。

治法:滋阴息风。

方药:三甲复脉汤加减。药用生鳖甲、生龟甲、生牡蛎、生地黄、白芍、麦冬、阿胶、麻仁。方中鳖甲、龟甲、牡蛎咸寒质重味厚,能沉降下焦,滋补肝肾之阴,潜阳而息内动之风,共用为君;生地、白芍、麦冬甘寒、酸甘微寒,有滋阴清热、柔肝增液以缓筋急之功,共用为臣;阿胶滋阴补血,麻仁养血润燥,共用为佐药。方中诸药味纯力厚,滋补力强,久于大补阴血、滋阴潜阳治本虚之中而收息风止痉之功。

【转归预后】

痉证分外感与内伤两类。外感者多属实证,此时正气未虚,治疗得当,多可以较快好转或治愈。若热甚风动致痉,治疗不及时或治疗不当,则往往热毒内陷,痉厥并见,病情凶险,可危及生命。若热盛伤阴,肝肾精竭,则转为虚证,或虚实夹杂,致病情迁延难愈。内伤致痉多为虚证,病势较缓,可缓调治本,但常易感受外邪,此时则又虚中有实。至于瘀血致痉,一般多为久病入络或颅脑外伤所致,瘀血虽为实邪,但常本虚标实。

【预防护理】

积极治疗易致发痉的原发病。如外感者,当及时疏解外邪,以免邪壅经脉;

热甚者,当及时清解以护阴津,甚至通腑泄热,急下存阴,以防热极生风,或热盛伤津,肝风内动,筋脉失养;阴虚血亏者,当积极补益气血,滋养阴液,以濡养筋脉。

重视痉证的先兆表现。痉证发作前常有双目不瞬、口角肌肉抽动、肌肉瞤动等先兆,及时给予治疗以防止发痉。

痉证发作期间,应保持病房安静,避免各种不良刺激可减少痉证的发作。

痉证发作时易导致窒息,应注意检查口腔,除去假牙,以防堵塞气道。

痉证常是危重病的一种表现,故应注意观察项背强急、四肢抽搐程度,神志变化,瞳仁大小、血压、心率、呼吸等生命体征的变化,以便及时作出正确的判断和相应的处理。

【小结】

痉证是以项背强急、四肢抽搐,甚则角弓反张为特征的一种病证。其病因或为外感,或为内伤。外感不外是风、寒、湿、热之邪外袭;内伤则多是素体气血、阴津亏虚,或汗、吐、下太过,或失血过多致阴虚血少;或久病瘀血内阻。其病机则不外是筋脉失养或热甚风动而致痉。外感致痉者,起病多急,病程较短,多属实证;内伤发痉者,起病较缓,病程较长,多属虚证,或虚实夹杂。痉证的治疗,外感者以祛邪为主,但又当根据风、寒、湿、热之不同,分别采用祛风、散寒、除湿、清热之法;若热甚风动,或热盛津伤,阴虚风动则当用清热息风潜阳,或通腑泄热、急下存阴之法。内伤者则以补虚扶正为先,根据其阴虚风动、气血亏虚的不同,采用滋阴潜阳,息风止痉,或补益气血,濡养筋脉之法。至于久病入络或颅脑外伤致瘀血内阻者,又当采用活血化瘀,或益气活血通络之法。

【现代研究】

1. 理论研究 天津中医研究所对《金匮要略》关于"痉病"的论述进行了详细的总结,认为《金匮要略》中关于痉病的观点无疑是在《内经》的基础上发展起来的,并进一步指出了"痉病"的辨证论治要领,为后世研究这一病证奠定了理论和实践的基础。痉病的病因病机:根据《金匮要略》条文体会,大致可区分为外感、内伤二类:(1)六淫外邪,干忤经络。六淫外邪侵袭人的筋脉,无论阴邪、阳邪,郁闭过久,均能化燥生风。六淫外邪,侵袭人体,导致痉病的发生,又可分为如下二种情况:①外邪深入,正不胜邪,里热壅盛,转入阳明,耗灼津血成痉。②津血素虚之人,感受外邪,致筋脉津血更加枯竭,诱发成痉。(2)内伤气血,损伤筋脉。出血过多,过汗过下等,均可导致气血内伤而成痉病。痉病的脉证:凡遇到颈项强急、齘齿、角弓反张、脉象紧而弦的病人,就可作出痉病的诊断。痉病的治疗:关于痉病的治疗,在《金匮要略》中,仲景提示我们有三条,即在痉病主症的基础上,举见"太阳病"症状,有汗者用瓜蒌桂枝汤,无汗者用葛根汤。二者都是六淫外邪侵袭人体之后,诱发而成的病。所不同者,主要在于表现之兼证有虚实之分。前者,为外邪袭表,津血伤于内的表虚证,故用瓜蒌根之苦平微寒入于阴,益阴分之津血而清热;合桂枝汤调和营卫。后者,为外邪闭于外,气拒于内的表实证,故用葛根之甘平,疏通经隧而生津;用麻黄之温,开腠理之闭塞;合桂枝汤调和营卫。此外,第13条云:"痉为病,胸满口噤,卧不着席,脚挛急,必龂齿,可与大承气汤。"这是外邪入里,里热壅盛,失于开泄,邪陷阳明,津血耗伤,内有燥实的痉病。《素问·至真要大论》云:"热淫于内,治以咸寒。"故用大黄、芒硝之咸寒泄其燥热,以枳实、厚朴之苦辛开其壅塞。这里值得注意的是,用大承气汤的目的,在于急下存阴,假如燥实不著,不可妄投,即使确有承气之指征,必须本着"得下止服"的原则,以防过下更伤阴液之虞。仲景于本条文中用"可与"字样,就是申明此义。

《湖南中医学院学报》对《五十二病方》中有关"痉病"的论述进行了深入报道。该书论述痉病根据不同病因将痉病分为伤痉和婴儿索痉二类:①伤后受风:这主要是指伤痉的病因,如"痉者,伤,风入伤","诸伤,风入伤"。伤,指金刃、竹木、跌打等多种损伤。是说机体某处意外为金刃等损伤以后,疮口未合,风邪内入,即引起伤痉之病,见肌肉痉挛、屈伸不利之症,相当于现今所说的破伤风。而这里所说之"风",既指外来的风邪,又当包括多种外来邪气,在痉病治疗论述中,如1条云:"一熨寒汗出",3条谓:"下膏勿绝,以驱寒气",就说明寒邪也随风入,风寒之邪乘伤口未合并而侵入,则导致痉病发生。《五十二病方》认为,破伤风的病因是受风寒外邪的侵袭。"伤后受邪"病因说,是世界医学史上关于破伤风病因的最早记载。②产后感湿:这主要是言婴儿索痉的病因。原文谓:"索痉者,如产时居湿地久",则会导致婴儿关节强直、牙关紧闭之症。婴儿索痉,当为小儿脐带风病。新生儿破伤风,分娩时如居住条件潮湿而不卫生,断脐时容易感染污物,毒物入侵脐部,以致经络受阻,营卫瘀滞,气血不运,肝风内动而成。这实际上提示了分娩时要改善居住条件及注意卫生的问题。《五十二病方》关于痉病的治疗方法多样,在受伤之初及时予以治疗,保持疮面清洁,促使伤口早愈,风毒之邪不得入内,"伤痉"则无从发作。关于"诸伤"的治法,在当时来说是比较全面的,主要包括清洗疮面(如用黄芩或硝石水溶液冲洗)、止血(如用人发或败蒲席烧灰外敷)、止痛(如用荠菜子为散兑酒服)、清热解毒(如黄芩等)通过内外并治,以令创伤早愈。《五十二病方》还认为"诸伤"的治疗必须抓紧时机,谓"治病毋时",即外伤病人不受时间限制,一旦受伤,当即治疗,同时还须注意治疗期间不要食用油腻、腥荤之品,并须禁忌房事,"毋近肉",通过多种措施,则创伤可愈,伤

209

痉得防。在医疗条件十分简陋的古代,劳动人民在长期医疗实践中,就积累了丰富的经验,总结了多种多样的治法,据书中所载,可分内治外治两个方面:内治法:发汗散邪、温养阳气;外治法:熨法、敷法等。

2. 辨证研究　有人认为其病机多因感受外邪,经脉壅塞;或热结胃腑,热极生风,或邪热久羁,水亏木劲;或汗下伤阴,或失血过多,筋失润荣,或五志化火,或肥甘生热,风火煽动,而使筋脉强直,气血运行不利,而致痉病。本病的治疗,必须辨别外感与内伤,虚证与实证。若邪客经脉者,宜疏风散邪;邪结阳明者,宜通腑泄热;热极动风者,宜泄热息风;肝阳化风者,宜镇肝息风;风痰窜络者,宜息风涤痰;虚风内动者,宜滋阴潜镇;营血亏少者,宜养营柔肝。

痉证慢病研究方面,多见于神经系统疾病和部分肌肉疾病,如施杞教授从痉证、痿证论治脊髓型颈椎病,疗效显著,拓展了颈椎病的中医内治祛。脊髓型或以脊髓型为主的混合型颈椎病归属为痉证范畴者,根据血瘀、腑实、水肿、外感症状、虚实特点及所表现的轻重缓急分五型论治。①气滞血瘀型:方选血府逐瘀汤加减。②腑实内聚型,方选大承气汤。③浊水闭阻型:方选十枣汤。④邪壅经络型:方选羌活胜湿汤或栝蒌桂枝汤。⑤阴血亏损型:方选四物汤合大定风珠。

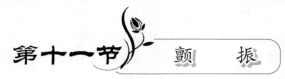

第十一节　颤振

【概述】

颤振是指以头部和肢体摇动、颤动、抖动为主要临床表现的一种证候。轻者仅有头摇或手足微颤,尚能坚持工作和自理生活;重者头部摇撼大动,甚至有痉挛扭转样动作,手颤抖连及上肢也动,并且颤动不止,下肢则因颤动而不能步履,重者还常兼有项强,四肢拘急。本病青壮年少见,中年以后发病的逐渐增加,老年人发病较多。

关于本病的文献资料比较零散,惟王肯堂、楼英、张璐等医家著述中列有颤振一证,专门讨论病机、证候、立法及治疗。如王肯堂所著《证治准绳》一书记有:"颤,摇也,振,动也。筋脉约束不住而莫能任持,风之象也。"这里指出颤振因筋脉失于约束应属风病。王肯堂还结合自己的临床经验介绍了本病的治法方药,对于当今开展本病的临床研究具有一定的参考价值。

颤振与现代医学所称震颤麻痹综合征相类似,还应包括表现为头摇、肢体颤动为主的某些锥体外系病变,就其中医药的治疗均可参照颤振的辨证论治加以处理。

【病因病机】

颤振是筋脉受病,其症状表现应属内风,其病位以肝为主,涉及脾肾,其病机是由筋脉失于约束而成。如王肯堂所说:"肝主风,风为阳气,阳主动,此木气太过而克脾土,脾主四肢,四肢者,诸阳之末,木气鼓之故动。经谓风淫末疾者,此也。"论其病因由禀赋不足,精血亏乏,或老年阴血不足,少水不能制火,或脾不健运,气虚痰盛,痰浊化热,诸多原因皆可生风而发为本证。

1. 禀赋不足 其母体弱多病或于妊娠期间营养不良,或是早产不足月,此由先天肾精不足,血虚筋脉失养,故自幼年即有头摇手颤诸症,并且常因过劳而震颤症状加重。

2. 年老久病 年逾四十阴气自半,尤其是六旬以上的老人,阴血不足,筋脉失于气血的温煦濡养,以致筋膜燥涩拘急,演变为内风。此类患者多是既有震颤又兼强直,因强直而动作笨拙,走路困难,同时还常兼有表情呆板、反应迟钝、记忆减退等自然衰老的症状。

3. 劳欲、劳倦过度,耗伤脾胃之气 嗜欲无度,摄生不慎,耗竭肾精,而致脾肾俱虚,脾虚健运失司,气血虚弱,筋脉失濡养,肾精亏虚,脑髓不充,筋骨失养而致颤病。

4. 痰热生风 丹溪创有痰热生风之说,因气虚脾运力薄而痰浊内生,又多因情志之火所激,痰浊化热。此痰热之邪内侵筋脉,阻滞气血可使筋脉失于约束而莫能任持,发为颤振之证。

近年来笔者通过对老年性震颤麻痹综合征20余例的临床观察,依据症状舌象脉象表现,视其证候应属本虚标实。本虚为肝肾不足,气血亏虚,又以肝肾不足为多见,标实以内风、瘀血、痰浊为主。舌象看,本组20余例舌质均黯而且常见瘀点瘀斑,故兼瘀血阻络者为多,按中医理论分析,中年以后发此病者,由气阴不足所成。以气帅血行,气虚而血行滞涩,又有部分病例因痰热阻滞则血行不畅,故治疗本病应重视活血化瘀治则的运用。

【临床表现】

本病以头部及肢体摇动、颤抖,甚至不能持物为其共同特征。临床上发病缓慢,始则头摇肢颤,不能自持,甚至头与肢体震颤不已,不能持物,食则令人代哺;继而肢体不灵,行动缓慢,表情淡漠、呆滞;终则口角流涎,甚或卧床不起。

【鉴别诊断】

本病与瘈疭的鉴别:瘈疭即抽搐,多见于急性热病或某些慢性疾病急性发作,抽搐多呈持续性,有时伴短阵性间歇,手足屈伸牵引,弛纵交替,部分病人可有发热,两目上视,神昏等症状;颤振是一种慢性疾病过程,以头颈、手足不自主颤动、振摇为主要症状,手足颤抖动作幅度小,频率较快,而无肢体抽搐牵引和发热、神昏等症状,再结合病史分析,辅以实验室及颅脑 CT、MRI 等检查,二者不难鉴别。

【辨证论治】

(一)辨证要点

颤振首先要辨清标本虚实。肝肾阴虚、气血不足为病之本,属虚;风、痰、瘀、火等病理因素多为病之标,属实。一般震颤较剧,肢体僵硬,烦躁不宁,胸闷体胖,遇郁怒而发者,多为实证;颤抖无力,缠绵难愈,腰膝酸软,体瘦眩晕,遇烦劳而加重者,多为虚证。但病久常标本虚实夹杂,临证需仔细辨别其主次偏重。

(二)治疗原则

本病的初期,本虚之象并不明显,常见风火相煽、痰热壅阻之标实证,治疗当以清热、化痰、息风为主;病程较长,年老体弱,其肝肾亏虚、气血不足等本虚之象逐渐突出,治疗当滋补肝肾,益气养血,调补阴阳为主,兼以息风通络。由于本病多发于中老年人,多在本虚的基础上导致标实,因此治疗更应重视补益肝肾,治病求本。

(三)分证论治

本病属本虚标实之证,常有肝肾不足、气血两虚、痰热生风三种证候类型,其证治分述于后:

1. 肝肾不足

证候:颤振日久,可幼年起病,也可有中壮年及老年发病者,震颤幅度、程度较重。常兼眩晕头晕,耳鸣,失眠多梦,腰酸腿软,肢体麻木,老年人可兼见呆傻健忘、筋脉拘紧、动作笨拙等症,舌体偏瘦,舌质黯红,少苔,脉细弦或沉细弦。

分析:系肝肾精血不足,筋脉失养,肝阳偏亢,阳盛化风而成。眩晕耳鸣,失眠多梦是虚阳上扰,神舍不安的表现,肾主腰膝由肾虚而腰膝酸软,肢体麻木是由血虚经脉失养所致。至于老年人多兼呆傻健忘是肾虚脑髓不充的缘故。筋脉拘紧,动作笨拙,甚而呆滞不动已成废人,以肾者作强之官,伎巧出焉,此由精血亏乏,肾虚而伎巧功能减退乃至丧失,故精细动作不会做,运动减少,重症呆滞不动,苔脉皆是阴虚血少之征。

治法:滋补肝肾,育阴息风。

方药:选《丹溪心法》大补阴丸合《小儿药证直诀》六味地黄丸加减,改丸为汤。药用龟板、生地、熟地、何首乌、山萸肉、玄参滋补肝肾阴液而能潜纳浮阳;丹皮、知母、黄柏滋阴降火,加入钩藤、白蒺藜、生牡蛎可以平肝息风,茯苓、生山药益气健脾以滋生化之源。

2.气血两虚

证候:肢体颤振日久,震颤幅度、程度较重。精神倦怠,四肢乏力,自汗,头晕眼花,舌体胖,边有齿痕,舌质黯淡,夹有瘀点,脉细弱。

分析:系气血两虚筋脉失于温煦濡养,更兼久病入络,血瘀气滞,故颤振症状较重。倦怠、乏力、腿软、自汗是气不足,头晕眼花是血虚不能上荣清窍,舌象、脉象均可说明气血不足。

治法:益气养血,息风活络。

方药:选用《正体类要》八珍汤合《杂病证治新义》天麻钩藤饮加减。药用人参或党参、茯苓、白术补气;当归、白芍、熟地养血;天麻、钩藤、生石决明平肝息风;杜仲、桑寄生益肾;益母草、川牛膝再加丹参活血通络。

3.痰热生风

证候:颤振可轻可重,震颤尚可自制,常兼胸脘痞闷,头晕口干,咯痰色黄,或多汗,舌苔黄腻,脉弦滑数。

分析:系痰热内蕴,阳盛风动,而筋脉失于约束,致使颤振发生。胸脘痞闷,头晕口干,咯痰色黄皆由痰热而生,舌象脉象也属痰热动风之征。

治法:清化痰热,兼以息风。

方药:选用《济生方》导痰汤合《杂病证治新义》天麻钩藤饮加减。导痰汤即二陈汤加入南星与枳实,本方可以燥湿豁痰,行气开郁。为清化痰热可用胆南星,再与天麻钩藤饮中山栀、黄芩苦寒清热之品配伍药效更好。天麻、钩藤、生石决明、川牛膝用以平肝息风,潜阳降逆。

4.痰阻络证

证候:仅见头部轻微动摇,或见手足或单个肢体僵硬,时有颤振,活动欠灵活。兼见头晕,视物模糊,耳鸣,舌质黯淡,苔薄白或白腻,脉弦或弦滑。

分析:痰浊瘀血内停,虚风内动,风与痰瘀相搏,闭阻脉络,或风痰瘀血,阻于络道,以致筋脉气血不通,则肢体拘急、强硬,或见头部动摇,单一肢体轻微颤动;风痰阻于脑络,清窍失养,则有头晕、视物模糊、耳鸣等;舌黯淡,舌苔白腻,脉弦也是风痰瘀血内阻之征象。

治法:平肝息风,化痰通络。

方药:二陈汤合天麻钩藤饮加减。方中天麻甘平,入肝经,性润质柔,功擅平肝潜阳,息风止痉,钩藤甘微寒,息风止痉,清热平肝,二者合用息风止痉而平潜肝阳,用以为君;清半夏、陈皮、茯苓理气化痰,健脾祛湿,丹参、赤芍、鸡血藤养血活血,化瘀通络,共用为臣;川芎辛温升散,上行头目,行气活血祛风止痛,菊花辛甘苦微寒,入肝经,平肝潜阳,息风止痉,白蒺藜苦降,入肝经,平肝潜阳,活血祛

213

风,三者共用为佐使药。诸药合用,共奏平肝息风、化痰通络、调和气血之效。

【转归预后】

本病多见于中老年,丹溪曰:"人过四十,阴气自半",故病后每见逐渐加重而治疗颇难。辨证准确,用药得当可延缓自然加重过程。若病情发展不能控制,逐渐加重,可转为痴呆病,预后较差。

【预防护理】

预防颤证应注意生活调摄,保持情绪稳定,心情舒畅,避免忧思郁怒等不良精神刺激,饮食宜清淡、富有营养,忌暴饮暴食及嗜食肥甘厚味,戒除烟酒等不良嗜好。此外,防止中毒、中风、颅脑损伤对预防颤证发生有重要意义。

颤证病人生活要有规律,保持心情愉快和情绪稳定。平时注意加强肢体功能锻炼,适当参加力所能及的体育活动,如太极拳、八段锦、内养功等。病室应保持安静,通风好,温、湿度宜人。对卧床不起的患者,注意帮助患者翻身,经常进行肢体按摩,以防发生褥疮,一旦发生褥疮,要及时处理,按时换药,保持疮口干燥,使褥疮早日愈合。

【小结】

本病是以头部或肢体摇动、颤抖为主要临床表现的病证。其常见原因有年老体虚、情志过极、房事不节、饮食失宜、劳逸失当或其他慢性病等,致使肝脾肾病损,肝藏血主筋,血虚筋脉失养,则风动而颤;脾为气血生化之源,主四肢、肌肉,脾虚则生化不足,不能濡养四肢筋脉;肾阳虚衰,筋脉失于温煦,肾虚精亏,肢体筋脉失养,神机失用,而筋惕肉瞤,渐成颤证。治疗重在益气养血、温阳育阴、填精补髓以治本;息风、祛痰、化瘀以治标。临证适当配伍息风止颤之品,对风阳内动者,治宜潜阳息风;痰热动风者,宜清热化痰息风;气血亏虚者,宜补益气血;髓海不足者,宜填精益髓;阳气虚衰者,宜补肾温阳。对本虚标实、虚实夹杂者,又当根据具体情况,或急治其标、缓治其本,或标本兼治,皆须灵活变通。本病为难治病证,部分患者呈逐年加重倾向,因此,除药物治疗外,还应重视调摄。

【现代研究】

北京中医学院东直门医院内科运用中医药治疗震颤麻痹综合征15例。15例中年龄最大者80岁,最小者49岁,平均年龄62岁,平均病程4年。初治病人1名,复治病人14名,复治病人为以往不同程度地接受过安坦、金刚烷胺等治疗疗效不满意者,或服用左旋多巴及脱羧酶抑制剂等虽有效果,但终因副作用而被迫停药者。本组15例依据症状、舌象、脉象的观察进行辨证治疗,一般不用西药。治疗结果:其有效率为86.8%,基本痊愈加显著好转者占33.2%。通过治疗观察,作者认为本病多本虚标实,以虚为主,虚在肝、肾、脾三脏,虚中夹实,实见风、痰、瘀等表现。此 15 例病人可见三种证型:气血两虚,血瘀风动;肝肾不足,血瘀风动;痰热生风。治疗方面是在辨证分型的基础上拟用益气健脾、养血育阴、息风活络、清化痰热等治则,依法选药订方。其中痰热生风证候属实,治疗效果也好。

上海第一医学院附属华山医院神经科等以头针治疗震颤麻痹症 53 例,男 34 例,女 19 例,年龄 39~74 岁,病程 8 个月至 18 年。针前均用过抗胆碱能药物,疗效不理想。头针部位,如一侧肌张力增高为主而肢体抖动不明显者,主要取患肢对侧的运动区上 1/5 及中 2/5;双侧有病者,取双侧运动区上 1/5,中 2/5;头面部及颞部有抖动者,另加运动区下 2/5;躯体抖动、肌张力增高者,取患肢对侧的运动区及舞蹈震颤控制区。操作:用 701 型脉冲式电麻仪,将 28~30 号不锈钢针刺于头皮下,进针达所需深度后通电,频率每分钟 120~150 次左右,通电量大小,以病人能耐受为度,时间 20 分钟。疗程:每天治疗一次,15 次为一疗程;有效者于第一疗程结束后休息 3~5 天,再进行第二疗程。疗效:53 例中 11 例(28.8%)显效,30 例(56.6%)好转,有效率 77.4%,其疗效与临床类型有一定的关系,以强直为主的患者效果较好,震颤为主者效果较差。另外,疗效与疗程有关,病程长,病情严重,并出现肢体肌肉挛缩或畸形者,头针治疗往往无效。

近年针对帕金森病的中医临床研究,从症状学到证候分类,完成了较为细致的规范化研究。在此基础上,形成了"中医老年颤证诊断和疗效评定标准"[北京中医学院学报,1992,15(4):39]。在帕金森病基本病机的认识中,对"邪实"的认识更有针对性,病深病久所以痰瘀长时间内停,成顽痰死血。王氏以此为依据,组方"颤振平胶囊"。作为东直门医院的中药院内制剂,在临床使用多年,成为中药治疗帕金森病的特色疗法。[中药颤振平治疗老年颤证临床和实验研究,北京中医药大学学报,1999(6):57-60]。

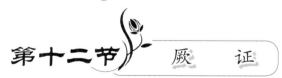

第十二节　厥　证

【概述】

厥证是由于阴阳失调,气机逆乱,升降失常引起的以突然昏倒、不省人事为主症,多伴有四肢厥冷,面色苍白或青紫,移时逐渐苏醒,可有反复发作的一种病证,一般厥后在几秒或几分钟后清醒,一般醒后不留后遗症(有的近期可有身体乏力不适觉,但很快消失),但是发病严重的,可一厥不返而死亡。

对厥证概念,中医书籍认识不一,有的认为厥证即是四肢厥冷,这可能受《伤寒论》厥阴篇影响,中医内科所讲厥证一定有突然昏倒、不省人事,多伴有四肢厥冷,这就意味着四肢厥冷在厥证患者中不一定均有。换言之,厥证可以出现四肢厥冷,但四肢厥冷并非尽是厥证,厥证移时逐渐苏醒应该包括意识转清,手足转温,当然应该注意有一厥不醒而死亡的,所以说厥证是个急候,故《类经·厥逆》张介宾按:"厥者,气逆则乱,故忽为眩仆脱绝,是名为厥……轻则渐苏,重则即死,最为急候。后世不详察,但以手足寒热为厥,又有以脚气为厥者,谬之甚也。"指出将手足寒热命为厥是错误的。

厥证最早见于《内经》,列有专题论述,如《素问·厥论》指出人体阴阳平衡,气血调和,则生理机能正常,如阴阳不相顺接,气血也不循常道,呈现逆乱之象,发生突然眩仆昏倒称为厥证,"厥……或令人暴不知人,或半日至一日乃知人者","阳气衰于下,则为寒厥……寒厥之为寒也,必从五指而上膝……"指出厥之主症一是意识障碍,一是手足厥冷,据病因病机不同,《内经》中又分五厥:

1. 煎厥 《素问·生气通天论》曰:"阳气者,烦劳则张,精绝,辟积于夏,使人煎厥。目盲不可以视,耳闭不可以听,溃溃乎若坏都,汩汩乎不可止。"患者多为阳亢阴虚之体,再加从事持久繁重劳动,则阳气更亢奋,阴精消耗日益增加,一旦为暑热之邪所伤,精绝于内,阳气浮越,阴竭阳脱,气血逆乱,见有目眩,耳鸣,甚则昏不知人。

2. 薄厥 《素问·生气通天论》曰:"阳气者,大怒则形气绝而血菀于上,使人薄厥。"薄——逼迫,菀——郁积,大怒则肝气上逆,气为血帅,肝气逆,则肝所藏之血随气逆上,而郁积于上,形成上实下虚,气血郁则闭塞清窍,清窍不利则突然晕厥。

3. 大厥 《素问·调经论》曰:"络之与孙脉俱输于经,血与气并,则为实焉。血之与气,并走于上,则为大厥,厥则暴死,气复反则生,不反则死。"气血偏聚大经,大经之气血又偏要于上,上盛下虚,上闭清阳而致晕厥,如气血返于脏则有苏醒之机,气血不返则死。

4. 暴厥 《素问·大奇论》曰:"脉至如喘,名曰暴厥,暴厥者,不知与人言。"张志聪认为暴厥是"痰水上壅"所致,痰湿蒙蔽心窍则神志不清,痰湿盛则脉来如喘动,急速而滑,节律不匀。

5. 气厥 《灵枢·五乱》曰:"清气在阴,浊气在阳,荣气顺脉,卫气逆行,清浊相干,乱于胸中,是谓大悗……气乱于臂胫,则为四厥;乱于头,则为厥逆,头重眩仆。"由于气机紊乱,逆于常道,清浊之气相互干扰,气逆臂胫则四肢厥冷,气逆于头部,干扰清阳,则见头晕仆倒。

以上五厥早在几千年前即提出,至今尚有指导意义。

《金匮要略》、《伤寒论》论厥主要是手足逆冷,如《伤寒论》厥阴寒证:"手足厥寒,脉细欲厥者,当归四逆汤主之。"

《伤寒明理论》言:"伤寒厥者,何以明之?厥者,冷也,甚于四逆也。"

《儒门事亲》言:"厥之为状,手足及膝下或寒或热也……厥亦有令人腹暴满不知人者,或一二日稍知人者,或卒然闷乱无觉知者……有涎如拽锯,声在喉咽中为痰厥,手足搐搦者为风厥,因醉而得之为酒厥,暴怒而得之为气厥……"这里论厥包括手足厥和昏不知人,并据病因和临床表现分为尸厥、痰厥、风厥、酒厥、气厥等。

《医学入门》、《医贯》、《景岳全书》等在前人的基础上,结合临床对昏厥加以充实,据不同原因提出气、血、痰、食、暑、尸、酒、蛔等厥,对不同类型之厥有不同的治疗方法,对后世医学分类及治疗有指导意义。本篇所述之厥是以昏不知人为主症,据不同病因机分为气、血、痰、食、暑五厥加以讨论。

了解西医范围,有助于掌握病情变化,及时治疗及加强预防。虚脱:过分劳累,阳气消耗。中暑:炎暑或高温引起暑厥。低血糖:饥饿性或胰岛素应用过量。高血压危象:突然血压增高,血管痉挛。颈椎病:骨质增生。椎-基底动脉供血不足。颅内占位性病变。急性失血失液:血压突然下降致脑缺血。各种晕厥:心源性晕厥:急性心律失常(房颤、频发室早、心动过速过缓、心反应性停搏、心肌梗死等);血管运动性:原发体位性低血压、血管抑制性晕厥(精神刺激)、颈动脉窦性症候群;排尿性晕厥:腹压下降,血管扩张;咳嗽性晕厥:胸腔压升高,回心血减少。精神性疾患:癔症。

以上诸病包括在厥证范围内,处理可参厥证。

【病因病机】

中医认为人有气则生,无气则死。气为血帅,气行则血行。气为阳,血为阴,人身之气血处于永恒运动之中,其运动有一定的规律和方向(通常把气的运行机转称为气机),包括脏腑之气的升降,经络之气的动行,一旦气机逆乱,升降失常,阴阳失调则发生厥证。如《证治汇补》记有:"人身气血,灌注经脉,刻刻流行,绵绵不绝,凡一昼夜,当五十营于身,或外因六淫,内因七情,气、血、痰、食皆能阻遏营运之机,致阴阳二气不相接续,而厥作焉。"临床上以内伤七情、气、血、痰、食、暑引起之厥为多见,下面分述之。

1. 气厥 原因有二种:①恼怒惊骇,情志过极,以致气机逆乱,上壅心胸,蒙闭窍隧,猝然昏倒不知人,如脾气暴躁的人,可一怒之下而厥,或神经类型较弱者,突然看见异物如蛇,可一惊而厥,正如《素问·举痛论》所言之"怒则气上","惊则气乱"。②元气素虚,每遇过度疲劳,持久站立、饥饿、悲恐焦虑之时,或过喜,使人阳气消乏,气虚下陷,清阳不升,或气结不运,或气涣散不胜而突然昏厥,如《素问·举痛论》所言之"喜则气缓","悲则气消","恐则气下","思则气结",前者为实证,后者为虚证,其临床表现不同。如《景岳全书》记有:"气厥之证有二,以气虚、气实皆能厥也。气虚卒倒者,必其形气索然,色清白,身微冷,脉微弱,此气脱证也。……气实而厥者,其形气愤然勃然,脉沉弦而滑,胸膈喘满,此气逆证也。"

2. 血厥　原因有二种:①实证。肝阳素旺,偶遇情绪波动,暴怒之后肝气上逆,气为血帅,血随气逆,气血上壅,清窍闭塞则突然昏倒,不知人。如《素问》所述之薄厥。②虚证。由于产后或其他疾病失血失液过多,以致气随血脱而厥,如《景岳全书》所言:"血厥之证有二,以血脱、血逆皆能厥也,血脱者如大崩大吐或产血尽脱,则气亦随之而脱,故致卒仆暴死。……血逆者,即经所云,血之与气并走于上之谓。"

临床上气厥与血厥中的实证往往不易绝然分开,一般讲单纯气厥病势较轻,若气厥动血即气之与血并走于上,或血随气逆致血厥病势较重,往往一厥不复返。如历史故事《岳飞传》中笑死牛皋,气死金兀珠,牛皋大喜不止则气缓,气散不收,阴阳离决而死,金兀珠大怒气上冲胸,气闭血滞,阴阳不相顺接而死;肝气上逆,血随气逆,气血上壅,闭塞清窍或气之与血,血之与气并走于上,上盛下虚,上闭清阳而厥。死于脑出血可能性大,或高血压危象。

3. 痰厥　多见于形盛气弱,或嗜食酒肉肥甘之人,中气不足,脾失健运或脾胃受损,运化失常以致聚湿生痰,痰阻中焦,日积月累,痰浊壅盛,气机不利。每因恼怒气逆,痰随气升,气道被塞,清阳被蒙而厥,或痰阻胸中,上下痞膈,气机升降失常而厥。如《杂病源流犀烛·诸厥源流》云:"若夫痰厥,则由寒痰迷心,隧道不行,故四肢厥冷,僵仆卒倒。"《辨证录·厥症门》云:"人有大怒之后,又加拂抑,事不如意,忽大叫而厥,吐痰如涌,目不识人,此肝气之逆,得痰而厥也。"

4. 食厥　①饮食不节,积滞内停,失于转输,上下痞膈,气机受阻,因而窒闷致厥,小儿较为多见。②成人饱食之后,骤逢恼怒之事,则食气相逆,亦易发厥。如《证治准绳·杂病》所言:"中食之证,突然厥逆昏迷,口不能言,肢不能举,状似中风,皆因饮食过伤,醉饱之后,或感风寒,或着气恼,以致填塞胸中,胃气有所不行,阴阳痞膈,升降不通,此内伤之至重者。"

5. 暑厥　暑夏之际,久曝烈日之下,或久劳于高温之室,或长途跋涉,感受暑邪,暑热伤气,汗出多则气阴两伤,气随液脱而厥;湿热交蒸,汗不得外泄,热不得外发,湿热郁闭,蒙闭清窍而猝然发厥。如叶天士谓:"暑热结聚于里,三焦受阻。"

总结:

主症——突然昏迷,不省人事,多伴肢厥。

病因——内伤七情,其次气、血、痰、食、暑。

病位——主病在心脑,与肝、脾、胃有关。

病机——气机逆乱,升降失常,阴阳失调。

属性——气盛有余,气逆上壅,清窍蔽塞,又气逆常夹痰、血、食上闭清窍或湿热郁闭而厥,属实证;气虚不足,清阳不升,气陷不能上达或血虚清窍失养而厥,属虚证。

预后转归——多移时苏醒,不留后遗症,但可反复发作,也有一厥不返而死。

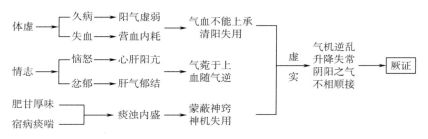

厥证病因病机示意图

219

【临床表现】

厥证为内科急症,临床上以突然发生一时性的神志异常为证候特征。厥之轻者在昏倒不知人事后可在短时间内苏醒,醒后感到头昏乏力,倦怠口干,并无其他明显后遗症。厥之重者可一厥不醒,"半日远至一日",以致死亡。

本病的特点是急骤性、突发性和一时性。急骤发病,突然昏倒,移时苏醒。往往在发病前有明显的诱发因素,如情绪紧张、恐惧、惊吓、疼痛等,发作前有头晕、恶心、面色苍白、出汗等先期症状。发作时昏仆,不知人事,或伴有四肢逆冷。由于气、血、痰、食、暑等厥的不同,又各有相应的临床证候表现。

【鉴别诊断】

临床上以突然意识障碍为主证的,除厥证外,尚有中风、痫证、昏迷等。临证需加以区别。

厥证与中风、痫证、昏迷鉴别表

	相同点	其他症状	发作持续时间	苏醒后
厥证	突然昏倒,不省人事	面色苍白、肢厥	移时苏醒(几秒——几分)	不留后遗症
中风	突然昏倒,不省人事	肢瘫,口眼歪斜、失语	时间较长	有后遗症

续表

	相同点	其他症状	发作持续时间	苏醒后
痫证	突然昏倒,不省人事	抽搐、口流涎,目上视或相引	5～10分钟	倦怠,后如常人
昏迷	起病急慢之分	有其他病症	较长	原发病症

【辨证论治】

(一) 辨证要点

厥证的发生,常有明显的诱因可寻,临证时除一般检查(血压、体温、脉搏、瞳孔、心肺肝脾)外,简要病史,特别发病前有无过度劳累、睡眠不足、饥饿、失血失液、精神刺激、暴饮暴食、高温烈日中工作等,发病与体位关系,了解既往有无类似病史及其他病史,如消渴、心悸、眩晕(糖尿病、心脏病、高血压)等病史及药物史。迅速查明病因以助辨证治疗。

1. 辨虚实　厥证见症虽多,但概括而言,不外虚实二证,这是厥证辨证之关键所在。凡实者突然昏仆,面红气粗,声高息促,口噤握拳,或夹痰涎涌盛,或身热谵妄,舌红苔黄腻,脉洪大有力;凡虚者眩晕昏厥,面色苍白,声低息微,口开手撒,或汗出肢冷,舌胖或淡,脉细弱无力。

2. 分气血　厥证以气厥、血厥为多见,其中尤以气厥、血厥之实证在临床上时有发生,应当注意辨别。气厥实者,乃肝气升发太过所致,体质壮实之人,肝气上逆,由惊恐而发,表现为突然昏仆,呼吸气粗,口噤握拳,头晕头痛,舌红苔黄,脉沉而弦;血厥实者,乃肝阳上亢,阳气暴张,血随气升,气血并走于上,表现为突然昏仆,牙关紧闭,四肢厥冷,面赤唇紫,或鼻衄,舌质黯红,脉弦有力。

(二) 治疗原则

厥证起病急骤,其治疗首先分虚实进行救治。

实证则气壅息粗,四肢僵直,牙关紧闭,脉多沉实或沉伏,一般先用取嚏法以搐鼻散或棉毛即可。或醋炭熏鼻,嗅氨水等。应注意此法仅用于一般厥证,对心脏血管病引起之厥者慎用或禁用,可配针刺或指按人中、内关、合谷等,有条件可灌服玉枢丹或苏合香丸以开窍醒神。若不能很快苏醒,可按中风闭证之阳闭处理。给予清开灵注射液20～40ml加100～250ml葡萄糖注射液静脉滴注,一日1～2次。

虚证气息微弱,口张自汗,肤冷肢凉,脉沉微细者,虚脱当头低位,灸关元、涌泉,参附汤灌服,心脉灵(参、附、甘草、猪胆汁)10～20ml加100～250ml葡萄糖注射液静点,汗少肢温则可能恢复。若见汗出身热肢不凉,舌质红,脉细数者用生脉散(参、麦、五味)10ml,15~30分钟一次,从小壶加入,以益气救阴。苏醒后的处理见辨证调治。

（三）分证论治

1. 气厥

（1）实证

证候:多由恼怒诱发,突然昏倒,不省人事,口噤握拳,呼吸急促或四肢厥冷,脉伏或沉弦。

分析:恼怒伤肝,肝阳暴涨,气机逆乱,上壅心胸,阻塞清窍而厥。气机闭塞,肺气不宣,故口噤握拳,呼吸急促,阳气被郁不达四末而肢厥,发作时气闭于内则脉伏,醒后肝气郁滞不畅,故见脉沉弦。

治法:顺气开闭。

方药:五磨饮子加减。方中沉香、乌药顺气降气(另有槟榔、枳实、木香行气破滞),在急救时可先用二味磨水灌服,尚可加豆蔻、檀香、丁香、藿香等芳香开闭,但此药不能久用,只1~2剂,以防香窜耗气竭阴,因是肝阳暴涨而气逆,故必加钩藤、石决明、磁石等平肝潜阳药,阳潜气顺降而闭开,若醒后时时啼哭、嘻笑无常、眠差、胸闷不舒,选柴胡疏肝散加远志、茯神、丹参、酸枣仁等安神宁志。若痰声辘辘,痰多气塞者,加胆南星、贝母、橘红、竹沥等清除痰浊。

本证特点,当情绪波动时,常有复发,而此类病人素日多心胸狭窄,肝郁不舒,肝脾不和,故平时可服逍遥丸、舒肝丸等理气达郁柔肝,调和肝脾,防止复发。

（2）虚证

证候:身体虚弱,加之惊恐、过喜、过劳、久立、睡眠不足、饥饿等诱发眩晕昏仆,面色苍白,汗出肢冷,气息低弱,脉象沉微。

分析:元气素虚,加之诱因,一时气机不相顺接,中气下陷,清阳不升而厥,阳虚不能温通而四肢冷,卫外不固自汗出,脉沉微为正气衰惫。

治法:补气回阳。

方药:四味回阳饮加减(参附干甘＝四逆汤＋参)。党参补气,附子炮姜回阳,甘草和中;若表虚自汗加芪,白芍益气固表,若汗出不止,加龙牡固涩止汗,若心悸不宁,加远志、酸枣仁、当归养血安神等。平时有复发倾向,可据证服香砂六君子丸、人参归脾丸、补中益气丸、人参健脾丸等升阳益气,健脾和胃调理之。

2. 血厥

（1）实证

证候:突然昏倒,不省人事,牙关紧闭,面赤唇紫,舌红或黯,脉沉弦。

分析:暴怒肝气上逆,血随气升,上蔽神明,清窍闭塞而厥,面赤、唇紫、舌红黯为血菀于上之象,脉沉弦为肝气郁闭之征。

治法:活血顺气开郁。

方药:通厥煎加减。归尾、红花、山楂活血散瘀,青皮、木香、香附顺气开郁。兼有急躁易怒,少寐多梦加钩藤、石决明、丹皮、胆草平肝潜阳,清泻肝热,若醒后素日肝阳亢为主者,当以平肝潜阳为主,活血化瘀为辅。若见肝阴不足,肝阳亢者,当育阴潜阳,活血,息风。

(2)虚证(血晕与气厥虚证只病因不同)

证候:突然昏厥,面色苍白,口唇无华,四肢震颤,目陷口张,自汗肤冷,呼吸微弱,舌质淡,脉微细或芤。

分析:由于失血过多,血虚不能上荣,故突然昏厥,面色苍白,气血不达,四末筋脉失养则四肢震颤,正气不固而汗出肤冷、目陷口张、气息低微,舌脉皆为失血阴伤之征。

治法:补养气血。

方药:用独参汤合当归补血汤为主,血脱必益气,方中人参 9g 或黄芪 30～60g 益气为主,配当归、熟地养血,可酌情加地黄、五味子等和阴,若出血不止加仙鹤草、藕节炭、侧柏炭、棕榈炭,若自汗、肤冷、呼吸微弱,加附子、干姜温阳之品。若心悸少寐者加龙眼肉、远志、炒枣仁养血安神药,若舌红绛、口干、少津者加沙参、麦冬等养胃生津药。平时服用人参归脾丸、四物汤、当归羊肉汤、阿胶养血膏、参杞补浆等。

3.痰厥

证候:平素多痰多湿之人,忽然气闭痰升昏厥不醒,喉间有痰声或呕吐涎沫,亦有因痰浊郁滞胸膈而无痰声可闻者,舌苔白腻,脉多沉滑。

分析:平素痰湿壅盛,复因气机不利,一时上壅,痰随气升,上闭清窍则忽然眩仆,痰阻气道则喉间痰鸣或呕吐痰涎。苔脉皆是痰浊内闭之象。

治法:豁痰顺气。

方药:导痰汤为主方。半、南、陈、枳豁痰顺气,若痰盛者去甘草加白芥子化痰降气,若舌苔黄腻、口干为痰热内蕴,可加栀、芩、竹茹类以清热降火,或用礞石滚痰丸以豁痰清热降火(或竹沥水 20ml,一日 2 次),气虚痰阻用四君二陈加减。

4.食厥

证候:暴饮过食之后,昏厥不省,气息窒塞,脘腹胀满,苔厚腻,脉滑实。

分析:饮食过饱以致食填中脘,气道受阻,升降失常,清阳不升,浊阴不降,清窍闭塞故昏倒而厥。胃腑浊气壅于胸中,肺气不利,气息窒塞,食滞内停则脘腹胀满,苔厚腻脉滑实为食滞不消,浊气不降之候。

治法:和中消导。

方药:若食后不久而厥,先用探吐法或饮盐汤引吐(心脑血管功能良好时用),再以保和丸为主方治之,山楂、神曲、莱菔子消食,半夏、茯苓、陈皮和胃化湿,浊气上壅,气机窒塞,加藿香、槟榔、厚朴、砂仁以理气化浊。若腹胀便秘加大黄、枳实导滞下行。平日服山楂丸、保和丸、越鞠保和丸、香砂枳术丸、小儿救急散、珠黄散等消食导滞。

5. 暑厥

证候:头晕痛,胸闷,身热,口红或苍白,汗多肤冷,舌红,脉细数或虚弦数。

分析:暑热之际,感受暑邪,闭塞清窍,突然昏倒,暑热遂迫于内,津液外泄则汗多,若暑热郁蒸故身热面赤,暑热郁闭于内,阳气不得外达,或暑热伤气耗阴,气随液脱则面苍白肢冷,舌红脉细数为暑热盛伤阴。

治疗:急将病人放置阴凉通风处,针人中、十宣、合谷等,再治解暑益气,清心开窍。

方药:万氏牛黄清心丸或紫雪丹清心开窍,继用人参白虎汤或清暑益气汤祛暑热益气生津,若气脱液脱,面白肢冷汗多,给益气止汗参附龙牡汤,忌芳化之品,防耗正气。暑热季节可服用各种清凉饮料、六一散、仁丹类以防暑厥。

临床以气、血、暑厥多见,气厥、血厥实证有相似之处。如昏厥不省,牙关紧闭,肢冷,脉沉弦,多由情志诱发,但气厥常反复发作,醒后可见哭笑无常、躁扰不宁等精神症状,血壅实证素有肝阳亢本质,发则面赤唇紫,舌红似中风症,实际临床两者互见。所以治疗时抓主要症状,又互相照顾,临床厥证种类很多,此五种厥不可能全部包括在其中,只是辨证法则及用药要灵圆机活。

病例 1

杜某某,男性,31 岁。

于熟睡中骤然起床解小便时,突然昏倒,不省人事,常常摔得很重,头面外伤,当时面色苍白,手足微有冷汗,五分钟后不治自醒,如此发作已数十次,近半年来几乎每月均发一次,发作时诊其脉沉迟或沉缓,舌质偏黯,苔薄白。

据其症面色苍白、手足微有冷汗为心气不足,但本例屡次发作,舌质偏黯,脉象沉迟是属久病入络,瘀血阻滞,心神失养而厥,按血厥论治,兼助心阳,仿血府逐瘀汤合桂枝甘草汤意拟丸药调治之。

当归 30g　生地 30g　桃仁 30g　红花 30g　炙甘草 15g　桂枝节 24g 枳壳 30g　赤芍 30g　柴胡 15g　川芎 30g　桔梗 15g　川牛膝 30g　菖蒲 9g 旋覆花 15g

上药磨为细末,制蜜丸,每丸 9g,日二三次,每次 1 丸,连服两料,晕厥发作减少,一年偶发,程度亦轻。

【转归预后】

厥证之转归取决于患者正气之强弱及阴阳失调、气血逆乱之轻重。若阴阳气血相失,进而阴阳离决,则发展为一厥不复之死证。若阴阳气血失常,或为气血上逆,或为中气下陷,或气血痰瘀等邪气内闭。气机逆乱而阴阳尚未离决,此时若正气来复,治疗得当,则气复返而生,或病机转化,演变为他证。如气厥和血厥之实证,常转化为气滞血瘀或肝阳上亢之证;血厥虚证,常转化为脱证等等。厥证的预后,与患者平素正气的强弱、邪气的盛衰及抢救治疗得当与否密切相关。发病之后,若呼吸比较平稳,脉象有根,表示正气尚强,预后良好。反之,若气息微弱,或见昏愦不语,或手冷过肘,足冷过膝,或脉象沉伏,如一线游丝,或散乱无根,或人迎、寸口、趺阳之脉全无,多属危候,预后不良。

【预防护理】

1. 病人昏厥发作跌倒时,应让其平卧,迅速解开衣领,注意保持呼吸道通畅。痰多时,应吸痰,以免痰液阻塞,气道不利。当患者开始清醒时,不要急于坐起,更不要站起,应再平卧几分钟,然后徐徐坐起,以免昏厥再发。

2. 因本证发作之前常有先兆,当有头晕眼花,出冷汗,心慌,面色苍白等前驱症状时,应立即嘱其平卧,以免跌倒受伤。对于平素体质虚弱,病后或老年气血亏虚者,应注意避免过度疲劳,不要站立过久,在变换体位时动作宜缓,不可过急,以免诱发昏厥。

3. 平素肝气不舒,肝阳偏亢而失于调理者,尤应注意戒郁怒,节忧思,避免情志相激,而致病发。

4. 体胖湿盛痰多之人,饮食宜清淡,戒烟酒,以免痰湿内生。

5. 偶然发病者,苏醒后要注意调理,避免再发;经常反复发作者,要找出病因,予以积极治疗。

【小结】

厥证是以突然昏倒,不省人事或有四肢厥冷为主要表现的一种病证。其病因多由七情内伤、外邪侵袭、亡血失津、饮食劳倦等引起气机逆乱,阴阳气不相顺接所致。临床上有气、血、痰、食、暑等厥之分。治疗以醒神回厥为总的治疗原则,但厥醒之后应注意调理善后,治疗原有病证。气厥、血厥尤宜详辨虚实,而二者之实证又有相似之处,如形体壮实,情志引发,发作时均见猝然昏厥,牙关紧闭,脉沉弦等症,但气厥实证是因肝气上逆所致,常见情绪改变,反复发作之特点,醒后也可出现哭笑无常等表现,治宜顺气开郁;血厥实证是由肝气上逆,血随气升引起,平素多有阳亢表现,治宜活血顺气;气厥虚证则多见于元气素虚之人,加以惊恐、过劳、饥饿、睡眠不足等诱发,因一时气机不相顺接,清阳不升所致,治宜益气回阳。血厥虚证,则多见于失血之人,血虚不能上荣所致,治宜补气养血。至于痰厥乃痰气交阻,上蒙清窍所致,治宜行气豁痰。食厥乃食气相并,气机痞膈所成,治宜消导和中,此型多见于小儿。暑厥乃中暑或暑伤气阴所致,治宜清暑益气,开窍醒神。因厥证常复发,故预防调理尤为重要。

【现代研究】

(一)湖南中医学院学报对《伤寒论》中治厥九法的总结

1. 温阳治厥法　本法通治阳虚寒厥诸证。因阳虚程度有轻重之别,所及脏腑亦有所不同,伴见症状更多差异,故《伤寒论》中又分别采用了不同的温阳治厥的方法,以适应不同的寒厥证。①温肾回阳治厥法。本法适用于阳衰阴盛之寒厥证。症见恶寒蜷卧,精神萎靡,四肢厥逆,下利清谷,呕不能食或食入则吐,口不渴或渴喜热饮,小便清,舌质淡,苔白滑,脉沉微。或见四肢拘急疼痛,腹内挛急不舒,或见身有微热,冷汗淋漓等虚阳外越、真寒假热之象。其病理特点是:少阴阳衰,阴寒内盛,阳气不能温达四肢而成厥。方药:四逆汤(附子10g,干姜6g,炙甘草6g)。②破阴回阳、通达内外法。本法适用于阴盛格阳之寒厥证。症见四肢厥逆,下利清谷,冷汗淋漓,脉微欲绝,身反不恶寒,精神极度衰疲或躁扰不安,或面赤,或腹痛,或干呕,或咽痛,或利止脉不出,或四肢拘急不解,舌苔白滑或黑滑。其病理特点是:少阴阳气大衰,阴寒内盛,虚阳外越,阴盛格阳于外,阴阳气不相顺接,四肢失于温养致厥。方药:通脉四逆汤(药味组成同四逆汤,惟附子、干姜用量增大一倍)。③破阴回阳、宣通上下法。本法适用于阴盛戴阳之寒厥证。症见恶寒,四肢厥冷,下利清谷,面赤,脉象沉微或脉微欲绝。则下利不止,厥逆无脉,干呕心烦。其病理特点是:少阴阳衰,阴寒内盛,虚阳上浮,阴盛格阳于上,阴阳气不相顺接,四肢失于温养致厥。方药:白通汤(葱白四茎,附子10g,干姜10g)或白通加猪胆汁汤(前方加猪胆汁一匙、童便一小杯)。④温中复阳治厥法。本法适用于中阳衰微之寒厥轻证。症见恶寒,自汗,四肢厥冷,烦躁吐逆,小便频数,大便稀溏,舌淡苔白,脉象缓弱。其病理特点是:中阳衰微,阴寒内盛,阳不与阴相顺接,阳气不能温达四肢而形成的寒厥轻证。方药:甘草干姜汤(炙甘草12g,干姜10g)。⑤暖肝温胃治厥法。本法适用于肝胃虚寒之寒厥证。症见手足逆冷,呕吐清涎,头痛以巅顶为甚,烦躁,下利,舌苔白滑,脉象沉弦。其病理特点是:肝胃虚寒,浊阴上逆,阴阳紊乱,气不能输布,四肢致厥,方药:吴茱萸汤(吴茱萸10g,人参10g,生姜18g,大枣7枚)。

2. 清热治厥法　本法适用于热厥证,属于阳明经热亢盛者。症见手足厥寒而胸腹灼热,心烦口渴,体温高,大汗出,尿黄便结,甚则神昏、谵语,舌苔黄燥,脉象滑数或洪大而数。其病理特点是阳明里热亢盛,热邪内伏,阳气内郁不与阴气相顺接,阳气不能布达四肢而成厥。方药:白虎汤(生石膏 60g,知母 12g,炙甘草 6g,粳米一匙)。

3. 攻下治厥法　本法适用于热厥证,属于阳明腑实者。症见手足厥冷而胸腹灼热,潮热汗出,腹部胀满硬痛拒按,大便秘结不通,或热结旁流,神昏谵语,舌苔老黄干燥,脉象沉实有力。其病理特点是:阳明腑实,阳燥热结,热邪深伏于里,阳气内郁不与阴气相顺接,阳气不能布达四肢而成厥。方药:条文中只言"厥应下之",未列其方,临床可视具体情况选用承气汤类方攻下,待腑实得通,热邪得泻,阳郁即伸,阴阳调和,则肢厥必退。

4. 安蛔治厥法　本法适用于蛔厥。症见腹痛绕脐,或右上腹痛,甚则痛引右肩脚部,时作时止,呕吐或吐蛔,得食更甚,痛剧时四肢厥冷,脉微,心烦不安,痛止则安静如常。或见口渴,知饥嘈杂但食欲又不振,下利等证。其病理特点是:蛔虫内扰,发生剧烈疼痛时,致气血阴阳紊乱,阴阳气不相顺接,阳气不能通达四肢而成厥。方药:乌梅丸(醋渍乌梅 30g,细辛 4.5g,干姜 10g,黄连 6g,当归 10g,熟附子 10g,蜀椒 6g,桂枝 10g,人参 10g,黄柏 10g)。

5. 通脉治厥法　本法适用于血厥证。症见手足厥冷,脉细欲绝,或四肢关节疼痛,或身疼腰痛,或皮肤青紫,或腹中痛,或呕吐,舌淡苔白等。其病理特点是:寒邪凝滞经脉,气血运行不畅,阴阳发生紊乱,四末失于温养致厥。方药:当归四逆汤(当归 10g,桂枝 10g,芍药 10g,细辛 3g,炙甘草 6g,通草 6g,大枣 12 枚)。

6. 理气治厥法　本法适用于气厥证。症见四肢厥冷,胸胁满闷或疼,情志抑郁或发生精神刺激之后易发作,脉象弦细等。其病理特点是:肝气郁结,疏泄失常,阳气被遏,不能与阴气相顺接所致。方药:四逆散(柴胡、枳实、芍药、甘草各等份,研末为散,每服 6~10g,每日 3 次)。

7. 利水治厥法　本法适用于水厥证。症见四肢厥冷,心下悸,口不渴,或小便不利,或兼水肿等。其病理特点是:水饮内停,胸阳被遏,阳不与阴相顺接,阳气不能达于四末而致厥。方药:茯苓甘草汤(茯苓 10g,桂枝 10g,炙甘草 6g,生姜 12g)。

8. 催吐治厥法　本法适用于痰厥证。症见四肢厥冷,胸中痞塞胀满,喉中痰涎胶着,恶心欲吐,复不能吐,气上冲咽,呼吸不利,饥不能食,烦躁,舌苔滑腻,脉象弦紧。其病理特点是:痰涎壅塞上焦,胸阳被遏,阳不与阴相顺接,阳气不能通达四肢而成厥。方药:瓜蒂散(瓜蒂、赤小豆各等量,碾成粉剂,另用淡豆豉 10g 煎汤,取粉剂 1.5~3g,调入豆豉汤中,趁温顿服)。

9. 发越郁阳治厥法　本法适用于正虚邪陷、上热下寒、寒热错杂之厥。症见手足厥逆,咽喉不利,咳唾脓血,泄利不止,寸脉沉而迟,尺部脉不至。其病理特点是:正虚邪陷,寒热格拒,上热下寒,阴阳紊乱,阴阳气不相顺接而成厥。方药:麻黄升麻汤(麻黄9g,升麻、当归各4.5g,知母、黄芩各6g,芍药、天冬、桂枝、茯苓、甘草、石膏、白术、干姜各3g)。

(二)有学者参考伤寒与温病两大流派总结出热厥的治疗7法

1. 清解阳明 适用于伤寒阳明经证之热厥。壮热,头痛,汗出(或无汗),烦躁,面红,口渴饮冷,舌苔黄燥,脉象滑数,"手足厥冷"。治用白虎汤清解郁闭在里之邪热。生石膏寒能清热保津,辛能解肌达热出表;知母滋阴生津以制阳热,里热得以清解,阴液得以顾护,阳气自能畅达于四末,肢厥即能转温。

2. 泻下热结 适用于伤寒阳明腑实证或温病肠道热结证之热厥。日晡所发潮热或高热持续不退,烦躁不安,或神志昏迷,谵妄狂乱,大便秘结,数日不下,腹部胀满,疼痛拒按,面目俱赤,小便黄赤,舌苔黄燥或焦黄起刺,"肢厥","甚则通体皆厥","脉沉伏"。治用大承气汤泻下热结,荡涤积滞,顺通腑气,畅达气机,燥结得下,腑气得通,邪毒下出,邪热得除,阳气畅通而外达,必得热退、腑通、肤温、厥回、脉复的满意疗效。

3. 升散热毒 适用于风温邪毒炽盛证的热厥。风温始得之,便身热口渴,目赤咽痛,烦躁不安,泄利热臭,舌红苔黄,"手足厥冷","脉伏不出"。风温邪毒炽盛应见手足灼热,脉象浮滑。治用升麻、石膏升泄郁闭在里之邪热,清解肺胃;黄芩、犀角、金银花、甘草、豆卷直清风温热毒。

4. 清心开窍、凉肝镇痉 适用于温病或湿温邪热内陷手足厥阴之热厥。高热,神志昏迷,不省人事,目睛上视,颈项强直,角弓反张,手足抽搐,舌质红绛而干,"肢厥"或"肢逆",或"足冷阴缩"。证属温热者宜用羚角钩藤汤冲服安宫牛黄丸、紫雪丹;若属湿热者宜用清宫汤去莲子心、麦冬,加金银花、赤小豆皮煎送至宝丹或紫雪丹,以清热解毒,清心开窍,凉肝镇痉。

5. 重清暑热疫毒 适用于暑热疫毒暴至之热厥证。暑热疫毒骤然侵入而突发高热,或疫毒深伏于里而无热。头痛如劈,面色垢黯,烦躁不安,谵语妄言,舌白如霜,"饮热恶冷","四肢独冷","周身如冰","六脉细",治用清瘟败毒饮重清暑热疫毒,使毒热外透,周身脉络畅通,营气外达,则周身如冰转为全身大热,饮热恶冷转为渴饮思冰,四肢厥冷转为四肢灼热,六脉沉细转为脉象洪滑。邪虽外达,然病未解。尚需酌情再进清瘟败毒饮,清解斥张表里上下内外全身之邪毒,其病即痊。

6. 清热宣肺平喘 适用于肺热咳喘证之热厥。高热,咳呛喘逆,鼻翼煽动,神呆,面色黯滞,唇舌紫青,脉象滑数,"手足不温"或"四肢厥冷"。盖肺为娇脏,

227

主气司呼吸。邪热犯肺,肺失宣发肃降之常,肺气不利,气机不畅,肺朝百脉之功为邪热所闭阻,肺气不能通达四末,营气不能运达四肢。故见手足不温或手足厥冷。治用麻杏甘石汤清热宣肺,止咳平喘。邪热清,肺气宣,咳嗽止,喘逆平。肺主宣发肃降之职得以复常,肺朝百脉之功得以畅通。肺气透达四末,营气运达四肢,手足自能转温。

7. 清泄痢毒　适用于疫毒痢疾之热厥。痢毒之邪过盛,骤然发病,高热,头痛,呕恶不食,口渴思饮,腹部疼痛,里急后重,下利赤白,或如败卵,奇臭异常,或竟不下,烦躁不安,谵语妄言,舌红苔黄,脉象滑数,"四肢厥冷"。疫毒痢疾邪毒炽盛,手足亦应灼热。今手足厥冷者,乃因疫毒之邪塞滞肠道,气机不畅,传导失司,邪毒闭阻脉络,营气不能畅达四末所致。治用白头翁汤合芍药汤清泄痢毒,推荡积滞,行气和血。疫毒得清,积滞得下,气血调和,气机畅通,营气运达四末,肢厥自复。

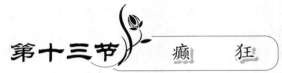

第十三节　癫　狂

【概述】

癫证以精神抑郁,表情淡漠,沉默痴呆,语无伦次,静而多喜为特征,多由痰气郁结,蒙蔽心神所致。狂证以精神亢奋,狂躁刚暴,喧扰不宁,毁物打骂,动而多怒为特征,多由痰火壅盛,迷塞心窍所致。癫证与狂证都是精神失常的疾病,二者在临床上难以截然分开,又能互相转化,故常并称。

癫狂病名出自《内经》。《灵枢·癫狂》对本病症状做了记述:"癫疾始生,先不乐,头重痛,视举,目赤,甚作极,已而烦心";"狂始发,少卧不饥,自高贤也,自辨智也,自尊重也,善骂詈,日夜不休"。还有自悲,喜忘,苦怒,善恐,狂言,善笑,好歌乐,妄行不休,目妄见,耳妄闻,多食,善见鬼神等表现。关于本病的病因病机,《内经》的许多篇章都有记载。如《素问·至真要大论》说:"诸躁狂越,皆属于火",《素问·脉要精微论》说:"衣被不敛,言语善恶不避亲疏者,此神明之乱也",《素问·脉解》又说:"阳尽在上,而阴气从下,下虚上实,故狂颠疾也",这里指出了火邪扰心和阴阳失调可以发病。还有《灵枢·癫狂》写道:"得之忧饥";"得之大恐";"少气之所生也";"得之有所大喜"。此处是说忧愁饥饿伤其脏气,大惊大恐伤其神志,气衰神怯,大喜伤心均可导致癫狂的发生。此外,对于本病的治疗,《内经》也有论述。如《素问·病能》说:"有病狂怒者,此病安生? 岐伯曰:生于阳也……治之奈何? 岐伯曰:夺其食即已。夫食入于阴,长气于阳,故夺其食即已,使之服以生铁落为饮,生铁落者,下气痰也。"至《难经》则明确提出了癫与狂的鉴别要点,如第二十难记有:"重阳者狂,重阴者癫",而第五十九难对癫狂二证从症状表现上加以区别。

汉代张仲景在其所著《金匮要略》五脏风寒积聚病篇中写道:"邪哭使魂魄不安者,血气少也。血气少者属于心,心气虚者,其人则畏,合目欲眠,梦远行而精神离散,魂魄妄行,阴气衰者为癫,阳气衰者为狂。"本段经文中"哭"字应为入字,阴气衰,阳气衰的衰应作"病"字解。这里对本病的病因做了探讨,提出了主病在心,因心虚,如邪乘于阴为癫,邪乘于阳为狂。《中藏经》则认为本病起于六腑,并且在治疗方面提出了要顺应其性的方法。如《华氏中藏经·水法有六论》中记有:"病起于六腑者,阳之系也,阳之发也,或上或下,或内或外,或畜在其中,行之极也。有能歌笑者,有能悲泣者,有能奔走者,有能呻吟者,有自委曲者,有自高贤者,有寤而不寐者……有不能言而声昧者,状各不同,皆生六腑也。喜其通者,因以通之,喜其塞者,因以塞之,喜其水者,以水济之,喜其冰者,以冰助之,病者之乐,慎勿违背,亦不可强抑之也。"

金元时期癫狂的病因学说有了较大的发展。据《素问玄机原病式》的记载:"经注曰:多喜为癫,多怒为狂,然喜为心志,故心热甚则多喜而为癫;怒为肝志,火实制金不能平木,故肝实则多怒而为狂。况五志所发皆为热,故狂者五志间发。"《丹溪心法》说:"癫属阴,狂属阳……大率多因痰结于心胸间。"这里提出了癫狂的发病与"痰"有密切关系的理论,对于指导临床治疗具有重要的意义,也为以后的许多医家所公认。此时不仅对病因病机的认识更臻完善,而且从实践中也积累了一些治疗本病的经验。如治癫宜养心血、镇心神、开痰结,治狂宜大吐下之法。此外,《丹溪心法》还记有精神治疗的方法,如:"宜以人事制之,非药石所能疗也,须诊察其由以平之,怒伤于肝者为狂为痫,以忧胜之,以恐解之……"及至明清两代,不少医家对本病证治理法的研究多有心得体会,对于今天的临床工作具有较高的参考价值。如明代虞抟所著《医学正传》记有:"所谓重阳者,三部阴阳脉皆洪盛而牢,故病强健而有力,故名曰狂。谓重阴者,三部阴阳脉皆沉伏而细,故病疲倦而无力,故名曰癫。"又说:"大抵狂为痰火实盛,癫为心血不足……狂宜乎下,癫则宜乎安神养血,兼降痰火。"楼英在其所著《医学纲目》一书中,对狂病由阴阳失调而又有发挥,其曰:"狂之为病少卧,少卧则卫独行阳,不行阴,故阳盛阴虚,令昏其神。得睡则卫得入于阴,而阴得卫填不虚,阳无卫助不盛,故阴阳均平而愈矣。"至于张景岳、李梴对癫狂二证的区别分辨甚详。如《景岳全书》写道:"狂病常醒,多怒而暴。癫病常昏,多倦而静。由此观之,则其阴阳寒热,自有冰炭之异。"再如《医学入门》记有:"癫者异常也,平日能言,癫则沉默,平日不言,癫则呻吟,甚则僵仆直视,心常不乐";"狂者凶狂也,轻则自高自是,好歌好舞,甚则弃衣而走,逾垣上屋,又甚则披头大叫,不避水火,且好杀人。"联系治疗,这一时期的医家多主张治癫宜解郁化痰、宁心安神为主,治狂则先夺其食,或降其火,或下其痰,药用重剂,不可畏首畏尾以防杯水车薪之弊。到了清代王清任提出了血瘀可病癫狂的主张,如其所著《医林改错》一书中写道:"癫狂一证,乃气血凝滞,脑气与脏腑之气不接,如同做梦一样。"后世医家有运用活血化瘀治则治疗本病的,多能获得一定的疗效。新中国成立后,中西医结合治疗精神病的工作,在全国各地已蓬勃发展,国内不少单位正在临床实践中积极探索精神分裂症的辨证论治规律,对于癫狂病机的探讨也日益受到重视。目前对"血瘀"与癫狂发病的关系研究较多,对活血化瘀方药的运用也较为广泛。而"痰迷心窍"则一向作为癫狂发病机理的传统意识,指导着中医的治疗。至于"火"与癫狂发病的关系,已引起许多精神科医生的兴趣,清热泻火法已被广泛地应用于兴奋躁动的病人,并取得了良好的效果。

癫证与狂证都是精神失常的疾患,可相当于现代医学精神系统的疾病。对各种类型的精神病,根据症状、舌象、脉象等临床表现,均可参考本篇内容进行辨证论治。

【病因病机】

癫狂发生的原因,总与七情内伤密切相关,或以思虑不遂,或以悲喜交加,或以恼怒惊恐,皆能损伤心、脾、肝、胆,导致脏腑功能失调和阴阳失于平秘,进而气滞、痰结、实火、血瘀衍生精神失常诸般症状。可是狂证属阳,癫证属阴,由于证候的差异,病因病机也有所不同,如《临证指南医案》龚商年按:"狂由大惊大恐,病在肝胆胃经,三阳并而上升,故火积则痰涌,心窍为之闭塞。癫由积忧积郁,病在心脾包络,三阴蔽而不宣,故气郁则痰迷,神志为之混淆。"下面从气、痰、火、瘀、虚五个方面对本病的病因机分别加叙述:

1. 气 中医有"百病皆生于气"的说法,若平素心胸狭窄而爱生闷气,或因忧思郁怒可以伤肝,肝失疏泄则气机失调而病郁结,如郁结病久,进一步形成气滞血瘀或气郁痰结,则可以发为癫狂之证。的确本病主要由于情志所伤而引起,如《证治要诀·虚损门·癫狂》认为"癫狂由七情所郁"。但应指出,由情志刺激引起的肝气郁结是本病的重要病因之一,并且在发病过程中影响颇大,然而单纯的肝郁气滞不病癫狂,必须是在气滞的基础上,兼有痰结、血瘀迷蒙心窍,令神志混淆才能导致本病。再者素体虚弱,中气不足,或先天禀赋不足,肾气亏虚,脾运不健,气化失司,遂生痰涎,闭塞神明之府,也能引起癫证。

2. 痰 痰作为癫狂的病因,早在汉代张仲景即已提到,如《金匮要略》痰饮咳嗽病篇记有:"假令瘦人脐下有悸,吐涎沫而癫眩。"及至金元以后的不少医家更是强调了痰的致病作用。据《丹溪心法》上说:"五志之火,因七情而起,郁而成痰,故为癫痫狂妄之证";再如《景岳全书》记有:"癫病多由痰起。凡气有所逆、痰有所滞,皆能壅闭经络,格塞心窍。"若因长期的精神刺激造成气机不畅,肝郁累脾,健运不利,使痰涎内生,形成了气郁痰结。再者脾气虚弱时可使清浊升降失常,阴浊蕴结成痰,是属气虚痰结。无论气郁痰结还是气虚痰结,总由"痰迷心窍"而发病,正如《石室秘录》所说的"痰凝胸膈之间,不得化流于心而癫证生矣"。若因五志之火,不得宣泄,炼液成痰,或肝火乘胃,津液被熬,结为痰火,或痰结日久,郁而化火,总因痰火上扰,心窍被蒙,神志逆乱可发为狂证。

3. 火　狂病因火乘心。《素问·至真要大论》指出:"诸躁狂越,皆属于火",可见《内经》最早指出狂证由火而引起。又据《素问·阳明脉解》记载,"帝曰:阳明病甚则弃衣而走,登高而歌,或至不食数日,逾垣上屋,所上之处,皆非其素所能也,病反能者何也?岐伯曰:四肢者诸阳之本也。阳盛则四肢实,实则能登高也";"帝曰:其妄言骂詈,不避亲疏,而歌者何也?岐伯曰:阳盛则使人妄言骂詈,不避亲疏而不欲食,不欲食故妄走也"。按经络的循行是胃络上通于心,因阳明热盛,上扰心窍,致心神昏乱则精神失常诸症发生。《景岳全书》亦说:"凡狂病多因于火,此或以谋为失志,或以思虑郁结,屈无所伸,怒无所泄,以致肝胆气逆,木火合邪,是诚东方实证也,此其邪乘于心,则为神魂不守,邪乘于胃,则为横暴刚强。"综观胃、肝、胆三经实火上升,扰动心神皆可发狂证。若狂病日久,或经治火势渐衰而痰浊留恋,可转变为癫证。

4. 瘀　由于血瘀使脑气与脏腑之气不相连接而发狂。如清代王清任在所著《医林改错》一书中,记有自创癫狂梦醒汤治疗本病,他在论述方证时说:"癫狂一证,哭笑不休,詈骂歌唱,不避亲疏,许多恶态,乃气血凝滞脑气,与脏腑气不接,如同做梦一样。"早些时候李时珍说:"脑为元神之府。"王清任创脑髓说,其曰:"灵机记性在脑者,因饮食生气血,长肌肉,精汁之清者,化而为髓";"小儿无记性者,脑髓未满,高年无记性者,脑髓渐空"。联系本病的发生,如血瘀气滞在脑,使脏腑化生的气血不能正常地充养元神之府,或因血瘀阻滞脉络,气血不能上荣脑髓,则可造成灵机记性混乱,神志失常发为癫狂。

5. 虚　癫病迁延日久,中气渐衰,气血生化乏源,心脾两虚,血少气衰,心神失养所致。治疗则当扶正祛邪。本病用补养心脾之法坚持治疗,耐心调理,可使病情平稳,预后可较好,但部分病人易复发,且即使病情好转,也多灵机迟滞,工作效率不高;若失治、误治,或急于求功,正气日衰,伤及肝肾,又可转为肝肾阴虚之证及脾肾阳虚之证,而使病体难以治愈,变成废人。狂证迁延日久,邪热伤阴,

231

瘀血阻络,可致心神昏乱日重,而见水火失济、阴虚火旺证;或瘀血阻窍兼气阴两虚等证,病性以虚或虚中夹实为主。

综上所述,气、痰、火、瘀、虚均可造成人体阴阳的偏盛偏衰,而历代医家多以阴阳失去相对平衡作为本病的主要病机。如《素问·生气通天论》说:"阴不胜其阳,则脉流薄疾,并乃狂。"又《素问·宣明五气》说:"邪入于阳则狂,邪入于阴则痹,搏阳则为癫疾。"《难经·二十难》说:"重阳者狂,重阴者癫。"所谓重阴重阳者,医家论述颇不一致,有说阳邪并于阳者为重阳,阴邪并于阴者为重阴;有说三部阴阳皆洪盛而牢为重阳,三部阴阳脉皆沉伏而细为重阴;还有认为气并于阳而阳盛气实者为重阳,血并于阴而阴盛血实者为重阴。概言之两种属阳的因素重叠在同一个体上称为重阳,如平素好动,性情暴躁,又受痰火阳邪,此为重阳而病狂;两种属阴的因素重叠在同一个体上称为重阴,如平素好静,爱生闷气,又受痰郁阴邪,此为重阴而病癫。此后在《诸病源候论》、《普济方》以及明清许多医家的著述中,也都说明了机体阴阳失调,不能互相维系,以致阴虚于下,阳亢于上,心神被扰,神明逆乱而发癫狂。

此外,张仲景《伤寒论》尚有蓄血发狂的记载,应属血瘀一类。《医学正传》又说:"癫为心血不足",可见血虚也可致病。再者,癫狂证的发生与先天禀赋密切相关。若禀赋不亏,体质强壮,阴平阳秘,虽受七情刺激也只是短暂的情志失畅;反之禀赋素虚,遇有惊骇悲恐,意志不遂,则常由七情内伤,阴阳失调而发病。至于禀赋不足又往往是家族性的,故本病患者的家族往往也有类似的病史。

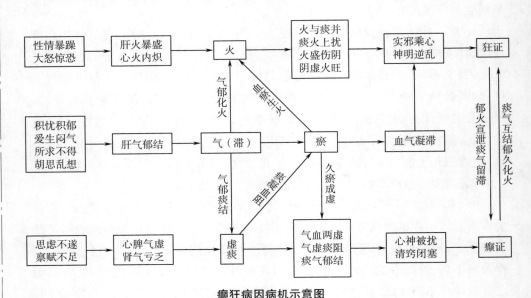

癫狂病因病机示意图

【临床表现】

癫狂一病主要表现为灵机、情感、行为三方面的功能异常,所谓灵机即是记性、思维、谋虑、决断等方面的功能表现,也就是现代医学所说的思维功能。本病的临床症状大致可以分为四类,兹分述如下:

1. 躁狂症状 如弃衣而走,登高而歌,数日不食而能逾垣上屋,所上之处,皆非其素所能,妄言骂詈,不避亲疏,妄想,打人毁物,甚至自杀杀人等,其证属实热,为阳气有余的症状。

2. 抑郁症状 如精神恍惚,表情淡漠,沉默痴呆,喃喃自语或语无伦次,秽洁不知,颠倒错乱,或歌或笑,喜怒无常而多喜,郁痴呆傻等,其证偏于虚寒,为阴气有余的症状。

3. 幻觉症状 "幻"为假,是客观上不存在的,幻觉就是对客观不存在的事物,病人却可以感到和真实的一样,有幻视、幻听、幻嗅、幻触等症。中医早在《内经》就对幻觉症状有明确的记载,如《灵枢·癫狂》说:"目妄见,耳妄闻……善见鬼神",再如明代李梴在《医学入门·内伤类》记有:"视听言动俱妄者,谓之邪祟,甚则能言平生未见闻事及五色神鬼。"此处所称的邪祟即为幻觉症状。

4. 妄想症状 这是与客观实际不符合的病态信念,其判断推理缺乏令人信服的根据,但病人坚信其正确而不能被说服。正如《灵枢·癫狂》记有:"自高贤也,自辨智也,自尊贵也",再如《华氏中藏经·水法有六论》又说:"有自委屈者,有自高贤者。"此外,还可见疑病、自罪、被害、嫉妒等妄想症状。

总观癫证多喜、多静、多见抑郁症状,其脉多沉伏细弦;狂证多怒、多动、多见躁狂症状,其脉多洪盛滑数,这是两证的区别。至于幻觉症状和妄想症状可见于癫证,也可见于狂证。

【鉴别诊断】

1. 癫痫 癫痫是以突然仆倒、昏不知人、四肢抽搐为特征的发作性疾患,与本病不难区分。但自秦汉至金元时期,往往是癫、狂、痫同时并称,常常混而不清,尤其是癫证与痫证始终未能明确分清,及至明代王肯堂才明确提出了癫狂与痫的不同。如《证治准绳·杂病·神志门》说:"癫者,或狂或愚,或歌或笑,或悲或泣,如醉如痴,言语有头无尾,秽洁不知,积年累月不愈";"狂者病之发时猖狂刚暴,如伤寒阳明大实发狂,骂詈不避亲疏,甚则登高而歌,弃衣而走,逾垣上屋,非力所能,或与人语所未尝见之事";"痫病发则昏不知人,眩仆倒地,不省高下,甚而瘛疭抽掣,目上视,或口眼㖞斜,或口作六畜之声"。至此则把癫狂与癫痫截然分开,给后世辨证治疗提示了正确方向。

2. 谵语、郑声 谵语是由阳明实热或温邪入于营血,热邪扰及神明时,出现

233

神志不清、胡言乱语的重症。郑声是指疾病晚期心气内损,精神散乱而出现神识不清,不能自主,语言重复,语声低怯,断续重复而话不成句的垂危征象。狂证与谵语、郑声在症状表现上也不相同,如《冯氏锦囊秘录·伤寒狂言谵语郑声辨》记有:"狂言者,大开目与人语,语所未尝见之事者是也,实也。谵语者,合目自言,言所日用常见常行之事者是也,虚也。郑声者,声战无力,不能接续,造字出于喉中者是也。"

3. 脏躁 脏躁好发于妇人,其症悲伤欲哭,数欠伸,象如神灵所作,但可自制,一般不会自伤和伤人,此与癫狂完全丧失自知力的神志失常不同。

【辨证论治】

(一) 辨证要点

1. 辨癫证应注重抑郁、呆滞症情的轻重 精神抑郁,表情淡漠,寡言呆滞是癫证的一般症状,初发病时常兼喜怒无常,喃喃自语,语无伦次,舌苔多见白腻,此是痰结不深,抑郁呆滞症状尚轻。或病程迁延则见呆若木鸡,目瞪如愚,灵机混乱,舌苔渐变为白厚腻,可知痰结日深,病情转重。再结合全身症状和脉象看,癫证病久则气虚症状越多越重,脉由弦滑变为滑缓,终至沉细无力。倘使病情演变为气血两虚,而症见神思恍惚、思维贫乏、意志减退等症则病深难复。

2. 辨狂证应区分痰火、阴虚症状的主次先后 狂证初起是狂暴无知,以情感高涨为主要表现,概由痰火实邪扰乱神明而成。病久则火灼阴液,渐变为阴虚火旺之证,此时出现情绪焦躁,多言不眠,形瘦面红等症状。从临床辨证看,痰火向阴虚转化的移行阶段,分辨其主次先后,对于确定治法处方是至关重要的事。一般地说,亢奋症状突出,舌苔黄腻,脉弦滑数者,是痰火为重为主,而焦虑、烦躁、不眠、精神疲惫、舌质红少苔或无苔、脉细数者,是阴虚为重为主。至于痰火、阴虚证候出现的先后,则需对上述症、舌、脉的演变做动态的观察。

(二) 证治分类

1. 癫证

(1) 痰气郁结

证候:精神抑郁,表情淡漠,寡言呆滞,或多疑虑,语无伦次,或喃喃自语,喜怒无常,甚则忿不欲生,不思饮食,舌苔白腻,脉弦滑。

分析:因思虑太过,所愿不遂,使肝气被郁,脾失健运而生痰浊。由痰浊阻蔽神明,故出现抑郁、呆滞、语无伦次等症,因痰扰而心神昏乱,故见喜怒无常、忿不欲生,又因痰浊中阻,故不思饮食,舌脉皆为气郁痰结之征。

如及时祛除壅塞胸膈之痰浊,复以理气解郁之法,本证较易治愈。若病久失治则痰浊日盛而正气日虚,其病更重一筹。另一方面,也有因痰阻化热,痰火渐盛而出现高声吵闹,骂詈毁物,甚至动手打人,躁扰不宁者,此已转变为狂证。

（2）气虚痰结

证候:情感淡漠,不动不语,甚则呆若木鸡,目瞪如愚,傻笑自语,生活被动,灵机混乱,甚至目妄见,耳妄闻,自责自罪,面色萎黄,便溏溲清,舌质淡舌体胖,苔白腻,脉滑或脉弱。

病机分析:癫久正气自虚,脾运力薄而痰浊益甚。一方面由痰结日深而使心神被蒙也日渐加重,故情感淡漠而呆若木鸡,甚至灵机混乱,幻觉症状出现。另一方面是痰浊渐耗阳气,脾气日衰故面色萎黄,便溏溲清诸症可见,舌脉皆由气虚痰结而成。

本证如积极调治,便痰浊渐化,正气渐复则可以向愈,但较痰气郁结易于复发。本证若迁延失治或调养不当,是气愈虚而痰愈盛,又痰愈深而症愈重,故终因灵机混乱,日久不复而成废人。

（3）气血两虚

证候:病程漫长,病势较缓,面色苍白,多有疲惫不堪之象,神思恍惚,心悸易惊,善悲欲哭,思维贫乏,意志减退,言语无序,魂梦颠倒,舌质淡,舌体胖大有齿痕,舌苔薄白,脉细弱无力。

病机分析:癫病日久,中气渐衰,气血生化乏源,可有面色苍白,肢体困乏,甚至疲惫不堪之象。由心血内亏,心神失养,可见神思恍惚,心悸易惊,意志减退诸症,舌脉是气血俱衰之征。

若施扶正固本,补养心脾之法,气血渐复,尚可向愈,但复发机会较多;再者,即使病情好转也多情感淡漠,灵机迟滞,工作效率不高,此与禀赋不足、先天缺陷密切相关。

2. 狂证

（1）痰火扰心

证候:起病急,常先有性情急躁,头痛失眠,两目怒视,面红目赤,突然狂暴无知,情感高涨,言语杂乱,逾垣上屋,气力逾常,骂詈叫号,不避亲疏,或毁物伤人,或哭笑无常,登高而歌,弃衣而走,渴喜冷饮,便秘溲赤,不食不眠,舌质红绛,苔多黄腻,脉弦滑数。

分析:因五志之火,鼓动阳明痰热,上扰清窍,故先见性情急躁,头痛失眠。若阳尽在上而阴气从下,阴阳之气不相顺接致厥,又胃络上通于心,阳独盛,进而神明昏乱,症见狂暴无知,言语杂乱,骂詈不避亲疏。四肢为诸阳之本,阳盛则四肢实,实则登高、逾垣、上屋而气力超乎寻常。舌绛苔黄腻,脉弦而滑数,皆属痰火旺盛,且有伤阴之势。以火属阳,阳主动,故起病急骤而狂暴不休。

本证起病虽急,病情虽重,然医者有胆有识,迅速劫夺其痰火,则取效亦捷,病速痊愈。若经治以后,火势渐衰而痰浊留恋,神思迷惘,其状如癫,是已转变为癫证。

（2）阴虚火旺

证候:狂病日久,病势较缓,精神疲惫,时而躁狂,情绪焦虑、紧张,多言善惊,恐惧而不稳,烦躁不眠,形瘦面红,五心烦热,舌质红少苔或无苔,脉细数。

分析:狂乱躁动日久,必致气阴两伤,如气不足则精神疲惫,仅有时躁狂而不能持久。本证主要由阴伤而虚火旺盛,扰乱心神,故症见情绪焦虑、多言善惊、烦躁不眠、形瘦面红等,舌质红、脉细数也为阴虚内热之象。

若及时给予确当的治疗,使内热渐清而阴液渐复,则病情可向愈发展。如治疗失当,是火越旺则阴越伤,而阴越亏则火越亢,进而躁狂之症时隐时发,时轻时重。另一方面,按火与元气不两立的说法,火邪除了伤阴也能耗气,经因气阴两衰,其证迁延难愈。

（3）血气凝滞

证候:情绪躁扰不安,恼怒多言,甚而登高而歌,弃衣而走,或目妄见,耳妄闻,或呆滞少语,妄思离奇多端,常兼面色黯滞,胸胁满闷,头痛心悸,或妇人经期腹痛,经血紫黯有块,舌质紫黯有瘀斑,舌苔或薄白或薄黄,脉细弦,或弦数,或沉弦而迟。

病机分析:本证由血气凝滞,使脑气与脏腑气不相连接而成,若瘀兼实热,苔黄,脉弦数,多表现为狂证;若瘀兼虚寒,苔白,脉沉弦而迟,多表现为癫证。但是无论属狂属癫,均以血瘀气滞为主因。

如给予活血化瘀行气的药物治疗,血瘀指征不断改善,则癫狂症状也可逐渐好转,其证可以痊愈。若瘀血日久不已,久瘀可致气虚。

（三）治疗

1. 治疗原则　癫证多喜多虚,为重阴之病,主于气与痰,治疗宜解郁化痰,宁心安神,补养气血。狂证多怒多实,为重阳之病,主于痰火、瘀血,治疗总宜先夺其食,或降其火,或下其痰,后期应予滋养心肝阴液,以清虚火。概言之,癫证与狂证主因七情内伤,使阴阳二气虚实不调,或气并于阳,或血并于阴而发病,故治疗总则应该以调理阴阳、使归平和为要,如《素问·生气通天论》所说:"阴平阳秘,精神乃治。"

2. 治法方药

（1）疏肝解郁,化痰开窍法:适用于痰气郁结所致的癫证。选用《局方》逍遥散合《济生方》涤痰汤加减。药用柴胡配白芍疏肝柔肝,可加香附、郁金以增理气解郁之力,其中茯苓、白术可以健脾化浊。涤痰汤为二陈汤增入胆南星、枳实、人参、菖蒲、竹茹五味药,胆南星、竹茹补助二陈汤化痰,菖蒲合郁金可以开窍,枳实配香附可理气,人参暂不用可去之。单用上方恐其效力不达,须配用十香返生丹,每服一丸,日服二次,是借芳香开窍之力,以奏涤痰散结之功。

(2)益气健脾,涤痰宣窍法:适用于气虚痰结所致的癫证。选用《局方》四君子汤合《济生方》涤痰汤加减。药用人参、茯苓、白术、甘草四君益气健脾为扶正培本之法。再予半夏、胆南星、橘红、枳实、菖蒲、竹茹涤除痰涎;可加远志、郁金,既可理气化痰,又能助菖蒲宣开心窍。若神思迷惘,表情呆钝,症情较重,是痰迷心窍亦深,治宜温开,可用苏合香丸,每服一丸,日服二次,以豁痰宣窍。

(3)益气健脾,养血安神法:适用于癫证或狂证后期属气血两虚者。选用《证治准绳》养心汤加减。方中人参、黄芪、甘草补脾气,当归、川芎养心血,茯苓、远志、柏子仁、酸枣仁、五味子宁心神,更有肉桂引药入心,以奏养心安神之功。若兼见畏寒蜷缩,卧姿如弓,小便清长,下利清谷,属肾阳不足,应加入温补肾阳之品,如补骨脂、巴戟天、肉苁蓉等。

(4)涌吐痰涎法:适用癫证或狂证属胸膈痰浊壅盛,而形体壮实,脉滑大有力者。可用《儒门事亲》三圣散治之,方中瓜蒂、防风、藜芦三味,以藜芦药性猛悍,虽有毒性,但劫夺痰浊速效可以愈病。本方取瓜蒂、防风各6g,藜芦3g,共捣为粗末15g,先煎三五沸,取300～500ml徐徐服之,以吐为度,不必尽剂。遇有狂证闭口不开者,也可鼻内灌之,吐出涎后则口自开。吐后如形神俱乏,当及时调养饮食。

(5)泻火逐痰,镇心安神法:适用于痰火扰心所致的狂证。选用《金匮要略》泻心汤加味,送服《养生主论》礞石滚痰丸。方中大黄、黄连、黄芩苦寒直折,可泻心肝胃三经之火邪,重加知母滋阴降火而能维护阴液,佐入生铁落镇心安神。其煎煮方法,先下生铁落,煎20分钟,数沸之后,入知母再煎15分钟,令汤沸起,再入三黄,停2～3分钟,汤数沸后,即可滤出药汁温服,礞石滚痰丸药用青礞石、沉香、大黄、黄芩、朴硝。本方逐痰降火,药性猛悍,服量每次不宜少于10g,每天2次随汤药冲送内服。待痰火渐退时,礞石滚痰丸也可改成包煎,用量也可减为3～5g。

如属阳明热结,躁狂谵语,神志昏乱,面赤腹满,便秘便干,舌苔焦黄起刺或焦黑燥裂,舌质红绛,脉滑实而大,此时本法当变通使用。宜先服《伤寒论》大承气汤急下存阴,再拟《局方》凉膈散加减清泻实火。其证重者,可酌用《验方》龙虎丸,方剂组成有牛黄、巴豆霜、辰砂、砒石,服后往往吐泻交作,故本方只可暂用,以能荡涤痰火实热为限,若多服必损伤胃肠,耗伤正气。

若经用逐痰泻火之后,病情好转而痰火未尽,心烦失眠,哭笑无常者,可用《千金方》温胆汤送服《医学发明》朱砂安神丸治疗。

若癫证因痰结气郁而化热者,症见失眠易惊,烦躁不安而神志昏乱,舌苔转为黄腻,舌质渐红,治当清化痰热、清心开窍,可用《千金方》温胆汤送服《局方》至宝丹治疗。

(6) 滋阴降火,安神定志法:适用于阴虚火旺所致的狂证。选用《景岳全书》二阴煎加减,送服《千金方》定志丸。方中生地、麦冬、玄参养阴清热,黄连、木通、竹叶、灯心泻热清心安神,可加白薇、地骨皮清虚热,茯神、炒枣仁、甘草养心安神。《千金方》定心丸药用人参、茯神、石菖蒲、甘草,其方健脾养心、安神定志,可用汤药冲送,也可布包入煎。若阴虚火旺兼有痰热未清者,仍可用二阴煎适当增入全瓜蒌、胆南星、天竺黄等。

(7) 活血化瘀法:适用于血气凝滞所致的狂证或癫证。选用《医林改错》癫狂梦醒汤加减,送服《金匮要略》大黄䗪虫丸。方中重用桃仁合赤芍活血化瘀,还可加丹参、红花、水蛭以助活血之力,柴胡、香附理气解郁,青皮、陈皮、大腹皮、桑白皮、苏子行气降气,半夏和胃,甘草调中。如蕴热用木通加黄芩以清之,如兼寒加干姜、附子助阳温经。《金匮要略》大黄䗪虫丸药用大黄、黄芩、甘草、桃仁、杏仁、芍药、干生地、干漆、虻虫、水蛭、蛴螬、䗪虫。其功用可祛瘀生新,攻逐蓄血,治疗本证需要较长时期服用,至少半年以上,每服 6g,日服 3 次。

3. 其他治疗

(1) 针灸治疗:取穴以任、督二脉,心及心包经穴为主,其配穴组方总以清心醒脑、豁痰宣窍为原则,其手法多采用三人或五人同时进针法,狂证多用泻法大幅度捻转,进行强刺激,癫证可用平补平泻的手法。

①癫证主方:A. 中脘、神门、三阴交。B. 心俞、肝俞、脾俞、丰隆。两组可以交替使用。

②狂证主方:A. 人中、少商、隐白、大陵、丰隆。B. 风府、大椎、身柱。C. 鸠尾、上脘、中脘、丰隆。D. 人中、风府、劳宫、大陵。每次取穴一组,四组穴位可以轮换使用。还有狂证发时,可独取两侧环跳穴,用四寸粗针,行强刺激,可起安神定志作用。

(2) 单方验方

①黄芫花:取花蕾及叶,晒干研粉,成人每日服 1.5~6g,饭前一次服下,10~20 天为一疗程,主治狂证属痰火扰心者。一般服后有恶心、呕吐、腹泻等反应,故孕妇、体弱、素有胃肠病者忌用。

②巴豆霜:1~3g,分 2 次间隔半小时服完,10 次为一个疗程,一般服用两个

疗程,第一疗程隔日一次,第二疗程隔二日一次。主治狂证,以痰火扰心为主者。

【转归预后】

癫证总因痰气互结而成,若痰浊旺盛郁久化热,则可转化为狂证。狂证多由痰火扰心而起,若经治郁火得以宣泄而痰气留滞,则可转化为癫证。还有,因血气凝滞多先病狂证,如病久气虚而血瘀者则可转化为癫证。

癫证属痰气郁结而病程短者,投以疏肝解郁、化痰开窍之法可以治愈。治愈后应注意精神调养,避免情志刺激,防止本证的复发。若延误治疗时机,其证迁延日久,或愈后复发多次,则病程越长则症状越重而治疗越难,终因灵机混乱而成废人。

狂证骤起,先见痰火扰心之症,急投泻火逐痰之法,病情多可较快地缓解,如治不得法或不及时致使真阴耗伤,则心神昏乱日重,其证转化为阴虚火旺。若病久迁延不愈,最终形成气血阴阳俱衰,灵机混乱而预后不良。

【预防护理】

癫狂一病总因内伤七情而引起,其症状的内容常与社会上的矛盾和斗争紧密联系,往往反映着不同社会的政治、文化、风俗习惯和思想感情。为此,全面彻底地废除压迫、剥削、失业、饥饿、贫困、疾病、愚昧、欺骗、种族歧视等不良的社会制度和现象,是预防本病的关键。在我们的国家里,加强家庭、学校及社会的教育,发扬互助友爱、服从真理、勇于负责、思想解放的精神,克服困难,劳逸结合,平衡发展德、智、体三个方面,提高物质文化生活水平,提高道德标准,对于预防本病也很重要。

在护理方面,首先是正确对待病人的各种病态表现,不应讥笑、讽刺,要尊重病人,关怀病人。对于尚存部分适应环境能力的轻证病人,可采取心理治疗。如《丹溪心法》所记:"宜以人事制之……怒伤于肝者为狂为痫,以忧胜之,以恐解之……"对其不合理的要求要耐心解释,对于其合理的要求要尽量满足。对于重证病人发生的打人、骂人、自伤、毁物等症状,要采取相应措施,注意安全,防止意外。对于拒食病人应找出原因,根据其特点进行劝导、督促、喂食或鼻饲,以保证营养。对有自杀、杀人企图或行为的病人要严格注意,专人照顾,并将危险品如刀、剪、绳、药品等藏起来,并注意杜绝投河、跳楼、触电等意外行为。

【小结】

癫狂是一种精神失常疾病,系由七情内伤、饮食失节、禀赋不足,致痰气郁结,或痰火暴亢,使脏气不平,阴阳失调,闭塞心窍,神机逆乱。其病位在心,与肝、胆、脾关系密切。癫证表现精神抑郁,表情淡漠,喃喃自语,语无伦次,静而多喜少动为特征,治以理气解郁、畅达气机为其大法;狂证表现精神亢奋,狂躁不安,骂詈毁物,甚至持刀杀人,动而多怒少静为其特征,降火豁痰以治其标,调整阴阳、安神定志、恢复神机以治其本是为大法。同时,移情易性不但是防病治病的需要,也是防止病情反复或发生意外的措施。

【现代研究】

新中国成立后,全国对癫狂一病的临床研究,主要是通过中医和中西医结合治疗精神病的观察进行的,近年来各地不少单位正在临床实践中积极摸索精神分裂症的辨证论治规律,对于"痰火"、"血瘀"与精神病的关系尤为重视,泻火涤痰法已被广泛地应用于兴奋躁动的病人,并取得了良好的效果,活血化瘀法也应用于各类精神病,获得了较为满意的治疗作用。还有不少单位对单味药进行了大量临床及实验研究,如桑寄生、黄芫花、洋金花等。通过中医和中西医结合治疗精神病的临床研究,不仅提高了疗效,而且丰富了中医癫狂证治的内容,并在不同程度上发展了中医癫狂病的理论。

1. 有关辨证论治方面的临床研究　辨证论治在全国许多精神病院已日益受到重视。如哈尔滨医科大学附属第一医院神经精神科提出:中医学对癫、狂的描述已有两千多年的历史,在临床中始终是根据阴、阳、虚、实的不同遵循辨证论治进行治疗的。中医辨证论治的优点是注重整体,强调具体情况具体对待,拥有丰富的灵活的治疗手段。如分裂症妄想型,可以是"痰"、"火"俱盛的痰火扰心证,也可以表现为"气"、"血"不足的气血两虚证,前者用泻火豁痰的攻法,后者用益气养血的补法。即使是同一病人由于疾病发展阶段不同或其他因素的影响,开始可能为实证,以后成了虚证,而由于证候的不同,带来了治则方药上的巨大差异,这种灵活、机动以调整机体整体为特点的辨证方法,正是中医的独到之处,也是提高疗效的关键。该院在 1974 年应用活血化瘀法则,加用抗精神病药物治疗精神分裂症 20 例,显效率为 61%,以后在提高了对辨证论治认识的基础上,根据辨证的不同,相应地应用活血化瘀治则和抗精神病药物治疗精神分裂症 80 例,显效率达 85%,并且有一些在前一段未能治愈的病例,经辨证论治后得到了治愈。

关于辨证规律的探讨,首先是从证候分类做起的。近年来全国各地在广泛实践基础上对本病证的证候分类提出了不同的方法,如有按中医传统分为癫证与狂证,有按病因分证,有按八纲分证,有按脏腑分证,有按治则以方套证,有按病机辨证,也有中西医混合分型的方法。北京安定医院以脏腑辨证为核心进行分证定型。先辨虚实两证,实证分痰热交蒸、肝郁气滞、肝郁血瘀、内热燔盛四型;虚证分心脾两虚、脾肾阳虚、阴虚热盛、脾虚痰结四型。通过分析可以看出妄想型及青春型病人属实证者居多,占该两型的 73%。脏腑辨证又多涉及肝,如肝郁气滞和肝郁血瘀两型占实证的 45%。在虚证的四型中,精神分裂症的各型辨证又多集中于心脾两虚和脾肾阳虚,占虚证总例数的 81%。再者,无论虚证、实证涉及痰象者较多。吉林四平精神病院采取中西医结合的双重诊断进行辨证论治。该院曾对 197 例病人分为中西医结合治疗、中医治疗、西医治疗三组进行了临床疗效的观察。在证候分类方面,依据症状、舌象、脉象的表现,分为六个类型,而后针对证候类型,据证立法,依法订方进行治疗。①痰火扰心型,多属兴奋躁动状态,治用泻火涤痰、镇心平肝,选消狂承气汤,方剂组成:大黄、元明粉、枳实、黄芩、栀子、木通、胆草、香附、青皮、菖蒲、桃仁、郁金、合欢、沉香、炒苏子。②心肾不交型,多属幻觉妄想状态,治用滋阴清火、养心安神,选知柏地黄汤加减。③心脾两虚型,多属妄想状态,治用养心益脾、化痰开窍,选养心汤加减。④心胆气虚型,多属抑郁状态,治用益气镇惊、安神定志,选温胆汤加减。⑤痰气郁结型,多属情感减退状态,治用理气解郁、化痰开窍,选顺气导痰汤加减。⑥脾肾两虚型,多属木僵状态,治用温肾健脾、化痰开窍,选真武汤加减。本文报告的疗效结果,中西医结合组的疗效显著高于中医治疗和西医治疗组,$P<0.01$,其有效率为 76.1%。苏州精神病院对 60 例精神分裂症采用中药合并小剂量安适剂治疗,也获较好疗效。临床分型方法,将癫证、狂证各分四型。癫证四型为:①痰气郁结型,治用疏肝解郁、化痰开窍,宜逍遥散、涤痰汤加减。②脾虚痰湿型,治用健脾燥湿、涤痰开窍,宜参苓白术散、涤痰汤加减。③气血阻滞型,治用破气活血、通窍宁心,宜血府逐瘀汤加减。④肾阳不足型,治用温补肾阳、培元益火,宜右归饮加减。狂证四型有:①痰火扰心型,治用降火涤痰、镇心安神,宜泻心汤、礞石滚痰丸加减。②肝火内炽型,治用清肝泻火、除痰宣窍,宜龙胆泻肝汤、镇肝熄风汤加减。③阳明热结型,治用荡涤实热、泻火存阴,宜大承气汤、凉膈散加减。④阴虚灼津型,治用滋阴降火、养心安神,宜二阴煎、定心丸加减。据临床观察癫狂以痰气郁结型和痰火扰心型为多见。疗效也较好。本文报告单用中药治疗 24 例,其有效率为 58.3%;中西医结合治疗 36 例,其有效率为 77.7%;采用中西医结合比单用中药疗效要好。此外,运用辨证论治配合小剂量安适剂比单用大量西药安适剂优越,药物反应几乎不存在,于治疗中病人情绪活跃,很少出现呆滞和肢体强直拘急的副作用。

关于治疗法则的探讨。周康将治疗精神病的法则归纳为涤痰开窍法、清凉泻火法、调气破血法、补虚养正法、壮阳兴奋法五个方面。认为一般治疗不外此五者,临床应用要通其常,知其变,灵活运用,随证而施。周氏选择了西医诊断为精神分裂症、早老性精神病、症状性精神病等病例进行了临床重点研究,初步总结了论治规律。①涤痰开窍法,拟用竹沥、半夏、胆南星、天竺黄、瓦楞子、青皮、

241

陈皮、枳实、郁金、石菖蒲、大黄、苏合香丸等药。用治常见精神病,特别是精神分裂症,治疗观察了50例,疗效不佳。作者还遵照癫狂多由"痰迷心窍"所致传统理论为指导,追溯古人曾用过的吐下法,攻其痰而开其窍,治疗精神分裂症59例,其中拟用三圣散治9例,龙虎丸治20例,加味控诞丹(大戟、芫花、甘遂、白芥子)治30例,每一方剂均予以足够剂量与日程,达到充分吐下的投药目的,但未能取得明显疗效。作者指出:化痰理论所指导的实践,仅能对某些病人,而不是对全部或大部精神病人均有疗效。还有"怪病多痰"、"癫狂即是痰迷心窍"之说,未免过分扩大了"痰"在癫狂病因及指导治疗上的作用。②清凉泻火法,拟用黄连、黄芩、黄柏、当归、龙胆草、芦荟、柴胡、生石膏、知母、大黄、芒硝等药。用治符合中医狂证的各种兴奋躁动病人12例,其结果得痊愈与好转者各2例,无效8例。在取得显效的部分病例中,不仅火盛症状改善,狂象安定,而且思维、言语错乱也得好转。其他无效病例,虽表现兴奋狂乱,但从四诊及其他所得皆近乎常人,难云其有火盛之象。故用本法治疗疗效不佳。③调气破血法,拟用新制柴胡汤、调气破瘀汤、癫狂镇静汤治疗。新制柴胡汤:龙骨、牡蛎各30g,竹沥、半夏、黄芩、红花、甘草各9g,桃仁、丹参、香附、丹皮、赤芍、莱菔子、白芥子、虻虫、水蛭、蟅虫各9g,三棱、莪术各9g,桂枝、川芎、甘草各6g,丹皮、桃仁、红花、酒大黄、赤芍、香附各15g。癫狂镇静汤:桃仁、当归各6g,大黄15g。苏子、芒硝、前胡、黑白丑、沉香各9g,甘草3g,陈皮4.5g,厚朴12g。用此法治71例,其中精神分裂症56例,早老性精神病12例,症状性精神病3例,结果痊愈23例,好转19例,总疗效为59.1%。经初步观察发现,本法对情绪不稳,哭笑无常,行为紊乱,裸体奔走,冲动打人,兴奋叫喊,情感倒错,动作奇特,伴有幻觉妄想等症状的病例,具有一定的疗效。但对思维障碍,情感淡漠,孤独迟钝,生活疏懒,行为退缩,意志欠缺,呆滞缄默或单见幻觉妄想而无兴奋狂妄等情况者,疗效不佳。作者还指出:调气破血在癫狂论治中,远未能与"痰火"等传统大法相提并论,但从临床观察中体会到气血受病与精神病态有密切关系,调气破血的治疗确有较好的疗效。④补虚养正法,多用于治癫证。有人用本法治老年性精神病9例,痊愈2例,好转5例,无效2例。据观察用本法治精神分裂症,对心悸、失眠、疲乏、多梦等症状的改善有帮助,对淡漠、退缩、孤独、呆滞、奇特思维等精神症状无明显作用。⑤壮阳兴奋法,拟用壮阳汤:巴戟天、淫羊藿、陈皮、黄芪各9g,附子、肉桂、干姜各6g,党参4.5g,熟地、仙茅、龟甲各15g,砂仁、甘草各3g。对西医描述为情感淡漠,行为退缩,生活疏懒,呆滞嗜卧,思维贫乏等属于单纯型或慢性精神分裂症,结合舌脉象中医辨证属阳不足者,应用本法治疗4例,其结果痊愈2例,显著进步2例。作者认为应用壮阳兴奋法治疗精神病,对临床研究途径上提示了新的方向。

关于精神症状的归属问题,中医有五脏、五志、五形相关和内伤七情等论述是可以借鉴的。如患者有明显的虚无妄想,主诉头脑没有了,眼睛瞎掉了,耳朵塞听了,舌质偏红,舌苔薄白,脉细弦,按中医学"肝开窍于目,肾开窍于耳"的记载,辨证为肝肾阴虚,脑髓不健而心神混乱,治用滋肾柔肝、养血安神而获效。但应指出,有许多精神症状难以牵强附会地与某脏腑机械地相联,以幻觉为例,如以幻听归肾,幻视归肝,幻嗅归肺,而在治疗上用补肾法治疗幻听,用养肝法治幻视,如此则常常失败。若结合舌诊、脉诊进行综合分析,据证立法组方,属实火者当清泄,属血瘀者当活血化瘀,则幻听、幻视症状自然消失。

哈尔滨医科大学第一附属医院神经精神科通过中西医结合治疗精神分裂症的实践体会到,要掌握辨证论治的规律,必须要在临床工作中去反复地摸索和提高,并在确保有较好疗效的基础上长期坚持。作者认为西药抗精神病药物的疗效是肯定的,而应用我国特有的中医中药目的是为了进一步提高疗效,为此在实践中积极地应用和熟练地掌握辨证论治的方法,以及对每个病人进行认真的辨证论治,都是很重要的事情。

有些单位还提出了关于精神病中西医理论研究的结合问题。比如精神分裂症的发病机理,西医认为与神经介质的代谢障碍有关,而中医把不正常的病理产物叫做"痰",又痰迷心窍在发病过程中十分重要,从这点看两者似乎很相近。但是痰的本质是什么?而精神分裂症的痰与其他疾病的痰在产生机理上又有什么区别?是值得进一步探讨的问题。

2. 单方、验方的临床应用 近年来在国内应用某个方剂和单味中药进行临床观察的报道可有数百篇,其中部分报道还有实验研究的资料。这些工作丰富了治疗癫狂的内容,促进了相应病证的中西医结合。比如张墨溪报道过加味温胆汤治疗癫狂的临床经验。其方剂组成为半夏、茯苓、陈皮、甘草、竹茹、枳实、炒枣仁、远志、天竺黄。本方具有利气豁痰、清热除烦、定志安神之功,是为治疗癫狂之平剂。对重症复杂患者,必须配合以下药物:①如症见神志昏愦,焦虑不安,狂言妄语,面红目赤,舌质红绛,苔黄,脉弦劲或洪数者,此为心火炽盛,神明紊乱,治宜清心泻火,宜前方加用万氏牛黄清心丸。②如症见声高气促,二目怒张,骂詈不休,猖狂刚暴,其势凶猛,大便秘结,小便短赤,舌苔燥黄或黑有芒刺,脉见实大或滑数者,此为火盛痰壅,更兼阳明实热,治宜泻火逐痰,前方加用礞石滚痰丸。③如症见不寐不食,目瞪口呆,见人回避,如痴如醉,默默不语,舌苔薄白或白腻,脉沉弦或弦滑者,此为气郁痰结弥塞窍络,治宜宣郁开窍,通络涤痰,借用开窍之力,以起夺关斩将之能,其效乃彰。作者通过临床治疗观察还提出,对火盛痰壅兼阳明实热的患者,用硝黄峻下之剂收效迅速。对发病初期的患者,不宜用党参、黄芪等温补诸品,恐有壅气、助火、动痰之虞。作者运用上法治疗癫狂26 例,其中癫证 10 例,狂证 16 例,其结果是痊愈 19 例,好转 5 例,无效 2 例,疗程最少者 2 周,最多为 40 天。再如广东惠阳地区第二人民医院运用大黄汤治疗精神病 170 例,其配方为:大黄 120g,礞石 30g,磁石 30g,龙胆草 15g,芒硝 30g。煎煮法:先煎礞石、磁石 15 分钟,次加胆草,最后加大黄、芒硝煎 5 分钟,每剂共煎 30 分钟。其疗效为痊愈 52 例,近愈 26 例,好转 47 例,无效 45 例,其有效率达 73.5%。通过作者的临床观察认为大黄汤对脉象弦、数、实,舌质红绛,舌苔黄腻,口干口苦,小便黄、大便秘结的实热者最为适宜,而对心、肝、肾、肺等主要器官有严重功能损害及年老体弱者不宜作本治疗。还有河南省精神病医院应用加味血府逐瘀汤治疗精神分裂症 43 例,取得了总有效率 90.7% 的较好疗效,并且通过观察认为以妄想型疗效较好,青春型疗效亦可。作者在临床中发现多数的精神分裂症患者,程度不同地存在中医所谓瘀血体征,如舌质紫黯或舌面、舌尖有瘀点瘀斑,或舌面舌边有青纹、青筋和舌下静脉怒张,这些体征可作为癫狂证血气凝滞的佐证。作者认为从心主神志和心主血脉的功能密切相关,可以说明活血化瘀法治疗精神分裂症在祖国医学中是有理论根据的。目前精神分裂症的病因和发病机理,虽未完全明了,但是近代生物化学的研究提示,由于代谢障碍引起的身体中毒,在精神分裂症的发病机理中起到了重要作用。中医"痰迷心窍"所称之"痰"可能相当于现代医学所指的代谢障碍产生的毒性物质,"痰迷心窍"则可能相当于这些毒性物质对脑细胞的有害作用。应用活血化瘀药物治疗,治疗精神分裂症有效,可能与增加了脑血流量,保证了机体组织(包括脑细胞)对于氧及其他物质的需要,从而保证了新陈代谢正常进行,及时运输了组织代谢产物,促进了肝脏解毒和排泄的机能好转,纠正了代谢障碍,增强了机体组织的应激性有关。

在单味药的治疗观察方面,国内许多单位对桑寄生、洋金花、马钱子、黄芫花、大戟治疗精神病的疗效进行了临床观察,有些还做了实验室的研究工作。还有一些单位运用针灸和拔火罐的方法治疗精神病,也取得了一定的疗效。

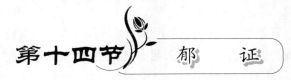

第十四节　郁　证

【概述】

郁是鬱的简写,同菀。郁:无形可聚可散;瘀:有形积块不散。郁不等于瘀,但郁可致瘀。郁者滞而不通,抑而不得发越,涩而不畅之意。郁证是临床上常见的病证,它既不是一个独立的病,也不是一个单独的症状,而是指多种疾病过程中表现出脏腑气机阻滞,气血津液运行紊乱,失其通畅条达的一类病证。自《内经》提出"五郁"及治则后,经历代医家不断发展积累丰富经验,逐步形成较为系统的郁证学说,由于郁证证型复杂,涉及面广,加之各家认识观点不一,使后学者难以适从。

郁主要指病机而言。如郑守谦:"郁非一病之专名,及百病之所由起也。"人身气血灌注经脉,刻刻流行,绵绵不绝,凡一昼夜当五十营于身,各脏腑也不停地发挥其正常生理功能,进行物质的变化与传化等。气血冲和,万病不生,一旦气机郁滞,传化失常,则百病丛生。如《丹溪心法·六郁》记有:"郁者结聚而不得发越也,当升者不得升,当降者不得降,当变化者不得变化也,此为传化失常。"此也说明郁是指病机。

郁证有广义和狭义之分。广义是凡因郁引起的诸般证候总称郁证。包括《内经》所提的五郁、六气之郁和朱丹溪所提的六郁。五郁(木火土金水五种):言脏气,是五脏病后,失其脏之本性,气机郁滞而成郁证。五脏各有其本性,如滑伯仁曰:"木性本条达,火性本发扬,土性本冲和,金性本肃清,水性本流通。五者一有所郁,斯失其性矣,达、发、夺、泄、折,将以治其郁而遂其性也。"《素问·六元正纪大论》曰:"木郁达之,火郁发之,土郁夺之,金郁泄之,水郁折之,然调其气。"此指五脏病郁和治法,是先脏病而后郁,如肺脾肾病水肿而后郁,乃因病而郁。(不为本篇重点讨论)

六气之郁:言客气,是外感风寒暑湿燥火六淫伤人,使脏腑经络气血失和,气机郁滞而成郁。如《杂病源流犀烛·诸郁源流》言:"六气着人,皆能郁而致病,如风邪袭人而郁,头痛、目胀、鼻塞声重者是。寒之所郁,呕吐清水,腰腹痛,癫疝癥瘕,下利清白者是。且如伤寒之邪,郁于卫,郁于营,或郁在经在腑在脏皆是,其方治详伤寒书,可参看。暑热或郁,必为阴寒所遏,阳气不得发越,头痛肢节痛,大热无汗者是。湿气之郁,结在三焦。瘟疫之邪所郁,客于募原,其方治详瘟疫篇,可参看。风寒湿三气杂感而郁,致成痹症,其方治详诸痹篇,可参看。总之,结不解散,即谓之郁。"这里六气之郁,虽是因郁而病,但是外邪之郁非内伤之郁所患之病,分别在有关章节讲述,不为本节内容。丹溪所说之六郁,是病气,是因郁而病。如《医学正传》言:"夫所谓六郁者,气湿热痰血食六者气也。"指出以六气为病气,六者之一郁则形成郁证。《景岳全书·杂证谟·郁证》指出,"记有丹溪曰:郁病大率有六,曰:气郁者,胸胁胀痛,脉沉而涩。湿郁者,周身重痛,或关节疼痛,遇阴则发,脉沉而细。痰郁者,动则喘息,脉沉而滑。血郁者,四肢无力,

245

能食便血,脉沉而芤。热郁者,瞀闷烦心,尿赤,脉沉而数。食郁者,嗳酸腹饱,不喜饮食。"此指出六郁之脉证,六种病气作为病因与本节所讲有关。狭义的郁证即本节所讲的郁证。郁证是由于情志不舒,气机郁滞所引起的心情抑郁,情绪不宁,胸胁胀痛,脘闷腹胀,或易怒善哭,以及咽中如有异物梗阻为主要临床表现的一类病证。

总之,五气之郁因病而郁,情志之郁因郁而病,两者有所不同,本节讨论的内容是情志致郁。

郁证的现代医学范围,神经官能症中神经衰弱、癔病、神衰综合征以及更年期综合征均与郁证类似,可以参照本节对郁证的辨证论治加以处理。

【病因病机】

王履《医经溯源集》言:"凡病之起也,多由乎郁。"丹溪提出:"气血冲和,万病不生,一有怫郁,诸病生焉,故人身诸病,多生于郁。"又六郁之中,以气郁为先,而后湿痰热血食诸郁才能形成。《证治汇补》称:"郁病虽多,皆因气不周流,法当顺气为先。"是气机郁滞在前,郁久由气及血,变生多端可以引起各种症状。是气郁为先、为多、为主,气机郁滞由情志所伤而引起,气机郁滞的后果是脏腑功能失调,其中尤以肝失条达疏泄为主。(日本万病一毒说和一气留滞说,一言外感病,一言内科杂病)

情志是指喜、怒、忧、思、悲、恐、惊。情志是人与外界事物接触过程中产生的,也就是各种精神活动的具体表现,随着不同事物与不同环境的影响,情志活动在时刻的变化中,但有节制则无伤,如过于妄动,则精神上受刺激,失去生理常态而发生疾病。如《素问·举痛论》提出:"怒则气上,喜则气缓,悲则气消,恐则气下,惊则气乱,思则气结",《素问·阴阳应象大论》"喜伤心,怒伤肝,思伤脾,忧伤肺,恐伤肾"等,说明七情偏胜可引起气机逆乱和脏腑功能失调。

临床上以怒、忧、思、悲致郁者为多见。

怒伤肝可使肝木失于条达疏泄而病郁结,思则气结,思虑重重,思而不解伤意,忧伤肺,悲亦伤肺,忧悲太过,闷闷不乐则气闭不解,忧愁不解也伤意,意为脾之志,也可导致郁结的发生。《素问·举痛论》曰:"悲则心系急,肺布叶举,而上焦不通,营卫不散,热气在中,故气消矣。"此外,惊恐能使气机逆乱,也是形成郁结的因素。

中医认为"心藏神",心为君主之官,主神明,为五脏六腑之大主,七情总为心所充。各脏有所分工,七情所动,必影响到心。如《灵枢·口问》曰:"悲哀愁忧则心动,心动则五脏六腑皆摇",说明心在人体的主宰作用。情志伤均与心有关。

1. 郁怒不畅　肝之性喜条达,尤如大树伸展条达,根深叶茂,硕果累累,任其自由发展,雍容自得,肝木失于条达疏泄,气失疏泄则郁阻,以致肝气郁结,可见精神抑郁,胸胁脘腹闷胀疼痛,多疑善感。肝体阴用阳,肝气郁结,所用之肝气不得发越而气郁,气有余可以生火,除见肝郁症状外,可见肝火症状,口苦泛酸,易急烦躁或头痛目赤等。

又气为血帅,气郁日久血行不畅可成血郁,两胁疼痛突出。(如"苦恼人的笑",证者的处境怒而不能发)

2. 思虑不解,曲意难伸　如林黛玉寄人篱下,贾薛二家的权势相欺,熙凤宝钗的戏弄,爱情的挫折,曲意难伸而患病,病势加重。

肝气郁结,肝病累脾而脾伤,脾胃功能减弱,食滞不消,乃成食郁。脾气留结不运则生湿,湿性黏滞,湿性不化,乃成湿郁,蕴湿生痰,痰气互结为痰郁。气湿痰郁久皆可生热,郁热又不得宣泄,乃成热郁。

3. 悲哀忧愁,情感不遂　如悼念周总理,四五活动悲忧气结,暗伤心脾,营血渐耗,心神失养,见善悲欲哭,精神恍惚等病,属忧郁伤神。

久郁饮食减少,生化乏源也可致心脾两伤,见多思善虑、心悸、乏力、失眠等病。

久郁化热,热灼阴血,肾阴受损及见阴虚火旺诸症。

4. 体质因素　体质和神经类型不同,对情志刺激的耐受力和适应能力不同。《灵枢·阴阳二十五人》根据古人长期的生活观察、医疗实践,按照人体的肤色、体形、禀性、态度及对自然界变化的适应能力,归纳总结出木、火、土、金、水五种体质类型,又据五音太少阴阳属性,手足三阳经的左右上下、气血多少的差异,分成五五二十五种人。不同体质有不同的性格特征,有不同的发病特点。辨证论治要充分考虑到体质因素。如木型之人——居东方,有才,劳心少力,能春夏不能秋冬,多忧劳于事,结合经络气血多少,如血充实,气调顺可见上角佗佗然——表现雍容自得、明快舒畅,左角随随然——柔顺随和。若肝脏气血不足可见大角遗遗然——消极退让、胆小怯懦、迟滞不前。结合神经类型中医认为有阴阳刚柔之别。

(1) 有阳而刚,为阳中之阳,其性格刚暴,神经过程很强,动作迅速但不周密,片面较偏,相当于强而不均衡型。如李逵、牛皋(《岳飞传》人物),性格刚直,直来直去,火暴脾气。

(2) 阳而柔,为阳中之阴,神经过程强而灵活,动作敏捷迅速,正确周密,情志上有节制,调节功能好,虽有忧伤也不病,相当于强而均衡灵活型。如诸葛亮有勇有谋,灵活迅速。

（3）阴中之阳，柔中有刚，神经过程周密，稳重富于政策，但动作慢（慢过程）或思考过程慢，情感上能有节制，经得住刺激。如宋江周密稳重。

（4）有柔无刚，为阴中之阴，神经脆弱，多忧多虑（或懒散），相当于弱型，最易病郁结脏躁。如林黛玉幽静文雅脆弱多忧多虑。目前研究性格特征有遗传因素，与遗传基因有关。

后世医学认为人的性格有内外相之分。

内相（阴性）易被思虑、悲哀、忧愁所伤。

外相（阳性）易被愤怒、郁怒所伤。

体质的不同，性格亦不同，对情志刺激的耐受性和环境的适应力不同（当然是相对而言），所以在同一事物与环境中，有的人就患病，有的人就无病。性格能否改变？随着年龄增长，社会经验不断丰富，涵养性不断得到锻炼，处事能力也增强，加之开导，要心胸宽阔，襟怀坦白，高瞻远瞩，性格在某种程度上是可改变的。

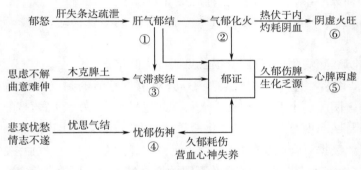

郁证病因病机示意图

病因：情感＋体质因素。

病机：气机郁滞失去调节作用（失条达疏泄为主，失升降的正常职能）。

病位：主在肝，涉及脾心肾以致于肺。

病证：主症在胸胁，有实有虚，早期实证，久郁致虚，初病气郁，相继可引起湿痰食热为郁，皆为实证。六郁相因，如《杂病源流犀烛·诸郁源流》言："又谓六者有相因之势，气郁则留湿，湿滞则成火，火郁则生痰，痰滞则血凝，血凝则食结而遂成痞块。"郁证从气郁始，又能反果为因，其他诸郁之后，又加重气机的郁滞。气郁日久，由气及血，由实而虚，可见久郁伤神，心脾两虚，阴虚火旺等虚证。临床又多见虚实夹杂证，如《医统》所言："郁为七情不舒，遂成郁结，既郁之久，变病多端。"不仅变病变证多而最终还可成虚劳之证。

【临床表现】

气机郁滞所引起的气郁症状,如精神抑郁,情绪不宁,胸胁胀闷疼痛等,为郁病的各种证型所共有,是郁病的证候特征。郁病所表现的胸胁胀闷疼痛,范围比较弥散,不易指出明确部位,一般多在胁肋部,以满闷发胀为多见,即或有疼痛一般也较轻;胀满的感觉持续存在,其程度与情绪密切有关。

在气郁的基础上继发其他郁滞,则出现相应的症状,如血郁:兼见胸胁胀痛,或呈刺痛,部位固定,舌质有瘀点、瘀斑,或舌紫黯;火郁:兼见性情急躁易怒,胸闷胀痛,嘈杂吞酸,口干而苦,便秘,舌红苔黄,脉弦数;食郁:兼见胃脘胀满,嗳气酸腐,不思饮食;湿郁:兼见身重,脘腹胀满,嗳气,口腻,便溏腹泻;痰郁:兼见脘腹胀满,咽中如物梗塞,苔腻。脏躁发作时出现的精神恍惚,悲哀哭泣,哭笑无常,以及梅核气所表现的咽中如有炙脔,吞之不下,咯之不出等症,是郁证中具有特异性的证候特征。郁证日久,常出现心、脾、肝、肾亏损的虚证症状。

【鉴别诊断】

1. 郁证梅核气与虚火喉痹　梅核气多见于青中年女性,因情志抑郁而起病,自觉咽中有物梗塞,但无咽痛及吞咽困难,咽中梗塞的感觉与情绪波动有关,在心情愉快,工作繁忙时,症状可减轻或消失,而当心情抑郁或注意力集中于咽部时,则梗塞感觉加重。虚火喉痹则以青中年男性发病较多,多因感冒、长期吸烟饮酒及嗜食辛辣食物而引发,咽部除有异物感外,尚觉咽干、灼热、咽痒,咽部症状与情绪无关,但过度辛劳或感受外邪则易加剧。

2. 郁证梅核气与噎膈　梅核气应当与噎膈相鉴别。梅核气的诊断要点如上所述。噎膈多见于中老年人,男性居多,梗塞的感觉主要在胸骨后的部位,吞咽困难的程度日渐加重,做食管检查常有异常发现。

3. 郁证脏躁与癫病　脏躁多发于青中年妇女,在精神因素的刺激下呈间歇性发作,在不发作时可如常人。而癫病则多发于青壮年,男女发病率无显著差别,病程迁延,心神失常的症状极少自行缓解。

【辨证论治】

(一) 辨证要点

1. 辨明受病脏腑与六郁的关系:郁病的发生主要为肝失疏泄,脾失健运,心失所养,应依据临床症状,辨明其受病脏腑侧重之差异。郁病以气郁为主要病变,但在治疗时应辨清六郁,一般说来,气郁、血郁、火郁主要关系于肝,食郁、湿郁、痰郁主要关系于脾,而虚证证型则与心的关系最为密切。

2. 辨别证候虚实:六郁病变,即气郁、血郁、化火、食积、湿滞、痰结均属实,而心、脾、肝的气血或阴精亏虚所导致的证候则属虚。

（二）治疗原则

《素问·六元正纪大论》曰："木郁达之。"《证治汇补》言："气不周流，法当顺气为先。"《医方论》言："凡郁病必先气病，气得通畅，郁于何有。"故疏理气机是治疗郁证总的要求。

（三）分证论治

1. 实证

（1）肝气郁结

证候：应以胸胁脘腹闷胀疼痛为主症，舌苔可薄白或薄白腻，主脉当弦，可兼滑脉。

分析：以肝脉过两胁，故季胁部的不适、胀痛更显得重要。胀为肝气郁阻的主要表现，闷为湿滞，闷满常在气胀而后发生，疼痛为气滞重症，病久必影响血分，使血滞血郁，络脉不畅，善太息可见于实证也可见于虚证（肝气虚即以善太息、乏力为主要表现），喜嗳气、矢气，以解嗳气矢气为快，可减轻气滞，缓解胀痛。对胀的认识，胀十之八九为肝的疏泄不利引起，说明气郁最多，当然因寒、因湿、因血瘀之后皆可有胀，因脾胃升降不利也可有胀，但总关乎到肝，为肝对气机调节的障碍，其胀痛无定处，窜，证明在肝，如兼满闷是兼有湿，如兼热熨矢气是兼有寒，兼纳少、恶心、呕吐是肝木之郁累伤脾胃，胃逆气失顺降而成。精神情绪的变化是因郁神伤，女子月经不调是气郁及血，冲任不和，舌苔可薄白或薄白腻，主脉当弦，可兼滑脉。

治法：疏肝解郁，疏肝寓有行气和血两方面的含义。肝主疏泄，又主藏血，肝体阴用阳，以血为本。行气有利于和血，和血有助于行气，两者相辅相成，和血与补血不同，意为调血脉，有行血的作用（舒气以柴胡、香附类，和血主用归芍——全当归、赤白芍）。

方药：选《景岳全书》柴胡疏肝散，改散为汤，原方组成：柴胡、枳壳、芍药、甘草、香附、川芎，即为四逆散加芍、附，一为气中血药——香附，一为血中气药——川芎，均起调和气血作用。

方中柴胡、枳壳、香附行气解郁，川芎、芍药、甘草和血行血止痛，两组药结合完成疏肝的作用，常可加郁金、青皮以助解郁之功。柴胡配芍药为疏肝要药，柴胡苦平，主入肝，解郁作用在气，芍药苦酸微寒，主入肝，柔肝止痛，缓急作用在血分，柴胡又可引经。还有香附配郁金也为临床疏肝有效的药物。香附辛微苦平，主入肝，理气解郁，兼和血疏肝止痛，郁金辛苦可入肝（入心肺）兼入血，行气行血，解郁止痛，解郁必当疏气，对理气药使用应看气滞的轻重选用。

以胀为主症，胀有轻重不同，选药也不同。

以下为治疗胸胁脘腹闷胀痛的药物选择一般规律。

部位 ─┬─ 胸胁—兼上焦:桔梗、香附、枳壳、香橼、佛手。
      └─ 脘腹—兼下焦:香附合乌药、川楝子。

性质 ─┬─ 闷痛—兼化湿:薏苡仁、荷梗(升)、苏梗(降)、藿梗(化)、白豆蔻、草豆蔻之类。
      │
      └─ 胀痛 ─┬─ 轻 ─┬─ 辛苦平入肝,兼入肺胃:香橼皮、佛手、厚朴花辛平调畅气机兼和血。
              │   ├─ 酸平入肝胃,疏肝解郁开胃生津:绿萼梅、玫瑰花、月季花,甘温入肝
              │   │   脾,行气和血疏肝解郁。
              │   └─ 甘平入肝胃,理气宽胸,开胃止呕:代代花。
              │
              ├─ 中 ─┬─ 理气(轻):香附、枳壳、陈皮、川楝、郁金、苏藿荷梗(荷梗苦平入肝脾
              │   │   胃,升发清阳理气和中)。
              │   └─ 行气(重):木香、厚朴。
              │
              └─ 重 ─── 由气及血,胀而兼痛,有血瘀血滞:枳实、青皮、三棱、莪术(三棱苦平,
                        莪术苦温,入肝脾,行气破气),属破气兼化瘀,重者有郁,血瘀有块
                        用丹参、三棱。

总之治气郁主以调气理气,重则行气。

理气药多味辛性温,唯枳壳、枳实、川楝、郁金,为苦寒药,寒性,气郁化火者可选用,也可用辛平不燥之品,如香橼、佛手之品。还应结合兼症选药(一举多得),如兼咳痰,则用香橼苦温辛,入肝脾肺,既疏肝解郁,又理肺化痰;如兼嗳气重,用陈皮、枳壳、苏梗降气和胃。

关于主方的演变沿革:因主病在肝,肝少阳半表半里,往往胸胁苦满为主症,以柴胡剂治之,虚可用小柴胡,实可以用大柴胡,半虚半实以气郁为主可用四逆散,使大气一转,调理气机。宋代《太平惠民和剂局方》以逍遥散为疏肝解郁主方,是据肝体阴用阳,有归芍和血以缓肝急,柔肝有助于疏肝解郁,又阳常有余,而阴常不足,甚或用滋水清肝饮,强调郁久必耗伤肝肾阴液,所以用滋水以柔肝,或用六味加柴芍。然其证确有气机阻滞为主,尤其是郁证初起,故景岳拟柴胡疏肝散,虽有和血,但注重理气,后世多于此方加味,重以行气疏气,又应注意不可过于克伐以防伤血,宜兼柔肝。

兼证治法可有 10 种加减用法:

①往来寒热常有感染因素,重用柴胡。

②食少(纳食不馨)加鸡内金、砂仁、焦四仙。(王建勋用焦三仙强调消导和胃,促药吸收)。

③头晕加平肝药,用菊花、天麻、珍珠母。

④口苦溲赤、脉弦数加栀子、黄芩、夏枯草、丹皮等。

⑤胸脘腹闷满重者合入平胃散(苍、朴、陈、草)。

251

⑥恶心呕吐症突出者,肝郁胃逆,加半夏、竹茹;寒用吴茱萸、生姜。呃逆加丁香去郁金。

⑦口干而渴或干呕,舌苔白而燥,胃津不足者,加芦根、花粉、石斛。

⑧目干涩、易急怒为肝阴不足,加潼蒺藜、白蒺藜、黑芝麻。

⑨气自心下上冲,咽中如梗,心绪不安者,合入半夏厚朴汤。

⑩妇女肝郁月经不调(多偏血分郁热),可并用丹栀逍遥散。

临床医生应当善于调肝理气,调理气机,这是临床最多见的一证。

(2) 气郁化火

证候:①胸胁胀痛;②肝火,头痛、目赤、耳鸣,急躁易怒;③肝火犯胃,胃肠有热,口干而苦,嘈杂吞酸便秘。舌质红可知肝阴受灼,苔黄为胃有热,脉弦数为肝火之征。

分析:肝为风木之脏,内寄相火,肝郁气滞,易化热化火,甚则郁火上逆,燔灼三焦。肝气郁滞化热,气火内郁则可见胸胁满痛、急躁忧愤、口苦口干、小溲黄赤、头目眩晕等症;肝之郁火横逆犯胃,可见胃脘灼痛急迫,吞酸嘈杂;郁火上逆侮肺可致肺失清肃,甚至肺络灼伤之咳嗽、咯血及气急、气逆喘息之症;郁火上炎扰窍则头痛、目赤耳鸣;郁火燔灼,伤津耗液,肠腑传化失司则便秘腹胀;舌红苔黄、脉弦数为肝郁化火之征。

治法:清肝清火,解郁和胃。

方药:丹栀逍遥散合左金丸。逍遥散原方是四逆散加减而成,疏肝解郁,柔肝和营,加丹栀清肝凉血。左金为黄连、吴茱萸 6:1,黄连泻心胃火,兼清肝经横逆之热,以木生火,实则泻其子,少佐吴茱萸辛热以开郁,是苦辛通降之法,和胃制酸疗效较好。兼气郁化火,大便不通者,防浊气上逆可加龙胆草、生大黄泻火通便,必要时用当归芦荟丸。属太阳阳明合病者用大柴胡汤。

(3) 气滞痰郁

证候:咽中如物梗阻,异物感,咯之不出,咽之不下,此即梅核气,胸中窒闷或兼胁痛,舌苔白腻,脉弦滑(应排除咽、食管、纵隔肿物)。肝郁乘脾,肝脾同病,气滞加痰浊,痰与气结于胸膈之上,痰随气涌,塞于咽喉脉络,此为痰气交阻。

分析:由于气机郁闭,水湿失于运化输布,聚湿生痰,或气滞湿停,凝聚成痰,气滞痰郁交阻于胸中膈上,故致胸闷胁胀,咽中如有物阻,吞之不下、咯之不出之梅核气证产生;苔白腻,脉弦滑为气滞痰郁之征。

治法:化痰利气解郁。

方药:半夏厚朴汤重加陈皮。本方出自《金匮要略》妇人杂病篇,该篇中曰:"妇人咽中如有炙脔,半夏厚朴汤主之"(肉切成块为脔,炙脔即烤肉块)。本证由七情郁结,凝痰结气,上逆咽喉之间而成,不因饮食故不碍食,不因外邪故无寒热骨节病,气郁上逆不与血和,夹有痰浊而成。

本方乃二陈汤去陈皮、甘草加厚朴、紫苏、生姜也,半夏降逆气,厚朴兼散结,姜、苓宣至高之滞而下其湿。苏叶味辛气香,色紫性温,能入阴和血,兼归气于血,咽中如有炙脔者用之则气与血和,不复上浮也,《千金方》说本方还治胸闷心下坚。因治七情郁结所致胸腹满闷、呃逆亦名大七气汤,又名四七汤,再加大枣。胡希恕经验重加橘皮18g理气化痰,若痰气郁结有热加瓜蒌、竹茹、贝母清化痰热解郁。

2. 虚证

(1) 忧郁伤神

证候:精神恍惚,心神不宁,悲忧善哭,时时欠伸,舌质淡,苔薄白,脉细弦。

分析:此为心气、心血因忧郁不解而暗伤,缘心神失养而成脏躁之证,多发于女子,苔脉皆为气郁血虚之象。

《金匮要略》妇人杂病篇曰:"妇人脏躁,喜悲伤欲哭,象如神灵所作,数欠伸,甘麦大枣汤主之。"脏,心脏也。静则藏神,躁则神不安。躁因血虚,心血虚而肝气郁,主病在心肝,故悲伤欲哭,如有神灵,实为虚病。经以肾为欠为嚏,肾病者善伸数欠,血少脏阴即伤穷必及肾也。

治法:养心安神。

方药:选《金匮要略》甘麦大枣汤加味。大枣,经云"肝苦急,急食甘以缓之",止躁缓急可安脏气,又能养心宁神;甘草、大枣甘润生阴,缓肝之急;小麦肝之治,善养心气可止躁。血虚生热者,本方可除虚热。

《妇科辑要》一书以本方加芍药、紫石英名加味甘麦大枣汤,寓芍药、甘草酸甘化阴,柔肝缓急,紫石英镇心安神。还可加柏子仁、炒枣仁、茯神、合欢花等,可加强养心安神之药力。若兼心烦失眠、易怒头晕等心肝经有热征,可加黄连、阿胶养心肝之阴清其热。龙齿安心神,生铁落重镇安神。在《景岳全书·杂证谟·诈病》一节指出忧可胜怒,用五行相克关系治疗,相当于今日暗示疗法,此病多见癔病性精神失常,强调精神治疗能取效。

(2) 心脾两虚

证候:多思多疑,善虑胆怯,兼心血虚可见心悸,失眠,健忘,面色苍白,神疲头晕,兼脾气虚可见乏力,食少气短,舌质淡,脉细弱。

分析:本证因劳心思虑不解,耗伤心脾,气血两虚,血不养心,神不内守而见心悸胆怯,失眠健忘;又心主脉,其华在面,心血虚则面不华,血不养肝,头晕眼花;脾虚不运纳少,气血乏源,神疲气短。

253

治法：养心补血，健脾益气。

方药：选归脾汤加安神定志丸（即加龙齿、龙骨、菖蒲、远志等）。四君子补气健脾，资后天生化之源，归芪补气生血，酸枣仁、龙眼养心脾，木香理气醒脾，使补而不腻，加郁金、合欢花开郁安神。总之补气健脾，取阳生阴长，补气以生血意。

（3）阴虚火旺（据证可放在头晕证，因郁放此）

证候：眩晕，心悸，少寐，心烦易怒，腰酸腿软，遗精，月经不调，舌质红，脉弦或弦数。

分析：本证多为气郁化火的进一步发展。因脏阴营血耗伤，衍生诸症（肝肾阴虚，心神失养或阴虚热扰神明，肾虚相火动扰或精关不固，冲任空虚，月经不调，舌红为肾阴不足，脉弦在肝则为血少，数主里热），主病在肝肾。

治法：滋阴清热，镇心安神。

方药：滋水清肝饮（《医宗己任编》）加减。原方有六味地黄丸（地、萸、苓、泽、山药、丹皮）加有柴胡、芍药、当归、栀子。用六味滋阴补肾，壮水制火，柴、芍、归合用疏肝柔肝，理气缓急，栀、丹清相火。可加珍珠母、磁石、生龙牡重镇安神，平肝潜阳，还可加何首乌、杜仲、龟甲、知母益肾固精，月经不调加香附、益母草解郁调经（总：滋肾水、缓肝急、清肝火、理肝气，肝肾同源，重在育阴）。

对郁证除药物治疗外，精神治疗极为重要。《临证指南医案》华岫云按："郁证全在病者能移情易性。"悦心养性，做好精神调养，悦心指心情舒畅，精神愉快，养性指涵养性情，使刚暴躁怒转化为柔顺平和。《黄帝内经》记有："告之以其败，语之以其善，导之以其便，开之以其所苦"，意思是说对不利于养病的想法要告诫病人尽量避免，要鼓励病人树立正确对待疾病的态度，对那些不利于养病的思想，应及时给予开导，对病人合理的要求在不影响治疗的情况下尽量给予满足。

具体做法：

（1）了解与做好不同病人的思想工作，据病人性格特点的不同，病情轻重表现的不同，家庭境遇的不同等采取不同的方法。

（2）避免使病人再次受到不良的精神刺激。

（3）运用中医"以其胜治之"的方法，即所谓"恐胜喜"、"悲胜怒"、"怒胜思"、"喜胜忧"、"思胜恐"，就是说在某一种情绪过分的情况下，可以激发另一种情绪以平息它。比如病人精神负担很重，忧思重重的时候，多和病人说些使他高兴的事，让病人喜欢，以帮助克服忧伤的情绪，这是一种切实可行的心理治疗。

【转归预后】

郁证的预后一般良好。针对具体情况，解除情志致病的原因，对本病的预后有重要作用。再受到精神刺激后，病情常有反复或波动，则使病情迁延难愈，病程延长。

郁证的各证候之间，关系较密切，实证可以兼见虚证，虚实中又可以相互转化，亦常见虚实夹杂之证。

【预防护理】

正确对待各种事务，避免忧思焦虑，防止情志内伤；参加集体活动，适当参加体力劳动，增强体质，是预防本病和防止复发的重要措施。

医务人员深入了解病史，详细进行检查，用诚恳、同情、关心、耐心的态度对待病人，取得患者的信任与配合，在本病的治疗与护理中具有重要意义。

帮助患者正确认识和对待疾病，帮助解除情志致病的原因，采用意疗方法，对治疗具有积极意义。《类证治裁·郁症论治》曰："然以情病者，当以理遣以命安，若不能怡情放怀，至积郁成劳，草木无能为挽矣。"

【小结】

郁证的病因有情志内伤和脏气抑郁两个方面。其病机关键为气机郁滞，脏腑功能失调，与肝、脾、心有密切关系。初病多实，以六郁见证为主，其中以气郁为病变的基础。病久则由实转虚，引起肝、脾、心气血阴精的亏损，而形成虚证类型。临床上虚实互见的情况较为多见。郁证的主要临床表现为心情抑郁、情绪不宁，胸胁胀满疼痛，或咽中如有异物阻塞，或时作悲伤哭泣。郁证可分为实证、虚证两大类。实证类型以气机郁滞为基本病变，治疗以疏肝理气解郁为主，根据其化火、夹痰、血瘀等情况，分别配合清肝泻火、化痰散结、活血化瘀等治疗。虚证宜补，针对病情分别采用养心安神、补益心脾、滋养肝肾等法。虚实夹杂者，又当攻补兼施。除药物治疗外，精神治疗极为重要，解除致病原因，使病人正确认识和对待自己的疾病，增强信心，能促进郁病的好转和痊愈。

郁证的预后一般良好，结合精神治疗及解除致病病因，对治疗具有重要价值。

【现代研究】

1. 理论研究　有人总结赵献可论述郁证的经验，指出："凡病之起，多由于郁。郁者抑而不通之义。《内经》五法，为因五运之气所乘而致郁，不必作忧郁之郁，忧乃七情之病，但忧亦在其中。"这些论述的含义是十分明确的。第一，各种疾病的发生，都离不开气血郁滞的病机；第二，《内经》五郁，属广义的运气致郁；第三，七情郁结造成的郁证亦包括其间。另外，赵氏阐述的五运六气致郁的理论，是颇为发人深思的。他说："伤风，伤寒，伤湿，除直中外，凡外感者俱作郁看。"这里提出了外感致郁的新见解。即当外邪入侵时，多先犯肌腠，影响气液宣通，以致玄府闭塞，进而导致气血、脏腑之郁，严重危害人体。赵氏还认为，在内伤杂病方而，许多病证都可作为郁论治。如血证、喘咳、黄疸、呕吐、腹满、腹痛、

255

胁痛、飧泄等。这种观点的确别开生面,独具一格,发前人之未发。

赵氏对《内经》"木郁达之,火郁发之,土郁夺之,金郁泄之,水郁折之"的解释作了进一步的引申和发挥,认为:木郁达之是在于使其"畅茂通达",不应局限于吐法;"火郁发之",不只是发汗,而像黄连之解毒清火,升麻之解肌透疹等也无不属于透发郁火;"土郁夺之",除三承气等的"下夺"外,又把吐法亦列在其中,如"食塞胃中"用吐法即为"上夺",以衰胃土之郁;"金郁泄之",为解表利小便,但只"解表"二字,足以尽泄金郁之义,而且肺气通畅则水道自利;"水郁折之"为"利小便",并指出"水之郁而不通者,可调其气而愈"。赵氏把《内经》五郁引申为脏腑之郁;对五郁治法的理解,亦较前人更加具体而更富有临床实践价值。

2. 成方加减研究　陕西中医学院三年来通过门诊,应用解郁汤对 24 例郁证患者进行治疗,均获得较满意效果。解郁汤由白术、茯苓、白芍,当归、柴胡、甘草、远志、石菖蒲各 9g,牡蛎、龙骨各 15g,大枣 10 个,琥珀粉 3g(分 2 次冲服)。水煎内服,每日 1 剂。该汤由逍遥散、甘麦大枣汤、千金定志丸三方组成。具有疏肝、解郁、健脾养血、安神定志的作用。辨证加减:①心悸失眠者,选加枣仁、柏子仁、夜交藤。②肝阳上亢头痛、头晕者,选加草决明、地龙、黄芩。③气短、血虚头晕者,选加炙黄芪、党参,将磁石、龙骨、牡蛎酌情减量。④食欲不振者,选加砂仁、神曲、焦山楂、谷芽、麦芽、鸡内金。⑤痰多者,选加胆南星、陈皮、半夏、郁金。⑥白带多者,选加土茯苓、椿根皮、鸡冠花。⑦颈项痛者,选加葛根、丹参。⑧胸闷者,选加佛手、降香、瓜蒌。⑨呃逆甚者,选加代赭石、丁香、柿蒂。24 例经治疗后,痊愈者 16 例,好转者 8 例,一般服药 2～6 剂即可收效。

苏州精神病院应用柴胡加龙骨牡蛎汤治疗郁证 35 例,获得较满意疗效。主方:柴胡 10g,龙骨 30g,牡蛎 30g,黄芩 12g,制半夏 10g,生大黄 10g,丹参 12g,茯苓 30g,桂枝 6g,石菖蒲 30g,生铁落 30g,大枣 7 枚,生甘草 3g。水煎服,每日 1 剂。加减:心悸失眠明显者,加酸枣仁 12～30g,首乌藤 30g;胸闷为主者,加厚朴花 10g,佛手花 10g,降香 6g,瓜蒌 15g;呃逆加丁香 10g,代赭石 20～30g;痰多者加陈皮 6g,胆南星 10g,白芥子 10g;食欲不振,加砂仁 6g,生麦芽 30g;头痛明显者,加石决明 30g,钩藤 15g;遗精加芡实 10g,莲须 10g;白带多者,加椿根白皮 15g,土茯苓 15g;月经不调者,加当归 10g,白芍 10g,红花 6g;大便秘结明显者用生军 10～30g。用药时间:一般 30 天为一疗程,最长 90 天,最短 14 天。治疗结果:症状消失者为痊愈,计 15 例,占 42%;症状基本消失有复发者,为显效,计 10 例,占 29%;症状部分消失为有效,计 9 例,占 26%;症状无变化 1 例,占 3%。

3. 证型研究　中国中医研究院西苑医院认为木郁达之,不应局限于吐之、升之、疏之等等某一种治疗方法,它是治疗肝郁证一条总的原则,即辨证求因而后采川相应的治法,使肝气得以条达。要言之,达之即使之条达。可见张景岳的"但使气得通行,皆为之达"一语,是深切经义的。其临床表现为:①肝气郁结:多直接由于情志不遂而致。常见精神抑郁,多疑善怒,胸胁满闷或窜痛,乳房胀痛,月经不调(多后期、量少、经行不畅、痛经等),舌质黯,脉弦。若郁久化热,肝胆之火上炎,亦可见口苦咽干、目赤耳聋等,此为肝郁之变证。②血虚肝郁:肝气郁结诸症又兼见面色无华,头晕目黯,心慌惊惕,少寐多梦,舌淡,脉细。③阴虚肝郁:肝气郁结又见头晕目眩,咽喉干燥,五心烦热,少寐多梦,腰膝酸软,舌红干少苔,脉弦细而数。④土虚木移:肝气郁结兼见脘闷不适,纳呆吞酸,呃逆嗳气,脘腹胀痛,大便不爽或溏薄,肢胀或肿,舌淡而胖,边有齿痕,苔腻,脉缓或滑。⑤血瘀肝郁:肝郁气滞兼见胸胁刺痛,痛有定处,腹部或可触及包块,面色晦黯,舌有瘀斑,脉涩。

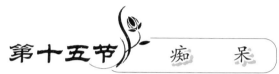

第十五节 痴 呆

【概述】

痴呆又称呆病,是以呆傻愚笨为主要临床表现的一种神志疾病。其轻症可见情感淡漠、寡言少语、善忘、迟钝等症,此类患者幼年虽能入学读书但成绩很差,进入成年以后虽能料理生活、参加劳动,但其能力明显低于常人。本病重症常表现为终日不言不语,或闭户独居,口中喃喃,或言辞颠倒,举动不经,也有忽笑忽哭,与之饮食或用或不用,虽数日不食而不呼饥饿等症,此类患者多不能独自处理日常生活,甚至于不会躲避和防御危险的伤害。痴呆有从幼年起病者,其发育过程迟缓而成愚笨之证,也有老年精气不足渐至呆傻而发病者,至于中壮年人多先病癫狂或痫证,经治癫、狂、痫证虽有缓解,然而呆傻愚笨之证逐渐形成,最终转变为本病。

关于痴呆一病的文献资料比较零散。明代张景岳在其所著《景岳全书》中有癫狂痴默证一节,还有清代陈士铎所著的《辨证录》一书中有呆病一节,张、陈二氏对本病的病因、证候、治法、方药做了比较细致的讨论,可以作为临床研究的参考。

现代医学认为痴呆为智能障碍,无论是先天性的,还是精神病之后出现的痴呆,或由脑膜血管梅毒引起的麻痹性痴呆,或是老年性痴呆,其中医药的治疗均可参照本节所提出的辨证论治方法加以处理。

【病因病机】

1. 脑髓空虚 脑为元神之府,神机之源,一身之主。脑髓空虚则心无所虑,神无所依,而使理智活动、记性减退。

2. 气血不足　心为君主之官而主神明。多因年迈久病,"消炎""解毒""活血化瘀"之药久服,损伤于中,气血难生,化源失充;或心气虚衰,心血不足,神明失养则神情涣散、呆滞善忘。

3. 肾精亏损　肾主骨生髓而通于脑。肾精亏损,脑髓失充,神机失控,阴阳失司而迷惑愚钝、动作笨拙、反应迟缓。

4. 痰瘀痹阻　七情所伤,肝郁气滞,气机不畅则血涩不行,气滞血瘀痰结,蒙蔽清窍;或瘀血内阻,脑脉不通,脑气不得与脏气相接,或日久生热化火,神明被扰,则性情烦乱,忽哭忽笑,变化无常。

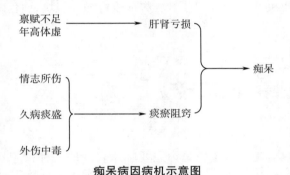

痴呆病因病机示意图

总之,本病的发生,不外乎虚、痰、瘀,并且三者互为影响。虚指气血亏虚,脑脉失养;阴精亏空,髓减脑消。痰指痰浊中阻,蒙蔽清窍;痰火互结,上扰心神。瘀指瘀血阻痹,脑脉不通。

呆傻愚笨为神志受病,其病位主在心,涉及肝肾脾三脏。自幼痴呆者,属先天禀赋不足,脑髓不健为多,也有由于临产时产伤伤及脑髓,使血瘀清窍而致病的。中医认为肾主生髓,故此种多与肾脏的功能失调有关。中壮年人的痴呆起于癫证或痫证之后者,多与痰湿阻窍密不可分,如痫久气血耗伤而伏痰内盛,癫久因肝气郁结,克伐脾胃,或起居失节,使脾胃受伤,以致痰湿壅阻,蒙蔽心窍而生本病,此种与中焦脾胃运化功能失常有关。至于老年人病痴呆者,当由久病血亏气弱,心神失养,或肾精不足,脑髓不充而成。综观本病进程缓慢,以虚证为多见,也有部分病例属本虚标实证。其虚在肝肾者,以脑髓不健为主;其虚在脾胃者,多生痰湿,闭阻心窍;还有产伤血瘀所致者,若瘀久则耗气耗血,终成虚实夹杂之证。

【临床表现】

本病的临床表现纷繁多样,总以渐进加重的善忘前事与呆傻愚笨以及性情改变为其共有特征。

1. 善忘 往往是最早出现的症状,并渐进加重。初期可见患者对近日发生的事情记忆不清;平时经过的事情,似是而非,记忆不全,常不自觉地虚构而被认为"说谎"。进而发展为近事与远事记忆能力均减退,甚至不能记起自己的年龄、出生年份等。

2. 呆傻愚笨 表现为表情贫乏,对周围事情漠不关心;反应迟钝,不能进行简单的数字计算;动作笨拙,不能自理日常生活,时常发生错穿衣服、系错纽扣等。

3. 性情改变 情绪变化无常,不能自控,或表现抑郁,闭门独居,寡言少语;或表现亢奋,举动不经,忽哭忽笑,言辞颠倒。重者表现为攻击行为、妄想、幻听幻视等。

【鉴别诊断】

1. 郁证 郁证主要因情志不舒、气机郁滞所致,多见于中青年女性,无智能变化。痴呆是由髓减脑消,神机失用所致,多发于中老年人,以呆傻愚笨为主要特征,伴生活能力下降或人格障碍。

2. 癫病 癫病属精神失常疾患,以沉默寡言、情感淡漠、语无伦次、静而多喜为特征,俗称"文痴",以成年人多见。而痴呆则属智能活动障碍,是以神情呆滞、愚笨迟钝为主要临床表现的脑功能障碍性疾病,老年人多见。另一方面,痴呆的部分症状可自制,治疗后有不同程度的恢复。重症痴呆患者与癫病在临床证候上有许多相似之处,临床难以区分,而 CT、MRI 检查有助于鉴别。

3. 健忘 健忘是指记忆力差、遇事善忘的一种病证。它与痴呆鉴别要点在于,健忘为"善忘前事",而痴呆根本不晓前事。健忘可以是痴呆的早期表现。CT、MRI 检查有助于鉴别。

【辨证论治】

（一）辨证要点

本病为虚实夹杂证,首先应辨清标本虚实及虚实主次缓急,虚者以髓海不足、肝肾亏虚、脾肾两虚为主要表现。实者除有智能障碍外,还有痰浊、瘀血、风火等引起的相应证候;其次辨清病变脏腑,痴呆病位在脑,与心、肝、肾、脾有关,临证可见脑与肾、脑与肝肾、脑与脾胃、脑与心肾之不同证候。

（二）治疗原则

依据虚者补之、实者泻之的原则,采用补虚益损、解郁散结之法;加用血肉有情之品,目的在于扶正补虚,培补先天、后天,以使脑髓得充、化源得滋;补虚切忌滋腻太过,因过于滋腻损伤脾胃,酿生痰浊;同时还应加强智力和功能训练。

（三）分证论治

本病常见的证候类型有禀赋不足、脑髓不健，脾胃气虚、痰浊阻窍，脾肾亏损、髓海空虚，血瘀气滞、心神失养四种，现分述于后：

1. 禀赋不足、脑髓不健

证候：自幼年起病，多有发育畸形，如头颅偏小偏短，眼裂较窄，舌体肥大而说话声音不清等。成年以后表情呆板，反应迟钝，虽能言语而常有词不达意，记忆力差，学习困难，智力明显低于常人，其重症则精神呆滞，饮食、衣着、盥洗长期需人照顾，不能抵御危险伤害的加临而成痴呆。舌体偏胖，舌质多偏淡偏黯，舌苔薄白或白腻，脉细滑、细缓，尺部细弱尤甚。

分析：秦景明《幼科金针·全胎》称："先天之气具足而生者，其子易于长成，如其不足，必至尫羸。""尫羸"本来是形容身体消瘦而关节肿大，于此处是寓有发育畸形之意。肾为先天之本，而主骨生髓，禀赋不足则脑髓不健。王清任《医林改错》书中说道："小儿无记性者，脑髓未满，高年无记性者，脑髓渐空"，因脑髓不健则灵机记性功能衰退，可成愚笨痴呆之证。

治法：滋补肝肾，填髓健脑。

方药：选用《景岳全书》七福饮加减，方中熟地当重用以滋阴补肾，合当归养血补肝，人参、白术、炙甘草益气健脾，用以强壮后天之事，欲达补益先天之目的，远志、杏仁可以宣窍化痰。本方填补脑髓之药力还嫌不足，应选加鹿角胶、龟甲胶、阿胶等血肉有情之品。因痴呆一证属久病，故多用本方制蜜丸或膏滋以图缓治。也可用中成药参茸地黄丸，每服一丸，日服二至三次。

若兼言行不经，心烦溲赤，舌红少苔，脉细而弦数，是于肾精不充之后，水不制火而心火妄亢，可用六味地黄汤加丹参、莲子心、远志、菖蒲等清心宣窍之品。也有舌质红而舌苔黄腻者，是内蕴痰热，干扰心窍，可改用清心滚痰丸，每服一丸，日服二次，俟痰热化净，再投滋补之剂。

2. 脾胃气虚、痰浊阻窍

证候：终日不言不语，不饮不食，忽笑忽歌，忽愁忽哭，与之美馔则不受，与之囊秽则无辞，与之衣不服，与之草木则反喜，重证则不能自理生活，其面色㿠白或苍白不泽，气短乏力，舌体胖舌质淡，苔白腻，脉细弦滑。

分析：本症多由痫久、癫久而成，起于肝气之郁，终于胃气之衰，肝气郁则木克土，脾胃弱则痰不化，痰浊积于胸中，盘踞于心外，使神明不清，故痴呆诸症从生。面白气短乏力可知中气虚惫，舌脉亦系气弱痰盛之征。

治法：益气健脾，化痰宣窍。

方药：选用陈士铎《辨证录》洗心汤加减。方中人参、甘草培补中气，半夏、陈皮健脾化痰,菖蒲辅佐夏、陈以宣窍祛痰,附子协助参、草以助阳化气,令正气健旺则痰浊可除,还有茯神、枣仁宁心安神,再用神曲可以和胃。本方是以补正与攻痰并重,补正是健脾胃之气以生心气,攻痰是扫荡干扰心宫之浊邪,再入养心安神之品以治呆痴之证。

若肝郁化火,灼伤肝血心液,则心烦躁动,言语颠三倒四,歌笑不休,甚至反喜囊秽,或喜食炭,宜用《辨证录》所载转呆丹加味进行治疗。其方在洗心汤的基础上,加用当归、白芍柔肝养血,丹参、麦冬、花粉滋养心胃阴液,用柴胡合白芍可以疏肝解郁,用柏子仁合茯神、枣仁可加强养心安神之力。

3. 脾肾亏损、髓海空虚

证候:老年表情呆板,行动迟缓,甚而终日寡言不动,傻哭傻笑,饮食起居皆需人照料。也有未老先衰而见如上症状的。本证可兼头晕眼花,腰膝酸痛,气短,心悸等症。舌质黯淡,舌苔薄白,脉细弱、细滑,两尺脉弱。

分析:人有活百岁以上者,皆善于摄生,使阴平阳秘则精神奕奕。本证以老年呆痴或未老先衰而见呆痴,多由久病而脾肾俱虚,以自然衰老是先天肾气已虚,如久病及肾致精血、命火更虚,再者久病气血不调,后天脾胃功能减退,生化乏源致使髓海空虚,心神失养,可见痴呆诸症。

治法:补肾益脾,健脑生髓。

方药:选用《医方集解》所载还少丹加减,方中熟地、枸杞、山茱萸滋阴补肾,肉苁蓉、巴戟天、茴香助命火补肾气,杜仲、怀牛膝、楮实子强腰膝,也属补益肝肾之品,用茯苓、山药、大枣加入人参可以益气健脾而补后天,菖蒲、远志、五味子交通心肾而安神。

若老年痴呆而舌苔黄腻不思饮食,中焦蕴有湿热者,宜先拟温胆汤加味,俟湿热化净,再用补法。

4. 血瘀气滞、心神失养

证候:多有产伤及外伤病史,情感淡漠,反应迟钝,善忘善恐,寡言少语,或妄思离奇。舌质黯紫,有瘀点瘀斑,舌苔薄白,脉细弦、沉迟,或见涩脉。

分析:产伤、外伤之后有反复发痫,以痫久而成痴呆,也有虽不发痫,至中年以后渐渐痴愚呆傻者。李时珍谓:"脑为元神之府",如血瘀气滞在脑,使脏腑化生的气血不能正常充养元神之府,或因血瘀阻滞脉络,气血不能上荣脑髓,则可造成灵机记性混乱,发为本病。舌象、脉象皆为血瘀之征。

治法:活血行气,宣窍健脑。

方药:选用《医林改错》通窍活血汤加减。方中桃仁、红花、赤芍、川芎活血化瘀为主药,葱白、生姜加入菖蒲、郁金可以通阳宣窍。若配丸药当用麝香,可以加强活血通窍之力。如病久气血不足应加当归、生地、党参、黄芪补血益气。如久病血瘀化热必致肝胃火逆,症见头痛、呕恶等,应加清肝和胃之品,如钩藤、菊花、夏枯草、竹茹一类。

总之,痴呆属于神志疾病,病位虽说主在心神,然由禀赋不足与自然衰老而致病者,实与肾精亏损、脑髓不健密切相关。对于中壮年人由癫证、痫证而后发的,又与宿痰内伏,阻闭清窍不可分割。论其证候属性以虚证为多,但于治疗时又应注意本虚标实之证,如标实证在先,宜治标,而后再予补益之剂缓图。

【转归预后】

本病的各种证候之间存在着相互联系。属实证的痰浊、瘀血日久,若损及心脾,则脾气不足,或心阴亏耗;伤及肝肾,则阴精不足,脑髓失养,转化为痴呆的虚证。而虚证病久,气血亏乏,脏腑功能受累,气血运行失司,或积湿为痰,或留滞为瘀,又可见虚中夹实证。总之,本病临床以虚实夹杂多见,虚与实可相互转化,且实证亦多为标实,其本虚已见。

痴呆的病程一般较长,虚证患者若长期服药,积极接受治疗,部分精神症状可有明显改善,但不易根治。实证患者,给予及时有效的治疗,待实邪去,方可获愈。虚中夹实者,则往往病情缠绵,更需临证调理,方可奏效。

【预防护理】

1. 精神调摄　帮助病人正确认识和对待疾病,解除情志因素。

2. 智能训练　对轻症病人应进行耐心细致的智能训练,使之逐渐掌握一定的生活及工作技能,多参加社会活动或练习气功、太极拳等。

3. 调节饮食起居　病人应养成有规律的生活习惯,饮食宜清淡,少食肥甘厚味,多食具有补肾益精作用的食疗之品,如核桃、黑芝麻、山药等,并戒烟酒。避免过逸恶劳。

4. 生活照顾　对重症病人则应注意生活照顾,防止重症病人因大小便自遗及长期卧床引发褥疮、感染等。要防止病人自伤或伤人。

【小结】

痴呆属临床常见病。其病因以情志所伤、年迈体虚为主。病位在脑,与心、肝、脾、肾相关。痴呆基本病机为髓减脑消,神机失用。病性则以虚为本,以实为标,临床多见虚实夹杂证。痴呆的治疗首当分清虚实。实证以痰浊蒙窍及瘀血内阻为多,治疗当化痰开窍,活血祛瘀;而痰瘀内结日久,生热化火者,又当清热泻火。虚证以精、气、血、阴、阳亏虚为多,当据病情不同分别采用补肾填精、滋阴温阳、补益气血等法。由于肾与髓密切相关,因而补肾是治疗虚证痴呆不可忽视的一面。至于虚实夹杂证,当分清主次,或先祛邪后扶正,或标本同治、虚实兼顾。在用药治疗的同时,又当重视精神调摄与智能训练。

【现代研究】

1982 年中国中医研究院西苑医院钱振淮、陈可冀、于英奇等,在继承郭七魁老中医治疗慢性脑供血不足经验的基础上,运用补肾益气、活血通络治则,治疗脑血管性痴呆,取得了较好的疗效。他们对痴呆还以瘀血、痰浊、火毒立论,主张采用血府逐瘀汤、礞石滚痰丸、牛黄清心丸来治疗老年性痴呆,在前人的基础上有所发展。

1985 年中日友好医院傅仁杰介绍了用黄连解毒汤加味治疗脑血管障碍性痴呆 20 余例,疗效满意。与此同时,上海华东医院马永兴等,采用活血解毒药千层塔的提取物石杉碱甲进行临床和实验研究,在改善老年认知功能方面,也取得了较好效果。

在日本,桑名昭治等曾用黄连解毒汤进行治疗老年性痴呆的临床和实验研究,认为对于优势半球的功能障碍如情绪感情、人际关系障碍、妄想、不安以及行动异常等有效。8 周给药改善率是 72.9%,并认为该药可能作用于大脑边缘系统,还有防止微细血管阻塞的作用。

有学者发现痴呆患者多见面色黯滞,语声浑浊,时闻喉中痰声,有首垂胸闷的倾向,舌苔多为白腻,即使阴血不足之人,苔根亦多见淡黄腻,舌尖部少苔或无苔。面色晦滞者,多系湿浊郁遏中焦,清阳不升,浊气上泛所致;语声混浊、时夹痰声乃湿邪留恋,酝酿成痰,痰随气升之征;首垂胸闷亦为痰湿蒙蔽清阳,气机升降失司之兆。用中药补虚和化痰并重治疗,常常见效。

有学者论述本病时,强调指出:中老年以后,肝血衰少;肾精亏损,脑失所养,大病久病,热灼真阴,心肝肾阴阳失调,肝阳化风,挟火挟痰,冲犯脑髓,元神失聪。因此,本病是本虚标实之证。虚者,治以培补真阴,补髓填精;实者,则平肝泻火,涤痰醒神,调气化瘀。

有人认为老年痴呆症与心、脾、肝、肾诸脏及痰、瘀、火有关。分为心脾两虚、肝肾亏虚、痰阻血瘀、阴虚火炎四型,分别采用归脾汤、左归丸、顺气导痰汤合血府逐瘀汤、二阴煎合生铁落饮加减治疗。

据近年研究报道,中国目前已经有 26 个省市进入老龄化状态,是世界上唯一的老年人口过亿的国家,老龄化人口规模超过了欧洲老年人口的总和。随着人口老龄化,老年痴呆的发病率也日益增多。从流行病学调查可知,65 岁以上的老年人中患严重痴呆占 5%,80 岁以上老人发病率为 15%~25%,90 岁以上高达 40%,因此积极防治痴呆,已成为当务之急。在病因病机研究方面,王永炎等认为血管性痴呆是"浊毒损伤脑络"使神机失用导致的。年迈之人,脏腑逐渐虚弱,髓海逐渐衰退,虚气流滞,水津失布,痰瘀内结,相互资生,郁蒸腐化,浊毒内生,败坏形体,络脉结滞,脑络痹阻,神机失统而发为脑病。在证候研究方面,王永炎等通过大样本、多中心、随机对照临床研究发现,在血管性痴呆的演变发展过程中,存在平台、波动及下滑三期。在此三期其证候特征及病理机转各不相同。平台期:病情相对稳定,无明显波动,多见于发病早期,此期部分轻度患者未给予重视或治疗。基本证类为痰证、瘀证、肝肾阴虚证、脾肾阳虚证。部分患者可兼见风证。波动期:感冒、感染及情绪波动常为诱因,在近期内(数日至数周)出现原有症状时有加重,与平台期比病情明显不稳定,呈波动状态,基本证类为风证、痰证、瘀证、肝肾阴虚证、脾肾阳虚证。部分患者可兼见火证。下滑期:血管性痴呆症状明显加重,呈急性下滑趋势,也可见渐进缓慢持续下滑。基本证类为火证、风证、痰证、瘀证、肝肾阴虚证、脾肾阳虚证。以风火痰瘀标实所致诸证类为主。在治疗方面,补肾益髓是基础,活血化瘀、化痰通络是关键。近年来随着王永炎"毒损脑络"的提出和研究的进展,解毒化浊法治疗也显示了较好的临床疗效。痴呆防重于治,防治关键为早预防、早发现、早治疗,为此近年来国际上提出了轻度认知障碍的概念,多相当于中医的健忘,从而使痴呆治疗的关口前移。